DEEPAK CHOPRA, médico especialista en medicina alternativa, ha escrito una treintena de libros, que han sido traducidos a numerosos idiomas. En 1999, la revista *Time* mencionó al doctor Chopra como uno de los Cien Iconos y Héroes del Siglo, y lo describió como «el poeta-profeta de la medicina alternativa». Actualmente es el presidente y fundador del Centro Chopra para el Bienestar, sito en La Jolla, California.

OTROS TÍTULOS DEL AUTOR PUBLICADOS EN ZETA BOLSILLO:

Cuerpos sin edad, mentes sin tiempo
Rejuvenecer y vivir más (en coautoria con David Simon)
El camino hacia el amor
Hijas de la alegría
Peso perfecto

ZETA

Título original: *Perfect Health*
Traducción: Edith Zilli

1.ª edición: octubre de 2010

© 1991, 2000 by Deepak Chopra, M.D.
© Ediciones B, S. A., 2010
   para el sello Zeta Bolsillo
   Consejo de Ciento 425-427 - 08009 Barcelona (España)
   www.edicionesb.com

Printed in Spain
ISBN: 978-84-9872-442-4
Depósito legal: B. 31.650-2010

Impreso por LIBERDÚPLEX, S.L.U.
Ctra. BV 2249 Km 7,4 Polígono Torrentfondo
08791 - Sant Llorenç d'Hortons (Barcelona)

ZETA

Título original: *Perfect Health*
Traducción: Edith Zilli

1.ª edición: octubre de 2010

© 1991, 2000 by Deepak Chopra, M.D.
© Ediciones B, S. A., 2010
   para el sello Zeta Bolsillo
   Consejo de Ciento 425-427 - 08009 Barcelona (España)
   www.edicionesb.com

Printed in Spain
ISBN: 978-84-9872-442-4
Depósito legal: B. 31.650-2010

Impreso por LIBERDÚPLEX, S.L.U.
Ctra. BV 2249 Km 7,4 Polígono Torrentfondo
08791 - Sant Llorenç d'Hortons (Barcelona)

Salud perfecta

DEEPAK CHOPRA

ZETA

*A Shankara y a la tradición Shankaracharya
de Maestros para la preservación del conocimiento
de La Sabiduría de la Vida.*

Índice

Agradecimientos

Quiero ofrecer mi más sincero agradecimiento:

A mi familia, por su profundo amor y su apoyo, base de todo cuanto hago.

A David Simon, amigo y colega, por echarme una mano en la actualización de este libro y por la visión de conjunto que compartimos.

A dos estupendas agentes (y muy apreciadas amigas): Lynn Franklin y Muriel Nellis, por su fe en este proyecto.

A Huntley Dent, íntimo amigo, cuyo buen criterio literario me ayudó a dar forma a este texto.

A Peter Guzzardi, mi editor, que aspira siempre a la perfección y hace aflorar lo mejor de mí.

Y a la abnegada familia de médicos, enfermeros, técnicos, profesores y personal auxiliar del Centro Chopra para el Bienestar, que persigue día a día el ideal de la salud perfecta.

Introducción

El mundo ha sufrido transformaciones notables desde que escribí la primera edición de *Salud perfecta* hace casi una década. Diez años atrás, ideas como que la salud consiste en algo más que la ausencia de enfermedad, que los métodos naturales pueden avivar nuestro sistema curativo intrínseco, y que el cuerpo humano, más que una estructura anatómica inmutable, constituye una red de energía e información, parecían revolucionarias. Sin embargo, hoy en día estos conceptos han pasado a formar parte de la visión moderna de la salud y la enfermedad, de la vida y la muerte. Un estudio reciente publicado en el *Journal of the American Medical Association* revelaba que más del cuarenta por ciento de los estadounidenses acude con regularidad a profesionales de la medicina no convencional con un concepto del cuerpo humano que trasciende el materialismo. Más de dos de cada tres facultades de medicina ofrecen ahora a sus alumnos cursos de medicina alternativa y complementaria. Y, en respuesta a la demanda de una mayor libertad de elección y facilidad de acceso por parte de los pacientes, cada vez más compañías de seguros y organizaciones sanitarias cubren los costes de la asistencia médica holística.

La comunidad científica ha pasado del rechazo categórico y la ridiculización de los tratamientos alternativos a una investigación seria de los mismos. En la base de datos de la Biblioteca Nacional de Medicina de Estados Unidos, figuran más de cuarenta mil artículos únicamente sobre las hierbas medicinales. La meditación, el yoga, los masajes y la terapia nutricional cada vez gozan de mayor aceptación como medios curativos. «Hierba de San Juan», «gingko biloba» y «equinácea» son palabras bien conocidas hoy en día, y casi todas las farmacias de Estados Unidos cuentan con su propia línea de medicamentos naturales. Gracias a la proliferación de revistas, libros y páginas web, la gente tiene a su disposición un volumen de información sin precedentes sobre la salud y empieza a asumir una mayor responsabilidad por lo que respecta a su bienestar. Aunque esto quizá suponga una amenaza para la comunidad médica establecida, en mi opinión la tendencia generalizada a tomar conciencia de las propias capacidades es un buen augurio para la salud personal y colectiva.

En el Centro Chopra para el Bienestar, sito en la hermosa localidad de La Jolla, California, hemos creado un entorno curativo para explorar directamente el poder del Ayurveda y de la medicina mente-cuerpo. Hemos desarrollado cursos con el fin de aplicar los principios y la práctica de la medicina holística a los problemas de salud más comunes. Nuestro programa Comienzos Mágicos proporciona información e inspiración a parejas que van a ser padres para que cuiden de su futuro hijo como si fuera un dios o una diosa en estado embrionario. Hemos capacitado a instructores de preparación al parto de todo el mundo para que impartan este programa, que contribuirá a crear una nueva generación de seres sanos y concienciados.

En todos los continentes hay educadores formados en el Centro Chopra que imparten el curso Crear Salud, sobre la medicina cuerpo-mente y el Ayurveda. Más de quinientas personas en todo el mundo son instructores certificados de Meditación del Sonido Primordial, nuestro programa de reducción del estrés que permite a la gente contactar directamente con su energía y creatividad interiores. Retorno a la Entereza, nuestro curso para personas que se enfrentan al cáncer, ha tenido un efecto transformador en quienes luchan contra esta agresiva enfermedad. Los programas para gente con fatiga crónica, mujeres en transición a la menopausia y personas que desean perder peso han ayudado a miles a desarrollar su potencial intrínseco para transformar su vida de forma consciente. En la última década he tenido la oportunidad de ver el profundo efecto que producen los métodos descritos en *Salud perfecta* sobre la vida de la gente.

Para mí ha sido muy gratificante presenciar los cambios que está experimentando la conciencia colectiva. Estamos viviendo una revolución que cambiará para siempre nuestra visión del mundo y de nosotros mismos. Tanto la sabiduría tradicional y milenaria del Ayurveda como las teorías más avanzadas de la física moderna apuntan a una realidad más profunda que nos lleva a ver el universo como un campo de potencialidad eterna e infinita para la curación y la transformación. Éste es el mensaje central de este libro.

Esta versión actualizada contiene algunas modificaciones importantes. He introducido nuevas técnicas curativas que han dado buenos resultados en pacientes del Centro Chopra. Presento asimismo visualizaciones y meditaciones que proporcionan una experiencia directa de una conciencia expandida, la clave para cambiar la percepción sobre el propio cuerpo. Expongo métodos sutiles mente-cuerpo para conectar conscientemente con las células, los tejidos y los órganos. Aprender a influir en las funciones denominadas «autónomas» es esencial para alcanzar y mantener la salud perfecta. He puesto al día las secciones de nutrición y hierbas medicinales, haciendo hincapié en los beneficios de una dieta sana y equilibrada. En estos tiempos en que muchos se afanan en tomar complementos nutricionales para cuidarse la salud, es importante no pasar por alto las ventajas fundamentales de un programa alimenticio equilibrado. La dieta ayurvédica que proponemos en se caracteriza por su sencillez, su elegancia y su eficacia. Me he basado en fuentes nuevas y actualizadas que beben del corpus de la investigación científica sobre las interacciones del sistema mente-cuerpo con la salud y la enfermedad. Resulta sumamente satisfactorio encontrar documentación objetiva sobre principios y prácticas de salud que se remontan a miles de años atrás. Se exploran medios innovadores de fortalecer el cuerpo a través de los cinco sentidos y aprovechar la farmacia interior del organismo. Consciente de que el entorno es una extensión del cuerpo, he incluido ejercicios divertidos para avivar el vínculo entre nuestros mundos interior y exterior. En líneas generales, esta edición de *Salud perfecta* está concebida como un libro práctico, accesible y fácil de consultar.

Tras una larga y continua exploración de las técnicas curativas, he llegado a la conclusión de que la auténtica salud es mucho más que la ausencia de un resultado anormal en un análisis; algo más, incluso, que una integración óptima de la mente y el cuerpo. Durante miles de años los grandes profetas védicos han afirmado que el propósito de cuidar del cuerpo es mantener el estado conocido como iluminación. En dicho estado, nuestro punto de referencia interior pasa del ego al espíritu, y percibimos que el saber, el proceso de adquirirlo y la persona que lo adquiere forman una unidad. Los límites en el tiempo y el espacio se vuelven fluidos cuando recordamos que somos seres infinitos que se hacen pasar temporalmente por individuos. El estado de integridad constituye la base de toda curación. Éste es el estado de perfecta salud. Me alegro de contar con la oportunidad de acompañarle a ese lugar tan cercano a donde usted reside.

PRIMERA PARTE

UN LUGAR LLAMADO SALUD PERFECTA

1

Invitación a una realidad más elevada

Existe para cada persona un lugar libre de enfermedades, en el que nunca siente dolor, en el que no puede envejecer ni morir. Cuando alguien va a ese lugar, las limitaciones que todos damos por sentadas desaparecen. No cabe considerarlas siquiera como posibilidad.

Ése es el sitio llamado salud perfecta.

Las visitas a ese lugar pueden ser muy cortas o durar muchos años. Sin embargo, hasta la más breve de ellas instila un cambio profundo en quienes la llevan a cabo. Mientras uno permanece allí, las suposiciones válidas para la vida ordinaria se ven alteradas, y empieza a florecer la posibilidad de una nueva existencia, más elevada e ideal. Este libro es para aquellos que deseen explorar esa nueva existencia, incorporarla a la propia vida y convertirla en permanente.

La causa de la enfermedad suele ser sumamente compleja, pero hay algo que se puede afirmar con certeza: nadie ha demostrado que enfermarse sea necesario. En realidad, ocurre lo contrario: constantemente estamos en contacto con millones de virus, bacterias, alérgenos y hongos, pero sólo una ínfima parte de ellos acaba por provocar enfermedades. No es extraño que los médicos se encuentren con pacientes cuyas vías respiratorias contienen grupos de meningococos virulentos que viven allí sin causar daño. Sólo en raras ocasiones se manifiestan como meningitis, infección grave del sistema nervioso central, a veces con consecuencias letales. Muchos de nosotros somos portadores del virus de la varicela, que permanece latente en nuestros nervios desde que contrajimos la enfermedad de pequeños, pero sólo rara vez, en situaciones de presión, se reactiva en forma de un doloroso herpes. ¿Qué origina ese ataque? Nadie lo sabe con exactitud, pero aparentemente interviene un factor misterioso denominado «resistencia del huésped», que consiste en que nosotros, huéspedes de los gérmenes, de algún modo les abrimos o cerramos la ventana. Esas ventanas están cerradas durante más del 99,99 por ciento del tiempo, lo que parece indicar que cada uno de nosotros está mucho más cerca de la salud perfecta de lo que pensamos.

En Estados Unidos, la principal causa de muerte son las enfermedades cardiovasculares, en la mayor parte de los casos causadas por depósitos de placas que obstruyen las arterias coronarias, encargadas de llevar oxígeno al corazón. Cuando el colesterol y otros residuos comienzan a taponar estas arterias, la falta de oxígeno amenaza con afectar al funcionamiento del corazón. Sin embargo, la evolución de la enfermedad cardíaca varía mucho según quien la padece. Una persona con una sola placa, bastante pequeña, puede sufrir angina de pecho, un dolor opresivo, sintomático de la enfermedad de las arterias coronarias. En cambio, es posible que otra persona, con varios depósitos de placas lo bastante grandes para bloquear la mayor parte del flujo de oxígeno al corazón, no sienta nada. Hay quienes, con el ochenta y cinco por ciento de las arterias coronarias obstruidas, han podido correr maratones, mientras que otros mueren como resultado de un ataque cardíaco pese a tener los vasos completamente limpios. Nuestra capacidad física de rechazar las enfermedades es sumamente flexible.

Además de la inmunidad física de nuestro cuerpo, todos poseemos una fuerte resistencia emotiva a la enfermedad. Una de mis pacientes, de cierta edad, lo expresaba así: «He leído lo suficiente sobre psicología para saber que un adulto equilibrado debe resignarse a la idea de enfermar, envejecer y, a su debido tiempo, morir. Una parte de mí lo ha comprendido, pero desde el punto de vista emocional e instintivo, no me lo creo en absoluto. Enfermar y deteriorarse físicamente me parece un error terrible, y siempre he albergado la esperanza de que se presente alguien para corregirlo.»

Esta mujer frisa en los ochenta años y está en excelentes condiciones físicas y mentales. Cuando se le pregunta qué planes tiene, ella responde: «A usted le parecerá una locura, pero mi actitud es que no voy a envejecer ni a morir.» ¿Tan poco razonable es eso? Las personas que se consideran «demasiado ocupadas para enfermar» gozan de mejor salud que la media de la población, según se ha comprobado; por el contrario, quienes se preocupan excesivamente por las enfermedades caen presa de ellas con mayor frecuencia. Otra persona nos contó que le atraía la idea de la salud perfecta, porque le parecía una solución creativa (quizá la única solución) para los abrumadores problemas a los que se enfrenta la medicina actual. Este hombre, un próspero ejecutivo de la industria electrónica, comparaba la salud perfecta con esa especie de «pensamiento revolucionario» que transforma las empresas.

El pensamiento revolucionario es un sistema muy especial para resolver problemas: consiste en elevar las expectativas hasta un punto que cualquiera crea inalcanzable, para luego buscar el modo de hacer realidad esa visión. «Si la gente continúa pensando y actuando como de costumbre (comentaba esta persona), puede lograr una mejora en el rendimiento del cinco al diez por ciento, esforzándose más. Pero para conseguir un progreso de dos a diez veces mayor es preciso fijarse metas tan ambiciosas que la gente diga: "Bueno, si quiere llegar tan lejos, tendremos que hacer esto de un modo totalmente distinto."»

El pensamiento revolucionario se aplica desde hace algún tiempo en las empresas de *software* avanzado de Silicon Valley. Por ejemplo: si se tardó cuarenta y ocho meses en desarrollar la última versión de determinado programa, se fija un plazo de sólo veinticuatro meses para la próxima. Si los defectos de fabricación se han reducido al cinco por ciento, se adopta la política de «defectos cero» para el futuro. Así es como funciona exactamente la salud perfecta: se fija la meta de eliminar todos los defectos, y después se busca la manera de alcanzar ese objetivo. En el mundo de la alta tecnología puede costar entre ocho y diez veces más reparar un producto con defectos que fabricarlo libre de ellos desde un principio. Por ese motivo, perseguir la «calidad de origen» (es decir, hacer las cosas bien de entrada) es más rentable que conformarse con resultados «pasables».

Lo mismo ocurre en la medicina: la prevención sale mucho más barata que el tratamiento, tanto en costes humanos como económicos. Una encuesta reciente demuestra que los norteamericanos temen, más que a cualquier otra cosa, las enfermedades graves. Este temor no se debe al dolor y al sufrimiento, sino a los gastos exorbitantes derivados de una hospitalización y un tratamiento prolongados. Ni siquiera la muerte asusta tanto como la posibilidad de dejar a la familia en la miseria. Es obvio que necesitamos un enfoque médico que se concentre en la «calidad de origen» y que sepa promoverla en el público.

LA PROMESA DE UNA MEDICINA NUEVA: EL AYURVEDA

El primer secreto de la salud perfecta es que hay que elegirla. Sólo se puede estar tan sano como se estime posible. La salud perfecta no consiste en una mejoría de sólo el cinco o el diez por ciento respecto de la buena salud. Requiere un cambio total de perspectiva, que haga inaceptables la enfermedad y la invalidez de la edad avanzada.

¿Se puede, en realidad, creer que el objetivo de «cero defectos» es asequible en algo tan complejo como el cuerpo humano? Según el National Institute on Aging (Instituto Nacional del Envejecimiento), no se ha demostrado que existan dietas, ejercicios, vitaminas, fármacos o cambios en el estilo de vida que alarguen la vida con toda seguridad. Estamos más cerca que nunca de evitar las dolencias degenerativas que afligen a los mayores (enfermedades cardíacas, apoplejía, cáncer, arteriosclerosis, artritis, diabetes, osteoporosis, etcétera), pero aún no lo hemos conseguido. Aunque los investigadores médicos hacen optimistas declaraciones sobre avances muy notables en la lucha contra el cáncer y las otras enfermedades importantes de difícil curación, entre sí se muestran mucho más pesimistas. Aspiran, en el mejor de los casos, a un lento gradualismo, es decir, a avanzar paso a paso hacia la solución. (Por ejemplo, bajar los niveles de colesterol reduce estadísticamente los ataques cardíacos en un grupo numeroso de personas, pero no garantiza que se salve una persona individualmente.)

Para lograr una salud de dos a diez veces mejor se necesita un nuevo tipo de conocimientos, basados en un concepto más profundo de la vida. Este libro presenta una fuente inigualable de dichos conocimientos, un sistema de medicina preventiva y cuidado de la salud llamado Ayurveda. El Ayurveda se practica en India desde hace más de cinco mil años; su nombre deriva de dos palabras de raíz sánscrita: *Ayus*, «vida», y *Veda*, «conocimiento» o «ciencia». Por tanto, se suele traducir *Ayurveda* como «la ciencia de la vida». Una interpretación alternativa, más exacta, sería «conocimiento de la duración de la vida».

El propósito del Ayurveda es enseñarnos a influir en nuestra vida, a darle forma, prolongarla y, finalmente, controlarla sin interferencias producidas por la enfermedad o la vejez. El principio rector del Ayurveda establece que la mente ejerce una influencia profunda sobre el cuerpo, y que para vernos libres de enfermedad debemos conectar con nuestra propia conciencia y equilibrarla, para luego extender ese equilibrio al cuerpo. Este estado de conciencia equilibrado se traduce en un estado de salud superior al que proporciona cualquier tipo de inmunidad física.

El Ayurveda reúne en sí la sabiduría de maestros que iniciaron su tradición muchos siglos antes de que se construyeran las pirámides y la trasmitieron de generación en generación. En el Centro Chopra para el Bienestar hemos desarrollado un sistema modernizado que integra las verdades eternas de esta antigua filosofía de la curación con los principales adelantos de la ciencia moderna.

En los últimos quince años, mis colegas y yo hemos tratado a más de diez mil pacientes, y hemos instruido a casi tres mil profesionales de la salud en la teoría y la práctica del Ayurveda. Al adoptar el Ayurveda, no hemos renegado de nuestra formación convencional anterior: la hemos ampliado. Fusionar el Ayurveda con la medicina occidental implica amalgamar la sabiduría antigua con la ciencia moderna, que han resultado ser plenamente compatibles. Los médicos del Centro Chopra siguen realizando historias clínicas, practicando reconocimientos físicos a sus pacientes y basándose en análisis objetivos para determinar si una persona está enferma. Además de ello, sin embargo, orientan a sus pacientes para que dirijan la mirada a su interior y encuentren esa conciencia equilibrada de importancia capital.

EL CUERPO HUMANO MECÁNICO CUÁNTICO

Para comprender cómo es posible alcanzar este objetivo, debemos ahondar en el propio cuerpo. Para el Ayurveda, el cuerpo físico es la puerta a lo que llamamos «el cuerpo humano mecánico cuántico». La física nos dice que la estructura básica de la naturaleza se encuentra en el nivel cuántico, mucho más allá de los átomos y las moléculas. Un cuanto o *quantum*, definido como unidad elemental de la materia o la energía, es entre diez millones y cien millones de veces más pequeño que el más minúsculo de los átomos. En este nivel, materia y energía se tornan intercambiables. Todos los cuantos están compuestos por vibraciones invisibles (sombras de energía) que aguardan el momento de adquirir forma física. Según el Ayurveda, lo mismo vale para el cuerpo humano: primero toma la forma de vibraciones intensas, pero invisibles, llamadas fluctuaciones cuánticas, que más tarde se fusionan en impulsos de energía y partículas de materia.

El cuerpo humano mecánico cuántico es la base que sustenta todo lo que somos: pensamientos, emociones, proteínas, células, órganos... cualquier parte visible o invisible de nuestra persona. En el nivel cuántico, el cuerpo emite todo tipo de señales invisibles, esperando que uno las reciba. Tenemos un pulso cuántico por debajo del pulso físico, así como un corazón cuántico que lo marca. En realidad, el Ayurveda sostiene que todos los órganos y procesos del cuerpo poseen un equivalente cuántico.

El cuerpo humano mecánico cuántico no sirve de mucho si uno no sabe detectarlo. Por fortuna, la conciencia humana es capaz de percibir esas leves vibraciones, gracias a la increíble sensibilidad de nuestro sistema nervioso. Un solo fotón de luz, al incidir en la retina del ojo, impacta con mucha menos fuerza que una simple mota de polvo al caer en un campo de fútbol. Sin embargo, las terminaciones nerviosas especializadas de la retina, los conos y bastoncillos, pueden captar hasta un solo fotón, enviar un mensaje al cerebro y lograr de este modo que uno vea su luz. Los conos y los bastoncillos son como gigantescos radiotelescopios, estructuras enormes capaces de captar señales en el límite mismo de la existencia física, para después amplificarlas de modo tal que nuestros sentidos puedan procesarlas directamente.

Al influir en el propio cuerpo mecánico cuántico subyacente, el Ayurveda puede producir cambios que exceden ampliamente el alcance de la medicina convencional, que está confinada al terreno de la mera fisiología. Esto se debe a que el poder disponible en el nivel cuántico es infinitamente mayor que el que se encuentra a escalas más grandes. La explosión de una bomba atómica, un suceso cuántico gigantesco, no es más que un ejemplo de ello. Otro más constructivo es el láser, que utiliza la misma luz emitida por una linterna y la organiza en vibraciones cuánticas coherentes, aumentando su potencia a tal grado que puede atravesar el acero.

En estos casos opera el principio cuántico, lo que revela que los niveles más sutiles de la naturaleza contienen la mayor energía potencial. La negra vacuidad del espacio intergaláctico, pese a ser mero vacío, alberga cantidades casi inconcebibles de energía oculta; en cada centímetro cúbico hay la suficiente para alimentar una estrella. Sólo cuando efectúa el salto cuántico, la así llamada «energía virtual» estalla, generando calor, luz y otras formas de radiación visible.

Todos sabemos que un trozo de leña, al arder, libera mucha menos energía que la fisión de sus átomos por medio de una reacción nuclear. Pero hemos pasado por alto el aspecto creativo de la misma ecuación: en el nivel cuántico, la *creación* de algo nuevo sería tan potente como la destrucción. Sólo la naturaleza crea rocas, árboles, estrellas y galaxias, pero nosotros nos dedicamos todos los días a la creación de algo indiscutiblemente más complejo y precioso que una estrella: un cuerpo humano. Consciente o inconscientemente, cada uno de nosotros es responsable de la creación del cuerpo en el que vive. Hace varios años se publicó en titulares la noticia de que el doctor Dean Ornish, cardiólogo de San Francisco, había demostrado que cuarenta pacientes con enfermedades cardíacas avanzadas podían reducir, literalmente, la placa de depósitos grasos que les obstruía progresivamente las arterias coronarias. A medida que las arterias de estos pacientes empezaban a despejarse, el oxígeno fresco llegaba al corazón, aliviando así los alarmantes dolores en el pecho y reduciendo el riesgo de infartos mortales.

En lugar de recurrir a los fármacos convencionales o a la cirugía para desbloquear esas arterias, el grupo del doctor Ornish utilizaba simples ejercicios de yoga, la meditación y una dieta vegetariana estricta. Recientemente, el doctor Ornish ha confirmado que estos cambios básicos y saludables en el estilo de vida resultan beneficiosos a largo plazo para combatir las dolencias cardíacas. ¿Por qué se consideran tan notables estos descubrimientos? Porque la corriente dominante en medicina nunca había reconocido que es posible revertir una enfermedad cardíaca ya declarada. La tesis oficial del estamento médico consiste en que una arteria enferma sigue su propia evolución: con independencia de lo que uno crea, piense, coma o haga, esas arterias avanzan implacablemente hacia su sombrío destino, degenerando de forma gradual todos los días hasta quedar obstruidas y estrangular el músculo cardíaco.

Sin embargo, en el nivel cuántico no hay una sola parte del cuerpo que viva separada del resto. No hay cables que mantengan unidas las moléculas de las arterias, del mismo modo que no hay lazos visibles entre las estrellas de una galaxia. Sin embargo, las arterias y las galaxias conservan perfectamente su integridad, en un diseño perfecto y sin fisuras. Los vínculos invisibles, que no se pueden examinar con un microscopio, son de naturaleza cuántica; sin esa «fisiología oculta», la fisiología visible no existiría. No sería más que un conjunto desordenado de moléculas.

Según el Ayurveda, el revolucionario avance de Ornish en el tratamiento de las dolencias cardíacas sería válido para cualquier otra enfermedad, siempre y cuando uno haya aprendido a aprovechar el cuerpo humano mecánico cuántico. Un depósito de colesterol puede parecer sólido, como el óxido que recubre el interior de una tubería vieja, pero en realidad la placa es algo vivo y cambiante, al igual que el resto del cuerpo. Nuevas moléculas de grasa entran y salen, y se desarrollan nuevos capilares que transportan oxígeno y alimento. La auténtica novedad introducida por el estudio de Ornish radica en que todo lo que construimos en nuestro cuerpo también puede ser desbaratado. El hombre que muere de un ataque al corazón a la edad de cincuenta años ha tenido innumerables oportunidades de construir arterias nuevas. Una mujer de setenta años, que padece osteoporosis de la columna vertebral, ha tenido innumerables oportunidades de conseguir una columna sana. (En realidad no podemos contar las oportunidades, pues el proceso de cambio es constante; sin embargo, es posible curar una arteria dañada o un hueso defectuoso en pocas semanas o en meses. Todos renovamos y rehacemos nuestro cuerpo constantemente. ¿Por qué no construir una arteria sana, una columna sana, una persona completa y saludable?

Según la antigua tradición védica de India, la fuerza básica que subyace a toda la naturaleza es la inteligencia. Después de todo, el universo no es «sopa de energía»; no está sumido en un caos absoluto. La increíble precisión con que encajan entre sí los elementos que componen nuestro mundo (y, sobre todo, la asombrosa existencia del ADN, el ácido desoxirribonucleico) respalda la idea de que existe una inteligencia infinita en la naturaleza. Tal como lo expresó un astrofísico, la probabilidad de que la vida surgiese de forma fortuita es más o menos la misma de que un huracán, al atravesar un depósito de chatarra, cree un Boeing 707.

Uno de los cambios más cruciales que ha traído consigo la ciencia contemporánea es la súbita aparición en escena de modelos que contemplan la inteligencia como fuerza vital del universo. (En física, por ejemplo, existe el llamado principio antrópico, según el cual toda la creación, desde el Big Bang, fue concebida expresamente para hacer posible la existencia del hombre.)

¿Por qué nos interesa esto? Porque el Ayurveda, en su contexto más amplio, es nada menos que una tecnología que nos permite entrar en contacto con el nivel cuántico de nuestro interior. Para ello se requieren técnicas especiales (que ya expondremos en detalle), ideadas para despojar al cuerpo físico de su máscara; por otra parte, es preciso trascender (o ir más allá de) la actividad constante que llena la mente, como el ruido de una radio que no se apaga. Más allá de esas causas de distracción, se extiende una región silenciosa, que parece tan vacía como el campo cuántico entre las estrellas. Sin embargo, al igual que el campo cuántico, nuestro silencio interior encierra generosas promesas.

El silencio de nuestro interior es la clave para acceder al cuerpo mecánico cuántico. No se trata de un silencio caótico, sino organizado. Tiene forma y designio, propósito y procesos, como el cuerpo físico. En vez de ver el propio cuerpo como un conglomerado de células, tejidos y órganos, se puede adoptar la perspectiva cuántica para considerarlo un silencioso flujo de inteligencia, un burbujeo constante de impulsos que dan forma al cuerpo físico, lo controlan y se convierten en él. El secreto de la vida en este nivel estriba en que *cualquier parte del cuerpo* se puede cambiar con el destello de una intención.

Sé que esto es difícil de creer, de modo que presentaré el ejemplo de Timmy, un niño de seis años, de aspecto absolutamente normal, que sufre de uno de los síndromes psiquiátricos más extraños: el de personalidad múltiple. Timmy tiene más de doce personalidades distintas, cada una con sus propias pautas emocionales, inflexiones vocales, preferencias y aversiones. Sin embargo, las personas con personalidad múltiple no son simplemente casos psicológicos: cuando abandonan una personalidad y asumen otra, pueden producirse cambios notables en su cuerpo.

Por ejemplo, es posible que una de las personalidades sufra diabetes, y que la persona sea insulinodeficiente mientras esa personalidad sea la dominante. En cambio, otras personalidades pueden estar completamente libres de diabetes y presentar niveles de insulina normales. Del mismo modo, una personalidad puede padecer hipertensión arterial, y las otras no; en ocasiones incluso aparecen o desaparecen verrugas, llagas y otras imperfecciones de la piel con el cambio de personalidades. Se han documentado casos de pacientes con personalidad múltiple capaces de alterar instantáneamente el modelo de las ondas cerebrales del electroencefalograma o de cambiar el color de sus ojos de azul a castaño. Una mujer tenía tres períodos menstruales al mes, uno por cada una de sus personalidades.

El caso de Timmy es especialmente asombroso, pues una de sus personalidades (y sólo una) es alérgica al zumo de naranja y sufre urticaria cuando lo bebe. Daniel Coleman, escritor especialista en temas de salud, informaba en el *New York Times*: «La urticaria aparece incluso cuando, una vez que Timmy ha tomado el zumo de naranja, se manifiesta otra personalidad mientras él todavía está digiriendo lo que ha bebido. Más aún: si Timmy vuelve cuando la reacción alérgica aún no ha remitido, el escozor de las ronchas cesa inmediatamente y las ampollas llenas de agua empiezan a desaparecer.»

Éste es un ejemplo perfecto del modo en que las señales del cuerpo mecánico cuántico provocan cambios instantáneos en el cuerpo físico. Lo más sorprendente de lo que le ocurre a Timmy es que las alergias no suelen ir y venir a capricho de la mente. ¿Cómo iban a hacerlo? Los glóbulos blancos del sistema inmunitario, recubiertos de los anticuerpos que causan la reacción alérgica, esperan pasivamente el contacto de un antígeno. Cuando se produce dicho contacto, se activa automáticamente una serie de reacciones químicas.

Sin embargo, en el caso de Timmy, da la impresión de que, cuando las moléculas de zumo de naranja se aproximan a sus células blancas, se toma una decisión en cuanto a reaccionar o no. Esto implica que la célula en sí es inteligente. De hecho, esa inteligencia reside en un nivel más profundo que el molecular, pues los anticuerpos y el zumo de naranja entran en contacto directo con átomos muy comunes de carbono, hidrógeno y oxígeno.

La afirmación de que las moléculas pueden tomar decisiones está en contradicción con los postulados de la física actual; es como si el azúcar tuviera ganas de ser dulce unas veces, y otras no. Pero no es sólo la notable fuerza del caso de Timmy lo que nos deja atónitos. Una vez aceptado el hecho de que él elige ser alérgico (de otro modo, ¿cómo podría activar y desactivar su urticaria?), hemos de contemplar la posibilidad de que nosotros también estemos eligiendo nuestras propias enfermedades. No tenemos conciencia de esta elección, pues se produce en un nivel inferior al de nuestros pensamientos cotidianos. Pero si poseemos tal capacidad, deberíamos poder controlarla.

EL CUERPO ES UN RÍO

Todos tendemos a ver nuestros cuerpos como «esculturas congeladas» (objetos sólidos e invariables), cuando en realidad son más bien como ríos, pautas de inteligencia fluidas y en perpetuo cambio. El filósofo griego Heráclito declaraba: «No es posible bañarse dos veces en el mismo río, pues siempre un agua distinta fluye en torno a ti.» Esto es válido también para el cuerpo. Si pellizcamos un «michelín» de nuestra cintura, la grasa que estrujamos entre los dedos no es la misma que estaba allí el mes pasado. El tejido adiposo (las células de grasa) se llena y se vacía de grasa constantemente, de manera que se renueva por completo al cabo de tres semanas. Cada cinco días se forma una nueva pared estomacal (las células estomacales de la capa interior son sustituidas por otras en cuestión de minutos mientras digerimos la comida). Mudamos la piel cada cinco semanas. El esqueleto, de apariencia tan sólida y rígida, se renueva enteramente cada tres meses. En conjunto, el flujo de oxígeno, carbono, hidrógeno y nitrógeno es tan veloz que bastarían unas semanas para reconstituir todo el organismo; sólo los átomos de hierro, magnesio, cobre, etcétera, más pesados, demoran el proceso. Aunque uno conserva el mismo aspecto por fuera, en realidad es como un edificio cuyos ladrillos se ven continuamente reemplazados por otros. De año en año, el noventa y ocho por ciento de la cantidad total de átomos que hay en el cuerpo se renueva; así lo han confirmado los estudios de radioisótopos realizados en los laboratorios de Oak Ridge, California. El dominio de este torrente constante de cambio radica en el nivel cuántico del sistema mente-cuerpo. Sin embargo, la medicina aún no ha sacado partido de ello; todavía no ha dado el salto cuántico.

Para cambiar el *output* del cuerpo, hay que aprender a reescribir el *software* de la mente. En los capítulos siguientes, me gustaría guiar al lector en un viaje de autoexploración. Le mostraré cómo el Ayurveda puede darle un mayor control de su salud, desde ese nivel cuántico que es la próxima frontera de la medicina. Este sistema se divide en tres partes, correspondientes a las tres divisiones de este libro.

PARTE I: UN LUGAR LLAMADO SALUD PERFECTA

Primero analizaremos la posibilidad de gozar de una salud perfecta, para luego pasar a asuntos prácticos. El Ayurveda enseña que la naturaleza proporciona a cada persona un proyecto propio y único, denominado *prakruti*, o tipo físico. Al responder al simple cuestionario del capítulo 2, usted descubrirá a cuál de los diez tipos físicos básicos se ajusta su cuerpo. Éste es el paso más importante para alcanzar un estado de salud superior, pues nuestro prakruti nos indica cómo pretende la naturaleza que vivamos. Según el Ayurveda, nuestro cuerpo sabe qué le conviene y qué lo perjudica; la naturaleza nos dota desde que nacemos de los instintos correctos. Una vez que el lector comience a captar y seguir esas tendencias innatas, descubrirá que su fisiología es capaz de alcanzar el equilibrio por sí sola, con un esfuerzo mínimo por su parte.

Tal como explicaremos en profundidad, algunos desequilibrios extremadamente pequeños en el organismo siembran el germen de enfermedades futuras; mantener el equilibrio, en cambio, puede ser garantía de una salud óptima. Enumeraremos los puntos fuertes y débiles de cada tipo físico, para posibilitar al lector la elección de su propio método específico para evitar las enfermedades. La dolencia que usted debe tratar de prevenir es aquella a la que es más propenso, y eso es lo que indica su prakruti o tipo físico.

PARTE II: EL CUERPO HUMANO MECÁNICO CUÁNTICO

En esta sección ahondaremos en el nivel cuántico interno y estudiaremos el modo en que la mente encamina el cuerpo hacia la enfermedad y la salud. Miles de años antes de que la medicina moderna descubriera el vínculo entre mente y cuerpo, los sabios del Ayurveda habían logrado dominarlo: desarrollaron una «técnica interior», que opera desde los niveles más profundos de nuestra conciencia. El secreto de la salud perfecta reside en la práctica de estas técnicas. Analizaremos el papel de la meditación en la tarea de remover los obstáculos del camino hacia la salud; exploraremos la manera de servirnos del cuerpo humano mecánico cuántico para influir en el cuerpo físico, con mayor eficacia que con fármacos, dietas o ejercicios.

En esta sección tratamos una amplia diversidad de temas, desde las adicciones y el cáncer hasta la eliminación de las toxinas físicas y mentales; todas las áreas de la medicina que se cubren en el Centro Chopra para el Bienestar. Si el lector se ve a sí mismo a través de los ojos de un médico ayurvédico y lee los casos de personas que han seguido nuestros programas, comprenderá mejor por qué la «curación cuántica» representa un gran avance en nuestra comprensión de la mente y el cuerpo.

Después de presentar el gran designio del Ayurveda, concluyo con el consejo práctico que he cosechado en los últimos quince años. Alcanzar el ideal de la salud perfecta requiere un equilibrio perfecto. Cuanto comemos, decimos, pensamos, hacemos, vemos y sentimos afecta a nuestro estado general de equilibrio. Parece imposible controlar al mismo tiempo todas estas influencias diferentes. Sin embargo, mediante dietas, ejercicios y rutinas diarias y estacionales, específicamente ideados para su tipo físico, usted podrá corregir gran parte de los desequilibrios que ahora presenta su fisiología y evitar que surjan otros en el futuro.

EL REENCANTAMIENTO DE LA
NATURALEZA

Es fascinante constatar que la salud perfecta encaja en un movimiento intelectual más amplio que está sacudiendo los cimientos de la ciencia. Ilya Prigogine, ganador del Premio Nobel de química en 1977 y pionero de este movimiento, lo llama «el reencantamiento de la naturaleza»: la conciencia de que la naturaleza no es una máquina, sino un medio maravilloso, cuyas posibilidades ocultas apenas sospechamos en la actualidad. La naturaleza es como una banda de radio con infinitas frecuencias; la realidad que usted experimenta en este momento es sólo una de las emisoras de la banda, que parece muy convincente en tanto no cambie usted de sintonía, pero que encubre todas las demás posibilidades.

A principios del siglo XX, el psicólogo William James aludía a un posible mecanismo que nos permite hacer girar el dial: «Uno de los grandes descubrimientos de mi generación —escribió— es que los seres humanos pueden transformar su vida modificando su actitud mental.» Este comentario, dirigido más al futuro que a sus contemporáneos, muestra una gran clarividencia. En los tiempos de James se consideraba una verdad indiscutible que la naturaleza funcionaba mecánicamente, regida por leyes inflexibles e indiferentes a los seres humanos. Ahora, por lo visto, los seres humanos contamos mucho; tal vez la naturaleza nos esté brindando sólo la realidad que nosotros esperamos y en la que creemos.

Por cierto, hemos creído en la enfermedad y en la muerte durante siglos. Esto expresa mucho más sobre nuestra relación con la vida que sobre la vida misma. La vida es sumamente flexible, y las fuerzas que la sustentan son tan fuertes como las que la llevan a decaer. Si uno planta un pino en una parcela situada en el centro de una ciudad contaminada, el árbol tal vez viva cincuenta años; en el campo, en cambio, su período de vida puede llegar a los doscientos o trescientos años; en las cumbres azotadas por el viento de las Montañas Rocosas, quizá sobreviva más de dos milenios. ¿Cuál es su período de vida natural? Depende por completo de la situación. Unas fuerzas actúan siempre a favor del pino; otras actúan en contra. Este equilibrio dinámico determina el destino del árbol. Tanto una vida relativamente breve como otra increíblemente larga son naturales, según el medio en que se desarrollen.

En una jaula con una dieta normal, un ratón de laboratorio vive, normalmente, menos de dos años. Si se reduce su temperatura corporal y se le proporciona una cantidad mínima de calorías (además de las vitaminas, los minerales, las proteínas y otras sustancias que necesita), la duración de la vida del ratón se puede duplicar o triplicar. Por el contrario, si sometemos el mismo animal a un estrés anormal (por ejemplo, colocándolo todos los días frente a un gato, apenas fuera de su alcance), lo más probable es que el ratón muera al cabo de pocas semanas. En todos los casos, los órganos internos del animal habrán envejecido en la misma medida: el corazón, el hígado y los riñones estarán uniformemente deteriorados, aunque el ratón más anciano haya vivido cincuenta veces más que el más joven.

Al cambiar el equilibrio de fuerzas, cambia la vida. En el caso de los seres humanos, es posible elegir y controlar el medio, lo que da una enorme flexibilidad a la duración de nuestra vida. Si hablamos de la salud perfecta es porque creemos que se puede inclinar el equilibrio dinámico de la vida en nuestro favor. Nadie ha vivido eternamente, pero es posible agregar cincuenta años a la actual esperanza de vida promedio de setenta años para alcanzar el récord conocido de longevidad, de ciento veintiún años, atribuido a un isleño japonés. En el Imperio romano, la expectativa de vida era de veintiocho años; hacia el año 2020 tal vez sea de noventa para todo norteamericano saludable, hombre o mujer. Esto denota una enorme flexibilidad.

Si analizamos la unidad biológica más pequeña, la célula, la diferencia entre una vida larga y una breve se vuelve incluso más pronunciada. Recojamos agua del borde de un estanque. Si examinamos una gota al microscopio, veremos que allí pululan plantas y animales unicelulares: paramecios, amebas, algas, etcétera. Cada ameba puede tener un período de vida de dos o tres semanas. Sin embargo, como las amebas se reproducen por bipartición, el material genético que contiene cada una es tan viejo como la célula madre de la que proviene; es decir, tiene cuatro semanas en vez de dos. La célula madre desciende a su vez de otra; por tanto, cabe afirmar que una parte de la ameba que estamos contemplando es tres veces más vieja de lo que pensábamos, y otra parte, cuatro veces más. Por fin llegaremos a la conclusión de que, en cierto modo, esa ameba del estanque es tan vieja como todas las amebas que han vivido jamás; tal vez tenga cien mil millones de años.

En sí, los átomos y las moléculas que integran la ameba no forman parte de ella desde hace tanto tiempo. Vienen y van constantemente, en un torbellino de oxígeno, hidrógeno, carbono y nitrógeno. Aun así, la ameba conserva su forma y su identidad generación tras generación. Algún tipo de fuerza vital la mantiene unida y, mientras no se destruya el ADN de la ameba, esa célula albergará eternamente su porción de vida.

Nuestro cuerpo, compuesto por entre cincuenta y cien billones de células, es increíblemente más complejo que una ameba, pero, al igual que ésta, alberga una vida a la vez antigua y joven. Para hablar con rigor del período de vida humano, debemos referirnos a los numerosos períodos de vida que representa un mismo cuerpo. Una célula de la pared estomacal vive unos pocos días; una célula epitelial típica, sólo dos semanas. Los glóbulos rojos de la sangre tienen una vida más larga, de dos o tres meses. Entre las células más longevas se encuentran las del hígado, que tardan varios años en ceder su lugar a otras; las del corazón y las del cerebro, al parecer, duran toda una vida humana sin reproducirse.

Lo sorprendente es que el mismo ADN controla todos estos períodos de vida, desde los más breves hasta los más prolongados. Las células de la piel y las del cerebro son genéticamente idénticas; su origen está en el momento de la concepción, cuando la mitad del ADN paterno se fusiona con el ADN de la madre, para formar esa secuencia única de ADN que acaba por convertirse en una persona individual. Mediante un proceso que apenas empezamos a comprender, ese ADN genera todo tipo de células especializadas: las del cerebro, las de la piel, el corazón, el hígado, etcétera, cada una con una duración de vida específica. No es posible determinar, con sólo observar una célula, si su vida será larga o corta; las neuronas del cerebro, que duran toda una vida, son casi idénticas a las células olfativas de la nariz; sin embargo, éstas se renuevan cada cuatro semanas.

Al igual que la ameba, cada célula humana está constituida por átomos que la atraviesan volando, literalmente; el intercambio de oxígeno y dióxido de carbono en los pulmones se lleva a cabo en cuestión de milésimas de segundo; los iones de sodio y de potasio son bombeados, y entran y salen de las células cerebrales trescientas veces por segundo. El músculo cardíaco extrae el oxígeno de la hemoglobina con tanta celeridad que, en unos pocos segundos, la sangre que entra en el corazón por las arterias coronarias, de color rojo intenso, sale casi negra.

A pesar de todo, este interminable torbellino de actividad no disuelve la forma ni la identidad de una persona, como no disuelve las de una ameba. Nuestro ADN ha sido característicamente humano desde hace varios millones de años. El ADN primitivo del que desciende es tan antiguo como la vida misma; se remonta a casi dos mil millones de años. Somos extremadamente estables en el plano genético, aunque el material de nuestro cuerpo venga y vaya.

Dado que la vida es tan flexible y dinámica, lo extraño es que no se prolongue más. Y se prolongaría si supiéramos manejar el equilibrio de fuerzas que operan dentro y alrededor de nosotros. Los antiguos sabios del Ayurveda tuvieron la audacia de formular la pregunta fundamental: «¿Es inevitable enfermar y envejecer?» Su respuesta fue negativa. Si mantenemos nuestra fuerza interior en armonía y equilibrio con el medio circundante, podemos volvernos inmunes a la enfermedad. Un equilibrio perfecto posibilita una salud perfecta.

En el Ayurveda nos basamos en el principio de que cualquier dolencia se puede evitar siempre que conservemos el equilibrio, no sólo en el cuerpo, sino también en la mente y en el espíritu. Los sabios ayurvédicos nos enseñan que en todos nosotros existe el impulso de crecer y progresar. Este impulso determina nuestro equilibrio general de forma automática; actúa en todas las células, pero especialmente en el cerebro, que regula simultáneamente la temperatura del cuerpo, el ritmo metabólico, el hambre y la sed, el sueño, la química de la sangre, la respiración y muchas otras funciones. La coordinación entre todas ellas debe ser increíblemente exacta para mantener un estado de buena salud (el hipotálamo, una diminuta región del cerebro anterior, no más grande que la punta de un dedo, coordina decenas de funciones automáticas del cuerpo, por lo que se ha ganado el sobrenombre de «cerebro del cerebro»).

Pero la auténtica fuente de equilibrio se encuentra aún a mayor profundidad, en el nivel cuántico. Aquí es posible potenciar nuestro impulso básico de crecer y progresar, mediante técnicas especiales que exploraremos más adelante. Ésta es una zona vital pero desconocida para casi todas las personas, que por este motivo se encuentran con frecuencia indefensas frente a la enfermedad y el envejecimiento. Cuando las fuerzas que actúan contra la vida ganan la partida, el cuerpo no tiene otra alternativa que deteriorarse con el tiempo.

Por el contrario, si aprendemos a vivir en equilibrio desde el nivel más profundo, no habrá límites previsibles para nuestro crecimiento interior. Decenas de libros analizan la importancia del crecimiento interior, pero descuidan el principio clave que destaca el Ayurveda: el crecimiento es automático; forma parte del plan de la naturaleza escrito en nuestras células. No hay más que remontar el silencioso río de la inteligencia hasta su fuente. Ése es el secreto final de la salud perfecta. Si permitiésemos que la mente se expandiera y explorara realidades más elevadas, el cuerpo la seguiría. ¿No bastaría eso para salvarlo de la enfermedad y la vejez?

Sólo podemos especular sobre hasta dónde nos llevará la evolución, pero hay ejemplos impresionantes de personas cuya mente se negó a creer en la enfermedad y cuyo cuerpo reaccionó en consecuencia. No hace mucho traté a un paciente suizo llamado Andreas Schmitt, a quien le habían diagnosticado un cáncer mortal. Hace un año y medio se percató de que un punto de la espalda le dolía cuando se reclinaba en la silla. Al palpárselo, detectó una zona hinchada del tamaño de una moneda. Su esposa dijo que parecía un lunar grande y oscuro. En el espejo de mano de su esposa, Andreas vio que se trataba de un bulto entre pardo y purpúreo, situado justo en medio de sus omóplatos.

A partir de ese momento los acontecimientos, cada vez más desalentadores, se sucedieron con rapidez. Un oncólogo de Ginebra le hizo una biopsia, que reveló la presencia del melanoma, la forma más virulenta del cáncer de piel y la que se extiende con más celeridad. Un día después operaron a Andreas. Los cirujanos extirparon el tumor y exploraron los ganglios linfáticos de la axila derecha. Se extrajeron catorce ganglios sospechosos; cuatro de ellos, según se descubrió, tenían células de melanoma en su interior. Desaparecido el melanoma original, el siguiente paso era aplicar radioterapia a la espalda y el hombro, para eliminar cualquier célula cancerígena que quedara. Andreas, hombre culto que ya pasaba de los cincuenta años, se negó a someterse al tratamiento.

—Mi razonamiento —me dijo más adelante— era que debía esperar a ver qué ocurría. Me habían quitado el tumor. La operación había sido bastante traumática para mí, y, en el fondo, no estaba seguro de tener fuerzas suficientes para soportar nuevos tratamientos. Pensé que quizá sería mejor que me tomara un tiempo para convalecer en casa y recuperar la confianza.

Esta decisión inquietó a su oncólogo, quien le advirtió que, si interrumpía el tratamiento, el melanoma reaparecería casi con toda seguridad en un plazo de seis meses.

—¿Y con la radioterapia no reaparecerá? —preguntó Andreas.

—Las probabilidades serán menores —respondió su médico.

—¿Y cuánto tiempo de vida se supone que me quedará después de eso?

El médico se vio obligado a hacer un cálculo acelerado. Los pacientes con melanoma metastásico, sin tratamiento, pueden vivir unos pocos meses; con un tratamiento máximo, la expectativa de vida aumenta a veces a algunos años; a veces, no. El número de supervivientes que supera el umbral de los cinco años es inferior al diez por ciento. Prácticamente ninguno llega a los diez años.

—Si no voy a sobrevivir a largo plazo —repuso Andreas—, ¿por qué he de pasar por ese infierno sólo para complacer a un médico?

Siguió adelante con su vida durante los seis meses siguientes, hasta que se detectó un ganglio linfático hinchado, esta vez bajo el brazo izquierdo. Las pruebas demostraron que se trataba de la reaparición del melanoma, tal como le habían pronosticado. Su estado ya no permitía a los médicos albergar esperanzas realistas. Cuando Andreas vino a Estados Unidos en busca de ayuda, yo le expliqué a grandes rasgos el concepto de cuerpo mecánico cuántico.

—El cáncer, antes de manifestarse físicamente, se activa en un nivel más profundo. En vez de considerarlo un fallo en el mecanismo de autorreparación del ADN, o el producto de agentes cancerígenos, el Ayurveda dice que la enfermedad es el resultado de distorsiones en las pautas de las vibraciones cuánticas que mantienen íntegro el cuerpo.

»Usted puede aprender a llevar su conciencia a ese nivel sutil de su propio ser; en realidad, lo que llamamos pensamientos y emociones son sólo expresiones de estas fluctuaciones cuánticas. La conciencia tiene la capacidad de curar, y por lo visto desempeña un papel decisivo en las curaciones repentinas que se producen incluso en los casos más avanzados de enfermedades incurables.

Para todas las enfermedades supuestamente incurables existen ejemplos de mejorías inexplicables. Una de las peculiaridades del melanoma es que está más sujeto a la autocuración que muchas formas de cáncer menos mortíferas. Estas «remisiones espontáneas» son relativamente raras; se producen en menos del uno por ciento de los casos, pero al parecer se traducen en recuperaciones completas y duraderas.

—Si alguien, aunque sólo sea una persona, se ha curado a sí mismo de melanoma —señalé—, sabemos que es posible. ¿Cómo se pone en marcha ese proceso? Haciendo algún descubrimiento en su interior. Por el momento, tiene usted tantas posibilidades de hacer ese descubrimiento como cualquiera.

Pese a que lo tenía todo en contra, Andreas se tomó en serio este consejo. Aprendió varias técnicas ayurvédicas para activar sus fuerzas curativas y se sometió a tratamientos para eliminar las impurezas de su cuerpo (este procedimiento se explica en los capítulos 6 y 7). Nos centramos en mejorar la calidad de su vida más inmediata. Volvió a Suiza y, cuatro meses después, me comunicó con gran alegría que el ganglio linfático se había deshinchado. Las radiografías y los análisis de sangre no revelaban el menor rastro de melanoma en su cuerpo. Aunque los oncólogos suizos no esperaban que viviera más de tres meses después de la reaparición de su cáncer, Andreas lleva hoy una vida normal, varios años después.

Lo más llamativo de este caso es que la mente del enfermo invitó a su cuerpo a aceptar una nueva realidad y éste lo hizo, sin preocuparse de que cuanto estaba ocurriendo fuese «imposible». ¿Cómo podemos explicar hechos tan extraordinarios? Un estudio de cuatrocientos casos de enfermos de cáncer que experimentaron una remisión espontánea revelaba curaciones que tenían poco en común. Algunas personas bebían mosto o ingerían grandes dosis de vitamina C; otras rezaban, tomaban remedios a base de hierbas o, simplemente, buscaban el modo de darse ánimos. Estos pacientes tan diversos tenían una sola cosa en común: en cierto estadio de la enfermedad supieron, con absoluta certeza, que iban a mejorar, como si la enfermedad fuera solamente un espejismo; entonces el paciente la pasó súbitamente de largo y se adentró en un espacio donde el miedo, la desesperación y cualquier enfermedad no existían.

Todos ellos entraron en el lugar llamado salud perfecta.

2

Determinación del tipo físico

Es un día despejado de principios de otoño, en el centro de Boston (o de cualquier otra gran ciudad); la muchedumbre que ha salido a almorzar se dirige de vuelta al trabajo. Algunos llevan bufanda, sombrero y guantes, anticipándose al invierno; otros, camisa de manga corta, como si pensaran que el verano aún no ha terminado. Un deportista, con el torso desnudo y pantalones cortos, cruza la calle hacia el parque, cuando el semáforo aún no se ha puesto verde. Presenta un marcado contraste con una mujer de cierta edad, que espera su autobús envuelta en un abrigo muy largo, con cuello de piel. A primera vista, da la impresión de que estas personas viven en climas diferentes. En realidad, están expresando las diferencias que la naturaleza ha creado dentro de ellas.

Pese a que muchos se han comido el almuerzo típico que consiste en un sándwich, patatas fritas y café, el alimento reposa pesadamente en algunos estómagos, se agita nerviosamente en otros y pasa inadvertido en los demás. En algunos cuerpos, el corazón late más deprisa, a causa del gentío que circula por la acera; otros están derramando un exceso de ácido gástrico o experimentan una elevación de la presión sanguínea. Hay personas de todo tipo en el mundo, pero ¿contempla la medicina qué tipos hay, en realidad?

La medicina convencional presta mayor atención a las diferencias entre enfermedades que entre individuos. Si un paciente se queja de dolor artrítico en las manos, el médico sabe que esta molestia común puede estar relacionada con más de cien enfermedades que provocan dolor, inflamación y rigidez en las articulaciones. Se sabe que algunos heredan la propensión a la artritis, pero al parecer existen muchos otros factores: los cambios hormonales, el estrés físico y mental, la dieta, la falta de ejercicio, etcétera.

El Ayurveda señala que, si las enfermedades difieren tanto entre sí, es porque las personas también son muy distintas unas de otras. Si bien la biología reconoce que todos nacemos con una «individualidad bioquímica», esto tiene pocas aplicaciones prácticas en la consulta del médico.

La individualidad significa que nadie se ajusta al promedio. En cualquier momento que elijamos, nuestras células y tejidos no contienen el nivel promedio de oxígeno, dióxido de carbono, hierro, insulina o vitamina C. En cambio, contienen cantidades exactas que corresponden al estado físico de nuestro cuerpo y a la condición de nuestros pensamientos y emociones en ese preciso instante. Nuestro cuerpo es una amalgama tridimensional de millones de diminutas diferencias; si las estudiamos, podemos introducir mejoras importantes en nuestra salud. En este nivel, la salud perfecta es un fenómeno biológico muy específico.

EL PRIMER PASO: CONOCER EL TIPO FÍSICO

Dondequiera que miremos, nuestro cuerpo está haciendo algo único con cada molécula de aire, agua y alimento que tomamos, guiado por sus tendencias innatas. Tenemos la opción de seguir estas tendencias o modificarlas, pero es antinatural que nos opongamos implacablemente a ellas. Según el Ayurveda, vivir en armonía con la naturaleza (fácil y cómodamente, sin tensiones) implica respetar nuestro carácter único.

La primera pregunta que se plantea un médico ayurvédico no es: «¿Qué enfermedad padece mi paciente?», sino: «¿Quién es mi paciente?» No es el nombre del paciente lo que le interesa, sino cómo está constituido como persona. Para averiguarlo, busca los rasgos característicos que revelan el tipo físico, también conocido como prakruti. Esta palabra sánscrita significa «naturaleza»; conviene descubrir cuál es la naturaleza fundamental del paciente antes de atender a sus molestias y síntomas.

El tipo físico ayurvédico es como un plano que indica las tendencias innatas de nuestro organismo. Un vaso de leche entera contiene ciento veinte calorías, lo beba quien lo beba, pero, mientras que en una persona esas calorías se acumulan en forma de grasa, en otra la mayor parte de ellas se transforma en energía; el cuerpo de un niño extrae de la leche grandes cantidades de calcio para construir nuevo tejido óseo, mientras que el de un adulto hace pasar ese calcio por los riñones (donde puede convertirse en un doloroso cálculo renal, si su organismo ya no puede procesar eficazmente el calcio).

Conocer el tipo físico del paciente permite al médico ayurvédico determinar qué dieta, actividades físicas y terapias médicas pueden ayudar a su paciente y cuáles no le servirían de nada o incluso serían perjudiciales para él. Una pizza con mucho queso puede ser potencialmente letal para alguien con una enfermedad arterial avanzada, por ejemplo; la grasa ingerida podría ocasionar que se reventara uno de los depósitos de placa grasa que obstruye un vaso sanguíneo que conduce al corazón. De la más pequeña de esas rupturas han resultado grandes ataques cardíacos. Sin embargo, la misma pizza resultaría relativamente inofensiva para el resto de nosotros, y su alto contenido graso hasta es recomendable para quienes no pueden aumentar de peso con dietas normales. Saber quiénes somos, cuál es nuestro prakruti, es esencial para determinar qué debemos comer.

Hay tres razones importantes por las que conocer el tipo físico debe ser el primer paso hacia la salud perfecta:

1. *El germen de la enfermedad se siembra temprano.* Sería difícil hallar a un cardíaco de cuarenta años que no presentara señales sospechosas a los veinte. El patólogo que examina las arterias de una persona fallecida a los veinte años detecta vetas de grasa prematuras que habrían podido provocar un ataque cardíaco posteriormente. Hasta es probable que haya niños de diez años propensos a las alergias, al sobrepeso crónico, al colesterol elevado o a las úlceras pépticas. Pero a esa edad, cuando la enfermedad incipiente es más fácil de tratar y prevenir, los síntomas suelen ser difíciles de interpretar. Si comprendemos las características de los tipos físicos, con sus puntos fuertes y sus puntos débiles, podremos empezar a tomar medidas preventivas en el momento en que resulten más eficaces, mucho antes de que se manifieste la enfermedad.

2. *La prevención basada en los tipos físicos es más específica.* Aunque nadie es propenso a todas las enfermedades,

la mayoría de la gente intenta protegerse contra todas las posibles —el cáncer, los ataques cardíacos, la osteoporosis, etcétera— y pasa con incertidumbre de un susto médico al siguiente. Esforzarse por evitar todas las enfermedades sin saber a cuál está uno particularmente predispuesto es como asestar puñaladas en la oscuridad. ¿Por qué hay sesenta millones de adultos norteamericanos con hipertensión arterial no tratada? Una parte de la explicación, es que no se establece una vinculación personal lo bastante sólida entre la prevención y el individuo que la necesita. Los ataques cardíacos, el cáncer y la diabetes se presentan en personas concretas, individuales. Lo razonable es que la prevención parta de la misma base.

3. *Los tratamientos que tienen en cuenta los tipos físicos son más precisos, una vez que se declara la enfermedad.* Aplicar tratamientos generalizados (recetar Valium a cualquiera que padezca de ansiedad, o antiácidos a todos los ulcerosos) es actuar a tientas; se da por sentado que una enfermedad determinada afecta de la misma manera a toda la gente. Pero esto no es cierto, como ya hemos visto. Según el Ayurveda, tres personas distintas pueden sentir ansiedad con tres grados distintos de estrés. Sus úlceras pueden ser resultado de tres dietas diferentes, de presiones en el trabajo o de problemas domésticos. En realidad, sufren de tres enfermedades diferentes, que reciben, por casualidad, un mismo nombre. Lo mismo sucede con las personas que fuman sin cesar, comen compulsivamente o padecen alergias y asma. En todos estos casos, el tipo físico ayurvédico muestra un perfil notablemente acertado de cada enfermo, como ya se verá, pues permite establecer con exactitud lo que está ocurriendo en su interior.

Por último, conocer el propio tipo físico es esencial para alcanzar una buena comprensión de uno mismo. Cuando descubrimos lo que pasa dentro de nosotros ya no nos dejamos influir por lo que la sociedad crea que debemos decir, hacer, pensar o sentir. Uno de los placeres de aprender el Ayurveda es que nos abre los ojos a las pequeñas cosas que, por lo general, consideramos manías sin importancia. La televisión norteamericana insta a todo el mundo a beber un vaso de zumo de naranja por la mañana, pero a algunas personas eso les causa acedía o les descompone el estómago. Esto no es anormal; sólo indica que, debido a su tipo físico, la acidez del zumo de naranja no es lo ideal para ellos.

Una persona a quien una taza de café poco cargado le destroza los nervios es, por naturaleza, diferente de alguien capaz de beberse tres tazas de café expreso sin experimentar molestias. Cuando uno reacciona ante una taza de café, una corriente fría, las críticas del jefe, una carta de amor o un día lluvioso, el tipo físico le envía una señal. Se trata de una señal muy particular, que sólo uno mismo puede captar. Si empezamos a prestar atención a todas las señales que recibimos día a día, minuto a minuto, notaremos que afectan a nuestro humor, nuestra conducta, nuestros gustos, percepciones, talentos y sentimientos de atracción hacia otras personas, entre muchas otras cosas.

La expresión «tipo físico» apenas deja entrever el auténtico significado del término «prakruti», que, en realidad, designa nuestro mundo, la realidad personal que cada uno de nosotros genera desde su núcleo creativo. Sería más adecuado llamar al prakruti «tipo constitucional psicofisiológico», expresión que recoge tanto el concepto de mente (psique) como el de cuerpo (fisiología).

Evito esta frase en aras de la brevedad, pero vale la pena recordar que el tipo físico tiene también un aspecto mental.

EL DISTRIBUIDOR DE ENERGÍA DEL CUERPO

¿A qué obedecen los tipos físicos? Todo el mundo tiene esencialmente células y órganos del mismo tipo, aunque la genética determine que unos nazcan con ojos azules y otros con ojos castaños. Y pese a las enormes variaciones que se presentan entre una personalidad y otra, también compartimos la misma gama de emociones. Para hallar el origen más profundo de los tipos físicos, el Ayurveda se centra en el punto de encuentro entre mente y cuerpo. Es evidente que los dos se encuentran: cada vez que ocurre algo en la mente, se produce una respuesta en el cuerpo.

Si un niño teme a la oscuridad, su miedo se expresa físicamente en forma de una descarga de adrenalina al torrente sanguíneo. El Ayurveda dice que esta interconexión se lleva a cabo en un lugar encajonado entre cuerpo y mente, donde el pensamiento se transforma en materia; un espacio ocupado por tres principios operativos llamados *doshas*.

Los doshas son únicos y sumamente importantes, pues permiten el diálogo de la mente con el cuerpo. Todas nuestras esperanzas, nuestros temores, sueños y deseos, junto con los atisbos más leves de emociones y deseos, han dejado su marca en nuestra fisiología; estos procesos mentales modelan constantemente el cuerpo al «hablar» con él. Para la mayoría de nosotros, esos mensajes no tienden a sustentar la vida tanto como deberían. En algún momento de nuestra existencia adulta, las marcas del estrés y la edad empiezan a prevalecer sobre las del desarrollo y la expansión. Si nuestro cuerpo se desgasta año tras año pese a que nuestra mente aún es capaz de sentir amor y creatividad, los doshas requieren nuestra atención.

Según el Ayurveda, el motivo por el cual la fuerza destructiva de la entropía supera a la fuerza constructiva de la evolución es el siguiente: el desequilibrio de los doshas es la primera señal de que la mente y el cuerpo no están perfectamente coordinados. Es por eso por lo que un poeta tan brillante como Keats muere de tuberculosis a los veintiséis años, y un genio musical como Mozart, a los treinta y cinco, víctima de una enfermedad renal. Su cuerpo no estaba en armonía con el genio de su mente. Por otra parte, al restaurar los doshas, se abre la posibilidad de desarrollar un sistema mente-cuerpo que esté siempre equilibrado, siempre saludable, siempre en evolución.

Los tres doshas se denominan Vata, Pitta y Kapha. Aunque regulan miles de funciones diferentes en el sistema mente-cuerpo, realizan tres funciones básicas:

El *dosha Vata* controla el movimiento.
El *dosha Pitta* controla el metabolismo.
El *dosha Kapha* controla la estructura.

Cada célula de nuestro organismo debe contener estos tres principios. Para seguir con vida, nuestro cuerpo debe tener Vata, o movimiento, que haga posible la respiración, la circulación de la sangre, la digestión y el envío de impulsos nerviosos desde y hacia el cerebro. Debe tener Pitta, o metabolismo, para procesar el alimento, el aire y el agua por todo el sistema. Debe tener Kapha, o estructura, para mantener unidas las células y formar músculos, grasa, huesos y tendones. La naturaleza necesita de los tres principios para construir un cuerpo humano.

En el capítulo siguiente ahondaremos más en los doshas. Empero, debemos comenzar por determinar el tipo físico del lector. Esto despertará en usted un interés mucho más personal en los doshas. Así como hay tres doshas, hay tres tipos básicos de constitución humana en el sistema ayurvédico, que varían en función del dosha dominante. Si un médico, tras examinarnos, dice: «Usted pertenece al tipo Vata», eso significa que en uno priman las características Vata; es decir, que tiene un prakruti Vata.

Es esencial saber a cuál de los tres tipos (Vata, Pitta o Kapha) pertenece uno, pues esto ayuda a personalizar en gran medida la dieta, el ejercicio, la rutina diaria y las otras medidas necesarias para evitar la enfermedad. Una persona Vata vive en un mundo en el que el Vata se manifiesta hasta en el menor detalle. Al ingerir alimentos que equilibren el Vata, dicha persona puede ejercer una enorme influencia equilibradora por doquier. Esto será obvio para el lector en cuanto responda al cuestionario de las páginas siguientes. Sin embargo, es preciso recordar que los tres doshas están presentes en toda persona y que los tres se deben mantener equilibrados. El conocimiento del tipo físico que así obtendrá el lector será su clave para alcanzar el equilibrio total, y le proporcionará el ingrediente fundamental para el cambio: su propio ser, tal como la naturaleza lo hizo.

Test ayurvédico para determinar el tipo físico

El siguiente cuestionario se divide en tres secciones. Las veinte primeras preguntas se refieren al dosha Vata;

lea cada frase y valore, en una escala de 0 a 6, el grado en que usted se identifica con cada afirmación.

0 = No es aplicable a mí en absoluto.
3 = Es aplicable a mí hasta cierto punto (o a veces).
6 = Es aplicable a mí generalmente (o casi siempre).

Al finalizar la sección, anote su puntuación Vata total. Por ejemplo, si usted marcó un 6 para la primera pregunta, un 3 para la segunda y un 2 para la tercera, su puntuación total hasta ese momento será de 6 + 3 + 2 = 11. Sume todos los puntos de la sección de ese modo y así obtendrá su puntuación Vata final. Haga lo mismo con las veinte preguntas relativas al Pitta y las relativas al Kapha.

Cuando haya terminado, tendrá tres puntuaciones diferentes. Al compararlas entre sí sabrá cuál es su tipo físico.

Puesto que en general las preguntas se refieren a rasgos físicos bastante objetivos, la elección suele ser obvia. En el caso de las características mentales y la conducta, que son más subjetivas, el lector deberá responder según los sentimientos y la conducta que hayan predominado durante la mayor parte de su vida o, al menos, en los últimos años.

SECCIÓN 1 - VATA

	Nunca	A veces	Generalmente
1. Realizo mis actividades muy deprisa.	*1 • 2 • 3 • 4 • 5 • 6*		
2. No se me da bien memorizar cosas ni recordarlas más adelante.	*1 • 2 • 3 • 4 • 5 • 6*		

3. Soy entusiasta y vivaz por naturaleza.

1 • 2 • 3 • 4 • 5 • 6

4. Tengo una figura delgada; no aumento de peso con facilidad.

1 • 2 • 3 • 4 • 5 • 6

5. Siempre he aprendido cosas nuevas con rapidez.

1 • 2 • 3 • 4 • 5 • 6

6. Mis andares característicos son ligeros y rápidos.

1 • 2 • 3 • 4 • 5 • 6

7. Me cuesta tomar decisiones.

1 • 2 • 3 • 4 • 5 • 6

8. Tiendo a tener gases o a estreñirme.

1 • 2 • 3 • 4 • 5 • 6

9. Suelo tener las manos y los pies fríos.

1 • 2 • 3 • 4 • 5 • 6

10. Me pongo ansioso o me preocupo frecuentemente.

1 • 2 • 3 • 4 • 5 • 6

11. No tolero el frío tanto como la mayoría.

1 • 2 • 3 • 4 • 5 • 6

12. Hablo muy deprisa, y mis amigos me consideran una persona parlanchina.

1 • 2 • 3 • 4 • 5 • 6

13. Cambio de humor con facilidad y tengo una naturaleza emotiva.

1 • 2 • 3 • 4 • 5 • 6

14. Me cuesta conciliar el sueño o dormir de un tirón toda la noche.

1 • 2 • 3 • 4 • 5 • 6

15. Tengo la piel muy seca, especialmente en invierno.

1 • 2 • 3 • 4 • 5 • 6

16. Mi mente es muy activa, a veces inquieta, pero también muy imaginativa.   *1 • 2 • 3 • 4 • 5 • 6*

17. Mis movimientos son rápidos y enérgicos; tengo arranques de actividad.   *1 • 2 • 3 • 4 • 5 • 6*

18. Me exalto con facilidad.   *1 • 2 • 3 • 4 • 5 • 6*

19. Si de mí depende, mis hábitos de alimentación y descanso son irregulares.   *1 • 2 • 3 • 4 • 5 • 6*

20. Olvido con la misma rapidez con que aprendo.   *1 • 2 • 3 • 4 • 5 • 6*

PUNTUACIÓN VATA

SECCIÓN 2 - PITTA

1. Me considero muy eficiente.   *1 • 2 • 3 • 4 • 5 • 6*

2. Soy sumamente preciso y ordenado en mis actividades.   *1 • 2 • 3 • 4 • 5 • 6*

3. Soy una persona decidida y de carácter fuerte.   *1 • 2 • 3 • 4 • 5 • 6*

4. El calor me provoca más incomodidad o fatiga que a la mayoría.   *1 • 2 • 3 • 4 • 5 • 6*

5. Tiendo a transpirar con facilidad.   *1 • 2 • 3 • 4 • 5 • 6*

6. Aunque no siempre lo demuestre, me irrito o me enfado con facilidad.

1 • 2 • 3 • 4 • 5 • 6

7. Saltarme una comida o no tomarla a su hora me produce malestar.

1 • 2 • 3 • 4 • 5 • 6

8. Uno o más de los siguientes calificativos es aplicable a mi cabello: prematuramente cano o ralo, lacio, rubio, rojizo o fino.

1 • 2 • 3 • 4 • 5 • 6

9. Tengo buen apetito; si lo deseo, puedo comer en gran cantidad.

1 • 2 • 3 • 4 • 5 • 6

10. Mucha gente me considera una persona obstinada.

1 • 2 • 3 • 4 • 5 • 6

11. El intestino me funciona con gran regularidad; en mí es más común la diarrea que el estreñimiento.

1 • 2 • 3 • 4 • 5 • 6

12. Me impaciento con mucha facilidad.

1 • 2 • 3 • 4 • 5 • 6

13. Tiendo a ser perfeccionista respecto a los detalles.

1 • 2 • 3 • 4 • 5 • 6

14. Me enfado con bastante facilidad, pero el enfado se me pasa enseguida.

1 • 2 • 3 • 4 • 5 • 6

15. Me gustan mucho los alimentos fríos, como el helado, y las bebidas heladas.

1 • 2 • 3 • 4 • 5 • 6

16. Noto con mayor facilidad si hace mucho calor en una habitación que si hace demasiado frío.

$1 • 2 • 3 • 4 • 5 • 6$

17. No tolero los alimentos demasiado picantes o condimentados.

$1 • 2 • 3 • 4 • 5 • 6$

18. No soy muy tolerante con quienes disienten conmigo.

$1 • 2 • 3 • 4 • 5 • 6$

19. Me gustan los desafíos y cuando me fijo una meta no cejo en mi empeño de alcanzarla.

$1 • 2 • 3 • 4 • 5 • 6$

20. Tiendo a ser crítico con los demás y con mi persona.

$1 • 2 • 3 • 4 • 5 • 6$

PUNTUACIÓN PITTA

SECCIÓN 3 - KAPHA

	Nunca	A veces	General-mente

1. Mi tendencia natural es hacer mis tareas de modo lento y relajado.

$1 • 2 • 3 • 4 • 5 • 6$

2. Aumento de peso con más facilidad que la mayoría y me cuesta más adelgazar.

$1 • 2 • 3 • 4 • 5 • 6$

3. Tengo un temperamento plácido y sereno; no me altero con facilidad.

$1 • 2 • 3 • 4 • 5 • 6$

4. Puedo saltarme comidas sin sufrir malestares significativos.

$1 \cdot 2 \cdot 3 \cdot 4 \cdot 5 \cdot 6$

5. Tiendo a producir un exceso de mucosidad y flemas, y padezco congestión crónica, asma o problemas en los senos paranasales.

$1 \cdot 2 \cdot 3 \cdot 4 \cdot 5 \cdot 6$

6. Necesito dormir como mínimo ocho horas para estar bien al día siguiente.

$1 \cdot 2 \cdot 3 \cdot 4 \cdot 5 \cdot 6$

7. Tengo un sueño muy profundo.

$1 \cdot 2 \cdot 3 \cdot 4 \cdot 5 \cdot 6$

8. Soy de natural tranquilo y no me enfado con facilidad.

$1 \cdot 2 \cdot 3 \cdot 4 \cdot 5 \cdot 6$

9. No aprendo tan fácilmente como otros, pero tengo una excelente retentiva y buena memoria.

$1 \cdot 2 \cdot 3 \cdot 4 \cdot 5 \cdot 6$

10. Tiendo a engordar y a acumular grasa.

$1 \cdot 2 \cdot 3 \cdot 4 \cdot 5 \cdot 6$

11. Me molesta el tiempo fresco y húmedo.

$1 \cdot 2 \cdot 3 \cdot 4 \cdot 5 \cdot 6$

12. Tengo el cabello grueso, abundante, oscuro y ondulado.

$1 \cdot 2 \cdot 3 \cdot 4 \cdot 5 \cdot 6$

13. Tengo la piel suave y la tez algo pálida.

$1 \cdot 2 \cdot 3 \cdot 4 \cdot 5 \cdot 6$

14. Soy una persona corpulenta y de constitución sólida.

$1 \cdot 2 \cdot 3 \cdot 4 \cdot 5 \cdot 6$

15. Soy una persona serena, dulce, afectuosa, y perdono con facilidad.	*1 • 2 • 3 • 4 • 5 • 6*
16. Soy de digestión lenta, por lo cual siento cierta pesadez después de comer.	*1 • 2 • 3 • 4 • 5 • 6*
17. Tengo mucho aguante y resistencia física, y un nivel de energía estable.	*1 • 2 • 3 • 4 • 5 • 6*
18. Camino con paso lento y acompasado.	*1 • 2 • 3 • 4 • 5 • 6*
19. Tiendo a dormir demasiado, siento aturdimiento al despertar y, en general, me cuesta ponerme en marcha por la mañana.	*1 • 2 • 3 • 4 • 5 • 6*
20. Como con lentitud; soy lento y metódico en mis actos.	*1 • 2 • 3 • 4 • 5 • 6*

PUNTUACIÓN KAPHA _____

PUNTUACIÓN FINAL:
Vata _____ Pitta _____ Kapha _____

DETERMINAR EL TIPO FÍSICO

Aunque sólo hay tres doshas, el Ayurveda los combina de diez maneras posibles para dar lugar a diez tipos físicos diferentes.

Tipos de un solo dosha

Vata
Pitta
Kapha

Si un dosha predomina sobre los otros, usted pertenece a un tipo de un solo dosha. La puntuación más indicativa es aquella en que el dosha principal tiene el doble de puntos que el siguiente (por ejemplo, Vata = 90, Pitta = 45, Kapha = 35), pero los márgenes más reducidos también cuentan. Un auténtico tipo de un solo dosha presenta características muy marcadas de Vata, Pitta o Kapha. El dosha siguiente influirá también en sus tendencias naturales, pero en un grado mucho menor.

Tipos de dos doshas

Vata-Pitta o Pitta-Vata
Pitta-Kapha o Kapha-Pitta
Kapha-Vata o Vata-Kapha

Si no hay un dosha claramente dominante, usted es del tipo de dos doshas. Esto significa que presenta cualidades de sus dos doshas principales, ya sea juntas o de manera alternada. El de puntuación más alta predomina en su tipo físico, pero ambos cuentan.

La mayoría de la gente pertenece al tipo de dos doshas. En algunas personas, el primer dosha es muy fuerte; tienen puntuaciones como Vata = 70, Pitta = 90, Kapha = 46, por lo que cabría clasificarlos como Pitta puros, de no ser por la importancia de otro dosha, el Vata. En otros casos en que la diferencia es menor, también predomina el primer dosha, pero seguido muy de cerca por el segundo. Una puntuación de Vata = 85, Pitta = 80, Kapha = 40 corresponde a un tipo Vata-Pitta, aunque ambos doshas están muy próximos entre sí.

Por último, algunas personas tienen puntuaciones en las que destaca un dosha y los otros dos están muy igualados (por ejemplo, V = 69, P = 86, K = 69). Éstas suelen pertenecer a un tipo de dos doshas que no quedó bien reflejado en el test escrito; esta persona puede ser un Pitta-Vatta o un Pitta-Kapha. Si usted ha obtenido una puntuación semejante, preste atención al primer dosha, que es el dominante. Con el tiempo, verá el segundo con mayor claridad.

TIPO DE TRES DOSHAS: VATA-PITTA-KAPHA

Si sus tres puntaciones son casi iguales (por ejemplo, Vata = 88, Pitta = 75, Kapha = 82), usted pertenece a un tipo de tres doshas. Sin embargo, este tipo se considera raro. Repase su test detenidamente o pídale a un amigo que le ayude a realizarlo otra vez, a fin de verificar sus respuestas. A continuación, lea las descripciones de Vata, Pitta y Kapha en las páginas siguientes, para ver si en su constitución predominan uno o dos doshas. En caso contrario, lea más adelante la sección en que analizamos el tipo de tres doshas en mayor profundidad.

El Vata genera confusión. Si usted descubre que no puede dar respuestas claras a muchos de los puntos, su tipo físico puede estar oscurecido por un desequilibrio en el Vata. El Vata es el «líder de los doshas», y puede imitar al Pitta y al Kapha. Tal vez sea usted de estructura menuda, pero con sobrepeso; quizá tenga propensión a preocuparse, pero también a irritarse; es posible que tras un período de insomnio pase por otro en que tienda a dormir demasiado. El desequilibrio en el Vata puede causar esas irregularidades.

En el fondo, los tipos físicos no suelen ser ambiguos. A medida que usted adquiera una comprensión más profunda del sistema ayurvédico, logrará dilucidar qué respuestas se debían a un desequilibrio Vata y cuáles a su verdadera naturaleza. Si continúa confuso, lo más aconsejable es que consulte a un médico ayurvédico.

CARACTERÍSTICAS DE LOS TIPOS FÍSICOS

Una vez que haya usted determinado su tipo físico, podrá aprender a interpretarlo. Es importante saber que el sistema ayurvédico tiene una base genética. El tipo físico se hereda. Mucho antes de la teoría del ADN, los sabios ayurvédicos descubrieron que los rasgos hereditarios se transmiten en grupos: la piel y el cabello orientales vienen con ojos castaños, no azules; una musculatura sólida viene con huesos pesados para sostenerla, no con una estructura fina y liviana. Mente, cuerpo y conducta se integran en paquetes de forma coherente, con una sutileza que sólo se revela a quien conoce los doshas.

El tipo físico es el molde que da forma a nuestro cuerpo y nuestra manera de ser, pero no determina nuestro destino. Ser alto o bajo, indeciso o decidido, ansioso o sereno implica pertenecer a un tipo específico; sin embargo, hay un amplio margen de cosas que el tipo físico no controla: pensamientos, emociones, recuerdos, talentos, deseos, etcétera. *El conocimiento del tipo físico nos permite evolucionar hacia un estado de salud ideal.* A diferencia de la medicina occidental, que se centra exclusivamente en la salud física o mental, el Ayurveda aspira a elevar todos los aspectos de la vida a un nivel superior: las relaciones personales, la satisfacción laboral, el crecimiento espiritual y la armonía social están íntimamente ligados a la mente y el cuerpo; por tanto, podemos influir sobre ellos por medio de la medicina, si poseemos conocimientos suficientes. Tal es el argumento que propone el Ayurveda; profundo y a la vez persuasivo, a mi juicio.

Características del tipo Vata

- Tiene un físico delgado y liviano.
- Realiza sus actividades muy deprisa.
- Apetito y digestión irregulares.
- Sueño ligero, insomnio.
- Entusiasmo, vivacidad, imaginación.
- Se exalta y cambia de humor con facilidad.
- Prontitud para asimilar información nueva, también para olvidar.
- Tendencia a preocuparse.
- Propensión al estreñimiento.
- Se cansa con facilidad; tiende a hacer esfuerzos excesivos.
- La energía física y mental le viene en oleadas.

La característica central del tipo Vata es la «variabilidad». La gente Vata es imprevisible y mucho menos estereotipada que los Pitta o los Kapha, pero su variabilidad (de tamaño, forma, humor y conducta) es su sello distintivo. Para la persona Vata, la energía física y mental se presenta en rachas, sin estabilidad. Es muy propio de los Vata:

- Tener hambre a cualquier hora del día o de la noche.
- El gusto por las emociones fuertes y el cambio constante.
- Acostarse todas las noches a hora distinta, saltarse comidas y llevar en general una vida irregular.
- Digerir la comida bien un día y mal al día siguiente.
- Tener arranques emocionales fugaces que se pasan rápidamente.
- Caminar a paso acelerado.

Físicamente, los Vata son los más delgados de los tres tipos, y tienen los hombros y/o las caderas característicamente estrechos. A algunos Vata puede serles difícil o imposible aumentar de peso, por lo que pesan menos de lo normal durante toda su vida; otros gozan de una esbeltez y una agilidad envidiables. Aunque su apetito es muy variable, los Vata constituyen el único tipo que puede comer de todo sin engordar. (El peso de algunos Vata, empero, fluctúa mucho a lo largo de su vida; pueden ser espigados durante la adolescencia y obesos en la edad madura.)

La irregularidad física deriva de un exceso de Vata; las manos y los pies pueden ser desproporcionados para el cuerpo; los dientes, demasiado pequeños o grandes, y salidos; una característica Vata es el prognatismo superior. Aunque los Vata, en su mayoría, están bien formados, no es raro que tengan las piernas arqueadas, las puntas de los pies hacia dentro, la columna deformada (escoliosis), el tabique desviado o los ojos demasiado juntos o separados. Los huesos pueden ser muy livianos o muy largos y pesados. Las articulaciones, los tendones y las venas suelen estar muy marcados en los cuerpos Vata, pues la capa de grasa bajo la piel es muy fina. Se considera bastante típico que les crujan las articulaciones.

El dosha Vata es responsable de todo movimiento en el cuerpo. Los músculos se mueven gracias al Vata, que también controla la respiración, el tránsito de la comida por el tracto digestivo y los impulsos nerviosos que emanan del cerebro. La función más importante del Vata es el control del sistema nervioso central. Temblores, ataques y espasmos son ejemplos de trastornos del Vata. Cuando este dosha no está equilibrado, se presentan dolencias nerviosas que van desde la ansiedad y la depresión (la que produce una sensación de vacío y de agotamiento, no la depresión profunda típica del Kapha) hasta los problemas clínicos mentales. Los síntomas psicosomáticos de cualquier especie se deben a una perturbación del Vata. Por tanto, a menudo basta con equilibrar el Vata para eliminar síntomas que se resisten a otros tratamientos.

El Vata es la causa de que algunas personas no terminen lo que empiezan, característica especialmente acusada en el caso de un tipo Vata que no está en equilibrio; estas personas visitan tiendas compulsivamente sin comprar nada, hablan sin llegar a una conclusión y se tornan crónicamente insatisfechas. A veces se dice de los tipos Vata que derrochan dinero, energía y palabras, pero esto no es así cuando están equilibrados, pues el dosha Vata es responsable del equilibrio en todo el cuerpo.

Casi todos los Vata son propensos a preocuparse, y en ocasiones las preocupaciones les provocan insomnio. El sueño habitual de los Vata es el más breve de todos los tipos físicos: un período de unas seis horas o menos, que se reducen con la edad. La emoción negativa típica que provoca el estrés es ansiedad (temor). El problema digestivo típico es el estreñimiento crónico y/o los gases intestinales, aunque los Vata también suelen tener el intestino irritable y una digestión poco fiable. Los retortijones y los dolores premenstruales también se atribuyen en general a este dosha.

Una persona Vata equilibrada es contagiosamente feliz, entusiasta y enérgica. Posee una mente lúcida y alerta, así como un tono interior optimista. Los Vata son sumamente sensibles a los cambios en el medio. Responden de forma rápida y aguda al sonido y el tacto; les molesta el ruido estridente. Las personalidades vivaces, vibrantes, nerviosas, imprevisibles, imaginativas y parlanchinas expresan todas el Vata.

Cuando no hay equilibrio, la tendencia Vata a la impulsividad hace que estas personas se obliguen a realizar esfuerzos excesivos; el entusiasmo da lugar entonces al agotamiento, y después, a la fatiga crónica o la depresión.

De todas las cualidades del Vata, tal vez la más importante es que rige a los otros doshas. Esto se traduce en varias cosas: el Vata es el primero en desequilibrarse, con lo que causa las primeras etapas de la enfermedad; puede imitar a los otros doshas, lo que ocasiona que atribuyamos erróneamente el problema a Pitta o a Kapha (en realidad, más de la mitad de todas las dolencias tiene su origen en el Vata), y es «rey» entre los doshas, ya que, cuando está equilibrado, Pitta y Kapha generalmente lo están también. Por tanto, equilibrar al dosha Vata es de importancia vital para todos.

La recomendación básica para quienes pertenecen al tipo Vata es que descansen lo suficiente, que no se excedan y que intenten observar hábitos de vida regulares. Es posible que estas medidas no les parezcan naturales a muchos Vata, pero con frecuencia conducen a una rápida mejoría de los problemas físicos o mentales. Del Vata obtenemos nuestro sentido primordial del equilibrio, cuya preservación es absolutamente esencial.

Características del tipo Pitta

- Constitución mediana.
- Fuerza y resistencia medias.
- Carácter emprendedor; amante de los desafíos.
- Intelecto despierto.
- Hambre y sed considerables, buena digestión.
- Tendencia hacia al enfado, y, bajo presión, irritabilidad.
- Tez pálida o rubicunda, con frecuencia pecosa.
- Aversión al sol y al calor.
- Habla precisa y buena vocalización.
- No puede saltarse comidas.
- Cabello rubio, castaño claro o rojo (o con reflejos rojizos).

La característica central del tipo Pitta es «intensidad». Toda persona pelirroja o rubicunda contiene una buena cantidad de Pitta, al igual que los ambiciosos, ingeniosos, francos, audaces, discutidores o celosos. El Pitta es de naturaleza combativa, pero no siempre la manifiesta. Cuando están en equilibrio, los Pitta son cálidos y vehementes, amorosos y afables. Una cara que irradia felicidad es muy propia de un Pitta. También es típico de los Pitta:

- Sentir un apetito voraz si una comida se demora treinta minutos.

- Vivir pendiente de su reloj (generalmente caro) y disgustarse por cualquier pérdida de tiempo.
- Despertar por la noche con calor y sed.
- Tomar las riendas de una situación o sentir que debería hacerlo.
- Darse cuenta de que los demás lo consideran a veces demasiado exigente, sarcástico o crítico.
- Caminar con paso decidido.

Físicamente, los Pitta son de complexión mediana y bien proporcionados. Mantienen su peso sin fluctuaciones drásticas; para ellos no es difícil aumentar o perder unos cuantos kilos a voluntad. Tienen las facciones bien proporcionadas; los ojos, medianos, con frecuencia dotados de una mirada penetrante. Las manos y los pies también son medianos; las articulaciones, normales.

El pelo y la piel de los Pitta se reconocen con facilidad. Suelen tener el cabello lacio y fino, rojo, rubio o pajizo, con tendencia a encanecer prematuramente. El pelo ralo, la calvicie o las entradas también son señales de un Pitta fuerte o excesivo. La piel es cálida, suave y pálida; no se broncea con facilidad y a menudo se ampolla sin haberse puesto morena (sobre todo cuando el cabello es claro y fino); esto da a los Pitta otro motivo para evitar el sol, su tendencia natural, por otra parte. También es muy típico de los Pitta tener una piel salpicada de pecas y lunares. (En los grupos raciales en los que la piel y el cabello oscuros constituyen la norma, es necesario buscar otras características propias de los Pitta.)

Generalmente, los Pitta tienen un intelecto vivo y penetrante, así como buenos poderes de concentración. Poseen una tendencia innata al orden, a administrar con eficiencia sus energías, su dinero y sus actos. Una excepción notable a esta norma es su afición a permitirse ciertos lujos: a los Pitta les encanta rodearse de cosas bellas. En general, responden al mundo de manera visual.

En los Pitta, el calor se expresa en muchos aspectos: en su carácter, típicamente fuerte (impetuosidad), en el hecho de que se les calientan las manos y los pies, y en las sensaciones de ardor en los ojos, la piel, el estómago o los intestinos; todo esto suele ocurrir cuando el Pitta no está en equilibrio. Dado su calor propio, los Pitta rehuyen las exposiciones largas al sol. Suelen ser víctimas de golpes de calor y poco aficionados a las tareas físicas duras. A sus ojos les molesta la luz intensa.

Los Pitta tienden al enojo como emoción negativa característica, y esto se revela fácilmente en situaciones de estrés. Pueden ser irritables e impacientes, exigentes y perfeccionistas, sobre todo si no están en equilibrio. Aunque ambiciosos y con dotes de liderazgo, los Pitta pueden mostrarse cortantes e hirientes, con lo que alejan a los demás.

Los Pitta se expresan con corrección y exactitud; con frecuencia son buenos oradores. Defienden sus opiniones con mucha convicción y les gusta la polémica. Las actitudes sarcásticas y críticas revelan un desequilibrio del Pitta, pero los Pitta tienen dos caras, como las personas que pertenecen a otros doshas: en equilibrio son dulces, jubilosos, valientes y seguros de sí. Les agradan los desafíos y los afrontan con decisión, aunque sólo con una energía física mediana. La resistencia de los Pitta es moderada; hasta su digestión, muy eficaz y base de su energía, puede resentirse con el abuso. Esta clase de personas, al alcanzar la edad madura, tiende a decir cosas como: «Antes yo podía comer de todo, pero ya no.»

El dosha Pitta controla el metabolismo en todos los

tipos físicos. En los Pitta, el «fuego digestivo», como lo denomina el Ayurveda, es particularmente fuerte. Esto les confiere un gran apetito y, con frecuencia, una sed excesiva. De todos los tipos físicos, los Pitta son los que peor lo pasan cuando se saltan una comida o incluso cuando comen tarde; eso les provoca un hambre atroz y/o irritación. El exceso de Pitta se traduce en acedía, úlceras estomacales, ardor intestinal y hemorroides. Si no se toman medidas para remediarlo, el Pitta desequilibrado trastornará gravemente la digestión.

El tejido epitelial de los Pitta se irrita con facilidad, ocasionando sarpullidos, inflamación y acné. El blanco de sus ojos es sensible y enrojece con facilidad (también la mala vista tiende a asociarse con el desequilibrio del Pitta). Los Pitta duermen profundamente, pero en ocasiones se despiertan por la noche a causa del calor. Su período de sueño es moderado, y se aproximan más que los otros tipos a las ocho horas «normales» por noche. Cuando no se hallan en equilibrio, los Pitta padecen insomnio, sobre todo si están muy enfrascados en su trabajo, que tiende a ser lo más importante para ellos.

La recomendación básica para un Pitta es que lleve un estilo de vida moderado y puro. Cada célula del cuerpo necesita que el dosha Pitta regule la cantidad de alimento, aire y agua puros que recibe. Las toxinas de cualquier tipo actúan rápidamente cuando el Pitta se desequilibra. A los Pitta, personas especialmente sensibles a esto, les sientan mal los alimentos impuros, el agua y el aire contaminados, el alcohol y los cigarrillos y, sobre todo, las emociones tóxicas: la hostilidad, el odio, la intolerancia y los celos. El dosha Pitta nos confiere el instinto de la moderación y la pureza, cualidades esenciales para la salud.

Características del tipo Kapha

- Constitución sólida y robusta; gran fortaleza física y resistencia.
- Energía estable; movimientos lentos y elegantes.
- Personalidad tranquila y relajada; no se enfadan con facilidad.
- Piel fresca, suave, gruesa, pálida y, con frecuencia, grasa.
- Lentitud para asimilar información nueva, pero buena retentiva.
- Sueño pesado y prolongado.
- Tendencia a la obesidad.
- Digestión lenta, apetito moderado.
- Afectuosos, tolerantes, perdonan con facilidad.
- Tendencia a ser posesivos y a despreocuparse.

La característica central del tipo Kapha es la «relajación». El dosha Kapha, principio estructural del cuerpo, proporciona estabilidad y firmeza; insufla reservas de fortaleza y resistencia físicas en las estructuras sólidas y pesadas de la gente Kapha típica. En el Ayurveda se considera afortunados a los Kapha, pues en general gozan de buena salud; más aún, sus personalidades reflejan una visión del mundo feliz, tranquila. Es muy propio de los Kapha:

- Dar muchas vueltas a las cosas antes de tomar una decisión.
- Despertar poco a poco, permanecer largo rato acostados y necesitar un café una vez que se levantan.
- Estar conformes con el *statu quo* y mantenerlo con una actitud conciliadora.

- Respetar los sentimientos de otras personas, con las que experimentan una auténtica empatía.
- Buscar consuelo emocional en la comida.
- Moverse con elegancia, tener los ojos líquidos y un andar airoso, aunque se esté excedido de peso.

Físicamente, el dosha Kapha proporciona fuerza y resistencia natural a las enfermedades. Además de estar bien constituidos, los tipos Kapha tienden a ser corpulentos, de caderas y/u hombros anchos. Poseen una marcada propensión a aumentar de peso con facilidad; basta con que miren la comida para que engorden un par de kilos. Como no les resulta fácil perder el peso que les sobra, los Kapha tienden a la obesidad cuando no están en equilibrio. Sin embargo, hay personas Kapha de complexión media y, si pertenecen a un tipo de dos doshas, como Vata-Kapha, hasta pueden ser delgadas. Un rasgo que delata a los Kapha es la piel fresca, suave, gruesa y pálida, con frecuencia grasa. Los ojos grandes, suaves, cervales («como si estuvieran rellenos de leche», dicen los textos antiguos) también son muy típicos. Todo lo que sugiera reposo y estabilidad, tanto en el rostro como en la forma del cuerpo, es indicativo de un predominio subyacente de Kapha. Una figura curvilínea y generosa, al igual que una belleza escultural renacentista, es muy típica de las mujeres Kapha.

El dosha Kapha es lento. Quienes comen sin prisa alguna y tienen generalmente una digestión pesada suelen ser del tipo Kapha; también los que hablan con lentitud, sobre todo si eligen las palabras con cuidado. Debido a su carácter sereno y reservado, los tipos Kapha tardan en enfadarse y tratan de mantener la paz en su entorno. Por naturaleza, responden a los estímulos exteriores a través del gusto y el olfato; los Kapha tienden a conceder mucha importancia a la comida; de una manera más general, confían en las sensaciones físicas, pues son esencialmente personas mundanas.

Los Kapha tienen una energía estable. Su aguante y su buena disposición a realizar trabajos físicos exceden a las de los otros doshas. Rara vez los vence la fatiga física. Es muy propio de los Kapha almacenar y ahorrar casi todo: dinero, posesiones, energía, palabras, comida y grasa. La grasa suele acumularse en la zona baja: en los muslos y en las nalgas.

Como este dosha controla los tejidos húmedos del cuerpo, tiende a producirse un desequilibrio del Kapha en las membranas mucosas. Los Kapha se quejan de congestión de los senos nasales, catarros de pecho, alergias, asma y dolor en las articulaciones (aunque la artritis es una dolencia típicamente relacionada con el Vata). Estos síntomas empeoran a fines del invierno y en la primavera.

Los Kapha son de natural afectuoso, tolerante y comprensivo. El sentimiento maternal es característico del Kapha. En caso de crisis, los Kapha no se alteran fácilmente, y aglutinan a los demás en torno a sí. Sin embargo, tienen la tendencia a conformarse; hasta el más equilibrado de los Kapha descuida un poco sus obligaciones si se siente presionado. La emoción negativa típica en ellos es la codicia o el apego excesivo. Todo el que no soporta desechar cosas viejas está expresando un exceso de Kapha.

Cuando no están en equilibrio, los Kapha se tornan tercos, apocados, letárgicos y perezosos.

Junto con Vata, Kapha es un dosha frío, pero difiere de Vata en que no es seco. Puesto que generalmente tienen buena circulación, los Kapha no se quejan de tener fríos los pies o las manos. No les gusta el tiempo frío y húmedo, y responden mentalmente a él volviéndose más lentos o cayendo en una depresión directamente. El sueño de los Kapha es largo y pesado. Los Kapha típicos duermen más de ocho horas cada noche; si tienen trastornos del sueño no es por insomnio, sino por dormir demasiado. Tardan largo rato en ponerse en marcha por la mañana, pero después se sienten con energías hasta bien entrada la noche.

De los tres doshas, los Kapha son quienes aprenden con más lentitud, pero en compensación poseen una buena retentiva y, con el tiempo, adquieren un excelente dominio de la materia de estudio. Absorben la información nueva despacio, pero con un enfoque metódico. Cuando no están en equilibrio se tornan algo obtusos y cortos de entendederas.

La recomendación básica para quienes pertenecen al tipo Kapha es que sigan siempre adelante. Cualquier situación estanca convierte la estabilidad Kapha en apatía; el tipo Kapha necesita asegurarse de no aferrarse al pasado, a las personas o a las pertenencias ni rehuir los cambios. Aunque buscar un estímulo constante no es algo natural para muchos de ellos, despierta su vitalidad, al contrario que los alimentos pesados y fríos, la falta de ejercicio, el comer demasiado o realizar trabajos repetitivos. El dosha Kapha nos confiere una sensación de seguridad y estabilidad interior, esencial para las personas saludables.

PARA COMPRENDER EL TIPO DE DOS DOSHAS

Todos nacemos dotados de algunas cualidades de cada dosha. Lo que hace posible describir a un Vata, un Pitta o un Kapha «puros» es que tienen demasiado de un mismo dosha: son casos extremos. Sin embargo, no ocurre así con la mayoría de la gente. Casi todos nos ajustamos a un tipo de dos doshas, en el que predomina un dosha, pero no exageradamente.

La minoría que pertenece a un tipo de dosha simple es afortunada, en cierto sentido, pues sólo debe centrarse en un factor dominante en su vida. Sin embargo, esta ventaja no tiene demasiada importancia. *Todo el mundo necesita equilibrar los tres doshas.* Aunque el lector prestará naturalmente más atención a su propio tipo físico, conocer los tres doshas le será muy útil. La mejor manera de considerar cualquier tipo físico es pensar que los tres doshas se expresan en él, pero uno o dos acaparan la mayor parte de la atención.

En pocas palabras, las características más reveladoras de los tres tipos físicos puros son las siguientes:

Vata: cuerpo delgado, mente rápida y voluble, vivacidad. Estas personas son imprevisibles a ojos de los demás. Reaccionan a la presión con nerviosismo y ansiedad.

Pitta: cuerpo mediano, mente ordenada y decidida, actitud enérgica. Son vehementes a ojos de los demás. Bajo presión se vuelven coléricos y abruptos.

Kapha: cuerpo pesado, mente serena y estable, actitud despreocupada. Son relajados a ojos de los demás. Bajo presión se tornan taciturnos y silenciosos.

Se pueden combinar estas series de características para obtener una buena aproximación a la forma de ser de las personas de dos doshas. Un Vata-Kapha, por ejemplo, puede ser nervioso y a la vez sereno, combinación aparentemente imposible, pero muy obvia en algunos casos. El dosha dominante determina las reacciones primarias a los estímulos exteriores, tanto en el aspecto físico como en el mental. El segundo dosha ejerce su influencia de diversas maneras..., pero, por lo general, los dos no se mezclan como pinturas de diferente color. Si uno combina el Vata, que se distingue por una constitución delgada, con el Kapha, que se caracteriza por un físico corpulento, no es común que el resultado sea una complexión mediana (típica de los Pitta). Lo que habitualmente ocurre es que el tipo Vata-Kapha presenta o un rasgo o el otro. Aun así, hay ocasiones en que una persona alterna claramente entre un dosha y el otro (un Pitta-Vata sometido a tensión puede tender al miedo o al enfado, ya sea a la vez o en momentos diferentes).

En la práctica ayurvédica, hemos llegado a algunas conclusiones sobre los tipos de dos doshas que pueden ayudar al lector a comprender mejor cómo se combinan los tres doshas.

VATA-PITTA

Generalmente, estas personas son de complexión delgada, como los Vata puros. Al igual que éstos Vata, son amistosos y conversadores, de movimientos rápidos, pero tienden a mostrarse más emprendedores y a tener un intelecto más agudo (ambos, rasgos Pitta). Es menos probable que caigan en los extremos de los Vata: no son tan nerviosos, frágiles ni irregulares. Su constitución gana en estabilidad general por influencia del Pitta. Por lo común, su digestión es más sana que la de los Vata, y demuestran una mayor tolerancia al frío, ya que el factor Pitta mejora la circulación. Los Vata puros, sumamente sensibles al medio, suelen sufrir a causa de su intolerancia al ruido, las corrientes frías y las molestias físicas, pero esto es menos frecuente en los Vata-Pitta.

PITTA-VATA

Quienes pertenecen a este tipo físico son de estructura mediana, más fuertes y musculosos que los Vata-Pitta, que se aproximan más al físico delgado y huesudo de los Vata puros. Los Pitta-Vata son de movimientos rápidos, gozan de gran resistencia y suelen ser firmes y enérgicos. En ellos se aprecia la intensidad propia de los Pitta. La liviandad de los Vata está presente en ellos, aunque en pequeña medida. Su digestión es más eficiente y su ritmo intestinal más regular que los de los Vata-Pitta o los Vata. Afrontan los desafíos de buen grado y encaran los problemas con entusiasmo, a veces hasta con agresividad.

Tanto los Vata-Pitta como los Pitta-Vata pueden experimentar cierta propensión al miedo y al enfado, emociones negativas de los dos doshas. Si están en desequilibrio y bajo presión, esta combinación los pone tensos, demasiado ambiciosos e inseguros. Si existe un tipo ayurvédico que exhiba la típica conducta de Tipo A, que tanto desaconsejan los cardiólogos, ése es el Pitta-Vata en desequilibrio, seguido muy de cerca por el Vata-Pitta.

PITTA-KAPHA

El Kapha es un elemento estructural tan fuerte que presta su físico grueso y pesado a los tipos de dos doshas, aun cuando no sea el dosha dominante. Los Pitta-Kapha son fáciles de reconocer porque presentan la intensidad de los Pitta en su actitud y un cuerpo sólido, propio de los Kapha. Son más musculosos que los Pitta-Vata y, en ocasiones, incluso más corpulentos. Su personalidad puede mostrar la estabilidad de los Kapha, pero la fuerza de los Pita, con su tendencia al enfado y la crítica, suele ser mucho más evidente y reconocible que la serenidad Kapha. El tipo físico Pitta-Kapha es especialmente favorable para los atletas, pues reúne en sí la energía ambiciosa de los Pitta con la resistencia de los Kapha. Quienes pertenecen a este tipo lo pasan mal si se saltan una comida. La combinación de digestión eficiente de los Pitta con la resistencia de los Kapha suele proporcionarles una excelente salud física.

KAPHA-PITTA

La solidez estructural de los Kapha destaca aún más en este tipo. Los Kapha-Pitta tienden a poseer una buena musculatura, pero con mayor proporción de grasa que los Pitta-Kapha o los Pitta. Suelen ser más redondos de rostro y de cuerpo. Se mueven con mayor lentitud y son más relajados que los Pitta-Kapha; esta ventaja de los Kapha les confiere incluso más resistencia y una energía más estable. Les sienta bien hacer ejercicio con regularidad, aunque para ello deben combatir la tendencia Kapha a la apatía y la pereza. No son tan activos por naturaleza como los Pitta-Kapha.

VATA-KAPHA

Estas personas suelen tener muchas dificultades para identificar su tipo físico por medio de un test, pues Vata y Kapha tienden a ser opuestos (por no mencionar la tendencia de los Vata a la indecisión). Generalmente, su rasgo más definitorio es una complexión delgada, tipo Vata, asombrosamente combinada con la actitud relajada y serena de los Kapha, algo que no presentan los Vata puros. Visto de otro modo, se trata de personalidades Kapha que por algún motivo no adquieren un físico corpulento. De hecho, puesto que la irregularidad de los Vata domina el organismo, pueden ser bastante menudos.

A diferencia de los Vata, que siempre están en movimiento, los Vata-Kapha destilan una sensación de estabilidad interior; tienden a ser de temperamento apacible, pero, bajo presión, tal vez reaccionen alarmados, como los Vata. Las personas de este tipo físico tienden a ser veloces y eficientes cuando la situación lo exige, pero conocen su tendencia Kapha a dejar las cosas para otro momento. También pueden manifestar el impulso de acumular y ahorrar. Puesto que ambos doshas son fríos, tienden a detestar el frío ambiental. Sus doshas fríos también suelen ser causa de digestiones irregulares o lentas.

KAPHA-VATA

Este tipo se asemeja al Vata-Kapha, pero con frecuencia quienes pertenecen a él son más corpulentos y de movimientos pausados. Debido a la presencia de Kapha, son más estables y probablemente más relajados que los Vata-Kapha, pero carecen del entusiasmo de los Vata. También tienden a ser más atléticos y a tener mayor aguante. Al igual que los Vata-Kapha, se quejan a menudo de irregularidades digestivas y no toleran el frío.

Un tipo de tres doshas, según suele decirse, arranca con las mejores oportunidades para mantenerse en equilibrio, pues la proporción de Vata, Pitta y Kapha está muy igualada. No hay un caballo fuerte que encabece el tiro. Un verdadero *Sama dosha prakruti* (tipo físico equilibrado) tenderá a gozar de buena salud toda su vida, de una inmunidad ideal y de longevidad. Por otra parte, también se considera que, una vez presente el desequilibrio, quienes pertenecen al tipo de tres doshas se encuentran en desventaja, pues deben prestar atención a los tres para ponerlos nuevamente en orden (no hay ningún caballo guía que detenga a los demás cuando se desbocan).

A los doshas les gusta cambiar, y se relacionan entre sí de tantos modos distintos que tenerlos emparejados al nacer es sumamente improbable; es como arrojar tres monedas al suelo y descubrir que al caer han formado una línea perfectamente recta. A pesar de todo, es posible que usted pertenezca a un tipo de dos doshas. Lo importante no es encajar en determinada categoría, sino conocerse mejor a uno mismo. Y esto es factible incluso cuando el tipo físico no aparece en un principio muy definido, como en el caso de muchos de los tipos de tres doshas.

3

Los tres doshas: hacedores de la realidad

Cuando nos examina un médico ayurvédico, ve señales de los tres doshas por doquier, pero no ve literalmente los doshas en sí. Los doshas son invisibles. Rigen los procesos físicos del cuerpo sin ser ellos mismos entes físicos. Los denominamos «principios metabólicos», expresión considerablemente abstracta. No obstante, los doshas son lo bastante concretos para moverse, aumentar y decrecer; pueden «atascarse» en los tejidos y desplazarse a lugares del cuerpo que no les corresponden; por ende, están en el límite de la realidad física. Puesto que se encuentran en el espacio entre mente y cuerpo, no tienen equivalente alguno en el marco científico occidental. El Vata, el Pita y el Kapha sólo aparecen con claridad ante nuestros ojos una vez que comenzamos a contemplarnos desde la perspectiva ayurvédica.

APRENDER A «VER» LOS DOSHAS

Imaginemos que estamos mirando una película en color por televisión. Personas, árboles, animales, el cielo y las nubes colman la pantalla, pero si la examinamos mejor descubrimos que, en realidad, estamos viendo sólo tres tipos de puntos o luminóforos (rojo, verde y azul), que cambian de lugar constantemente para formar nuevas imágenes. Según la distancia desde la que miremos, observaremos las imágenes o los puntos. Ambas perspectivas son válidas, pero los tres puntos son más fundamentales. Cuando la imagen se ve mal, son estos puntos los que hay que ajustar. Vata, Pitta y Kapha son los tres tipos de «puntos» que el médico ayurvédico ve en nosotros. El estado del hígado y los riñones, el ritmo del corazón y el nivel de insulina son algunas de las pautas determinadas por la cambiante interacción de los tres doshas. Y para recomponer el cuerpo, del mismo modo en que se recompone la imagen del televisor, hay que reajustar la variable relación entre los doshas.

El modo en que lidiamos con un problema depende en gran medida del enfoque que le damos desde un principio. En este momento, tal vez usted no considere que su preocupación compulsiva sea producto del desequilibrio de un Vata, ni que su incontenible mal genio se deba a un exceso de Pitta. Pero con un leve cambio de perspectiva podrá verlo así; entonces, al ajustar el Vata o el Pitta, estos problemas le resultarán más manejables. Hasta un fenómeno tan físico como el aumento de peso está sujeto a la invisible y omnipresente influencia de los doshas.

Cuando uno disfruta de una gran copa de helado de chocolate, tal vez piense que es su contenido graso lo qué le hace engordar. Esto es cierto, en un sentido literal, pero la causa más profunda estriba en los doshas. Para empezar, son éstos quienes determinan que uno tenga hambre. Determinan que nos atraiga el helado y no las zanahorias o el apio. Y en gran medida determinan incluso que las calorías se transformen en grasa. Las personas tipo Vata convierten más calorías en energía y, por tanto, engordan menos con el helado que los Kapha, que convierten en grasa corporal un mayor porcentaje de las calorías.

Sin la intervención de los doshas, el helado ni siquiera llegaría a nuestros labios, mucho menos a nuestras células. Por tanto, las calorías del chocolate desempeñan un papel sólo parcial en ese proceso de ingestión. El verdadero responsable de nuestra dieta es nuestra inteligencia interior, que opera fuera de la vista, en un plano más profundo que el de las calorías. Esto también es válido para cualquier otra parte de nuestro cuerpo. No son los cigarrillos los que provocan el cáncer de pulmón, sino las personas que los fuman, impulsados por hábitos (o adicciones) inculcados en sus doshas a lo largo de los años. En un sentido muy real, no es el fumador quien tiene ansias de nicotina, sino su Vata, en su papel de supervisor del sistema nervioso. Sin embargo, cuando él toma la decisión de no fumar más, es él quien la toma, utilizando su libertad de elección, que va más allá de los doshas.

Los médicos ayurvédicos están capacitados para centrar su atención en los doshas para «ver» los desequilibrios en sus fases más incipientes. Uno de los sistemas clásicos para dictaminar el estado de los doshas de una persona es el diagnóstico por el pulso. Los médicos que han estudiado y practicado esta técnica durante años suelen ser capaces de detectar desequilibrios que no resultan tan obvios a primera vista.

Hace poco, un *vaidya* (un médico ayurvédico) del Centro Chopra estaba evaluando el estado de salud general de un hombre. Durante la entrevista, el hombre aseguró que no padecía problema físico alguno. Dormía bien, digería con toda normalidad y tenía un ritmo intestinal de lo más regular. Salvo por el estrés habitual en una persona ocupada, se consideraba perfectamente sano.

Como parte del examen físico completo, el médico ayurvédico le tomó el pulso al hombre. Tras sujetarle la muñeca por unos segundos, le preguntó:

—¿Desde cuándo tiene usted esas aftas?

El hombre por poco se desmaya de la impresión.

—He olvidado mencionar que tenía un problema de aftas. Es la única molestia física que no he conseguido aliviar.

Acto seguido, el vaidya describió el estado de las doshas del hombre, y le explicó que los desequilibrios en el Pitta que percibía en el pulso indicaban que con toda seguridad las aftas se convertirían en un problema recurrente si el hombre no cambiaba su dieta. El médico le aconsejó que redujera el consumo de alimentos ácidos y fermentados, como el yogur y el alcohol. El yogur no es adecuado para los Pitta, pues exacerban este dosha, al igual que todos los alimentos ácidos o fermentados. Estos errores dietéticos, sumados al consumo de alcohol y otras sustancias que alteran el Pitta, ocasionaban un desequilibrio intermitente en el hombre del ejemplo. Según el criterio occidental, estaba sano salvo por las molestas aftas que le salían de vez en cuando. Según el criterio ayurvédico, había estado exponiéndose a desequilibrios que tarde o temprano acabarían por manifestarse.

Si el hombre hubiese comido menos alimentos ácidos como el yogur, el queso añejo, el vinagre y los tomates quizás habría reducido los desequilibrios que daban lugar a sus aftas. Un examen basado en nuestros doshas nos permite realizar una valoración rápida y precisa de nuestra salud.

Los tres doshas no sólo se hallan en todas las células, sino también en puntos importantes del cuerpo. Cada dosha tiene una localización primaria, conocida como su «asiento», que sirve como punto focal para el tratamiento.

Si un dosha comienza a estar en desequilibrio, el primer síntoma se presenta con frecuencia en su asiento. Los gases intestinales, los dolores en esa zona o el estreñimiento son síntomas típicos de un Vata alterado; una incómoda sensación de ardor o dolor en la parte alta del abdomen suele indicar que el Pitta está exacerbado; la congestión de pecho, la tos o un resfriado son señal de un Kapha afectado.

Esto no significa que los primeros síntomas de desequilibrio aparezcan siempre en estos puntos. Un desequilibrio de Vata puede revelarse como un dolor en la zona baja de la espalda o como calambres menstruales (el lector notará, empero, que estos síntomas también atraen nuestra atención hacia la parte inferior del torso, en la región del colon). Puesto que todos los doshas están presentes en todas las partes del cuerpo, el desequilibrio del Vata también puede desplazarse y manifestarse como dolor de cabeza, calambres musculares, asma o decenas de síntomas diversos.

Al considerar la enfermedad un problema de desequilibrio de los doshas, la prevención se transforma en algo mucho más específico, pues sabemos cuáles son los puntos fuertes y las debilidades de nuestro cuerpo en particular. Éstos tienden a ser permanentes o, por lo menos, duraderos. Es raro que una persona Vata pase toda su vida libre de insomnio, y los Kapha se percatan muy pronto de que transforman las calorías en grasa con suma facilidad. Pero lo realmente importante es saber que todas las enfermedades pueden ser evitadas, no ajustando minuciosamente el Vata, el Pitta y el Kapha, uno a uno, sino equilibrando todo el organismo, utilizando los doshas como guía.

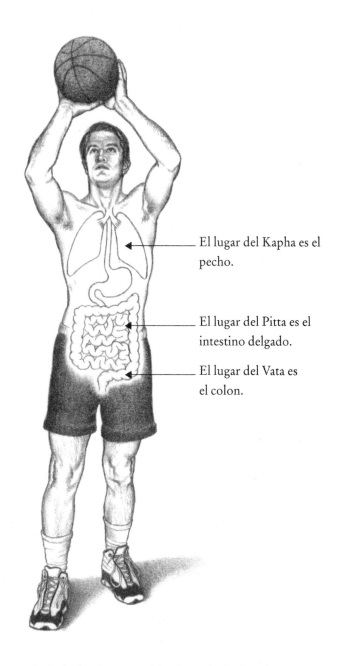

El lugar del Kapha es el pecho.

El lugar del Pitta es el intestino delgado.

El lugar del Vata es el colon.

Cada dosha tiene una ubicación principal, o «lugar».

EL EQUILIBRIO ES DINÁMICO:
LAS VEINTICINCO GUNAS

Como los tres doshas están íntimamente ligados entre sí, se mueven a la par; aun cuando nos parece que nos centramos en uno solo, los otros también responden. Si usted come un plato de pimientos picantes, se sube el Pitta, el dosha caliente, mientras que bajan el Vata y el Kapha, los doshas fríos. Un sorbo de agua fría baja nuevamente el Pitta, pero eleva el Vata y el Kapha. Para bajarlos, basta con comer un poco de semilla de hinojo, pero esto sube el Pitta a su vez, y así sucesivamente. Los doshas están conectados en una cadena interminable que forma parte del flujo típico de las cosas vivas.

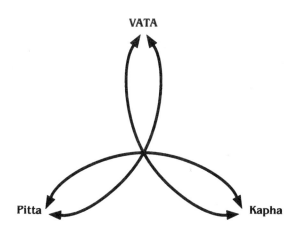

El dosha Vata está destacado en letras mayúsculas (véase el gráfico, arriba) porque es el primero en cambiar, y el que arrastra a los otros dos consigo. Esto significa que equilibrar los doshas no es como equilibrar los platillos de una balanza. Es, más bien, como ajustar la imagen de un televisor, como ya hemos mencionado. En otras palabras, los doshas están en armonía cuando se hallan en equilibrio dinámico. Debe haber un margen de interacción entre el cambio y la permanencia. Para ayudarnos a alcanzar este estado, el Ayurveda describe ciertas cualidades duraderas evidentes en la naturaleza. Existen veinticinco de estas *gunas*, o cualidades fundamentales:

VATA	PITTA	KAPHA
Seco	Caliente	Pesado
Móvil	Agudo	Frío
Frío	Liviano	Oleoso
Liviano	Húmedo	Dulce
Cambiante	Ligeramente oleoso	Estable
Sutil	Fluido	Lento
Áspero	De olor acre	Suave
Rápido		Pegajoso
(Rige a los otros		Opaco
doshas)		Liso

Estas gunas son constantes en su naturaleza, tanto en relación con el mundo en general como respecto al cuerpo humano en particular. El corazón es rápido y se mueve: contiene Vata. La digestión y el metabolismo generan calor: expresan el Pitta. Las membranas mucosas son pegajosas y suaves: expresan el Kapha.

LOS DOSHAS Y SUS CUALIDADES

Las veinticinco cualidades o gunas constituyen la fuente de todas las características que asociamos a cada tipo físico. A continuación enumeraremos algunas de las principales cualidades de Vata, Pitta y Kapha, así como algunas de las características típicas que se derivan de ellos.

VATA
El dosha Vata es notablemente:

Frío, lo que provoca enfriamiento de manos y pies, e intolerancia a las bajas temperaturas ambientales.

Móvil, lo que lleva a una circulación buena o mala, según lo equilibrado que esté este dosha; la hipertensión obedece a un exceso de Vata, al igual que los ritmos cardíacos irregulares, los espasmos musculares y el dolor de espalda. Una mirada nerviosa e inquieta es indicativa de un desequilibrio en el Vata.

Rápido, lo que da lugar a muchas características relacionadas: capacidad de asimilar (y olvidar) rápidamente la información nueva; poca memoria a largo plazo; imaginación, pero también sueños aterradores; actividad constante; tendencia a dejarse llevar por impulsos; cambios de humor; pensamientos rápidos y dispersos; forma de hablar atropellada.

Seco, lo que provoca sequedad de la piel y del pelo, opacidad del mismo, ojos sin brillo y sudor escaso o moderado. La piel se agrieta y se escama con facilidad; es propensa a la psoriasis y los eccemas.

Áspero, lo que se traduce en aspereza en la piel y en el cabello.

PITTA

El dosha Pitta es notablemente:

Cálido, lo que da lugar a una piel caliente y enrojecida, inflamaciones de todo tipo y un metabolismo demasiado activo, sensaciones de ardor en el estómago, el hígado, los intestinos, etcétera. A los Pitta les gustan generalmente los platos y las bebidas fríos, que compensan su propio calor.

Agudo, lo que lleva a una mente penetrante, pero también a palabras punzantes; la misma cualidad puede traducirse en un grado excesivo de acidez en el cuerpo y una secreción demasiado abundante de ácidos estomacales.

Húmedo, lo que suele presentarse como transpiración abundante; las palmas calientes y sudorosas son típicas de los Pitta. Debido a su calor y humedad intrínsecos, los Pitta se sienten a disgusto en el bochorno del verano.

De olor acre, lo que provoca mal aliento, olor corporal acre, o heces y orina hediondas, si se presenta un exceso de Pitta.

KAPHA

El dosha Kapha es notablemente:

Pesado, por lo que cualquier trastorno de pesadez puede indicar un desequilibrio de Kapha, ya sea obesidad, una digestión pesada o una depresión profunda y opresiva.

Dulce, lo que lleva al aumento de peso o a la diabetes, si se agrega demasiado azúcar al organismo.

Estable, lo que hace del Kapha una persona mesurada. Los procesos físicos no tienden a los extremos. La naturaleza estable de los Kapha también justifica que no necesiten tanto estímulo exterior como los Pitta o los Vata. El cuerpo no se ve afectado por cambios que desequilibrarían a otros tipos físicos.

Suave, lo que se traduce en una amplia variedad de características, tales como piel y pelo suaves, modales amables, una mirada dulce y un carácter poco exigente.

Lento, tal como lo expresan los movimientos de las personas Kapha, típicamente pausados y fluidos, así como su manera pausada de hablar y su actitud reflexiva.

La sequedad, el calor y la pesadez son tres buenos indicadores de los doshas. Cuando algo se vuelve seco aumenta el Vata, ya se trate de un ambiente seco, del viento otoñal o de alimentos secos (palomitas, galletitas saladas, ciruelas pasas). Si la piel o los senos nasales están demasiado secos, Vata está en ascenso y probablemente en desequilibrio creciente.

Todo lo caliente eleva el Pitta. Un día caluroso de verano, un baño caliente y las emociones que provocan «acaloramiento», como el enfado o la pasión sexual, comparten esta cualidad. Si uno nota sensaciones de ardor en cualquier parte del cuerpo (estómago, intestinos, recto) o si la piel se inflama, es señal de que el Pitta está en ascenso. El Pitta no es tan sutil ni penetrante como Vata, sino agresivo y cortante.

Todo lo que se vuelve pesado aumenta el Kapha. Subir de peso, sentir pesadez interior, un ambiente cargado, con el cielo encapotado, todo esto hace que destaque mucho más el Kapha. Si nuestro sueño es mucho más pesado que de costumbre o nos hace sentir aturdidos en vez de descansados, la causa más probable es el exceso de Kapha. De todos los doshas, Kapha es el más estable, el más próximo a una forma material.

Desde el punto de vista ayurvédico, los sistemas del cuerpo existen para equilibrar las veinticinco gunas. Todos tenemos que abrirnos paso en un mundo en el que se equilibran lo caliente y lo frío, lo pesado y lo ligero, las condiciones duras o blandas. Los fríos frentes polares dan paso a las masas de aire cálido; la inundación precede a la sequía, la marea alta sucede a la bajamar. En eso consiste el juego de la naturaleza. Según el Ayurveda, cada uno de nosotros es una especie de ecosistema equilibrado, que está en perfecta consonancia con nuestro entorno: nosotros también oscilamos entre contrastes que nos hacen sentir livianos o pesados, con calor o con frío, estables o inestables, blandos o duros.

Cuando comenzamos a estudiar las gunas asociadas a un dosha en especial, el equilibrio dinámico se vuelve más complejo. La vida se transforma en algo más interesante, pero al mismo tiempo mantener el equilibrio deviene un desafío mayor. Es así como la naturaleza define nuestra individualidad y nos afina los sentidos. Por ejemplo: el Pitta es húmedo además de caliente, por lo que el bochorno del verano es más molesto para los Pitta que el calor seco. Normalmente, un Pitta soporta las condiciones del desierto mejor que las de los trópicos. Pero la cuestión tiene una trascendencia más profunda.

Hace más de veinte mil años, los hombres prehistóricos cruzaron el puente de tierra que por entonces unía Alaska con el norte de Asia, y emigraron por todas las regiones, desde la región ártica hasta Tierra del Fuego, muy cerca de la Antártida. El mismo patrimonio genético dio origen a los esquimales (que se alimentan casi exclusivamente a base de grasa de ballena, carne de foca y pescado), a los indios mexicanos (que subsisten con maíz y frijoles) y a los indios amazónicos (que se sustentan de los animales y las plantas de la selva tropical). El ADN de todos estos pueblos es idéntico; en su organismo funcionan las mismas células, los mismos órganos, las mismas enzimas y hormonas. Pero cada pueblo se ha adaptado a un medio diferente; su ecosistema interior ha aprendido a adaptarse al exterior. Un dato fascinante sobre los esquimales, los indios del norte de México y los de la cuenca amazónica es que ninguno de estos grupos conoce las enfermedades cardíacas.

Esto representa casi un milagro de la adaptación natural, pues ninguno de estos pueblos elaboró conscientemente su dieta; comían lo que tenían a su alcance y confiaron en que sus cuerpos alcanzaran el equilibrio necesario. Hasta hace muy poco, cualquier nutricionista se habría estremecido al oír hablar de una dieta basada en grasa de ballena, debido a la extraordinaria cantidad de colesterol que supone. Ahora sabemos que la grasa de ballena contiene ácidos grasos Omega-3, recientemente descubiertos, que según muchos especialistas diluyen la sangre e impiden la formación de coágulos peligrosos en las arterias coronarias.

Esto explica, aparentemente, por qué la tasa de ataques cardíacos entre los esquimales es sólo del tres por ciento en relación con la del territorio continental de Estados Unidos. Pero ¿es realmente así? Otros pueblos indígenas afines a los esquimales no consumen grasas Omega-3 y aun así están igual de protegidos contra el infarto de miocardio. Aunque viven en mundos diferentes, cada pueblo ha encontrado un saludable equilibrio con la naturaleza, tanto interior como exterior.

¿Podemos decir lo mismo sobre nosotros? No hay ningún factor inherente a la vida moderna que nos condene a sucumbir a la epidemia de enfermedades cardíacas que azota Estados Unidos y casi todos los países desarrollados. El Ayurveda diría que necesitamos, simplemente, dar forma a nuestro mundo interior para ajustarlo al exterior que hemos construido.

Lo fundamental de las veinticinco gunas es que extienden la naturaleza humana más allá de los confines del cuerpo. El límite de un ser humano, como conjunto de células, está en la frontera de su piel; como conjunto de gunas, en cambio, el ser humano se funde con la naturaleza como un todo. Por ejemplo: el dosha Kapha es frío y húmedo; por tanto, en un día invernal frío y húmedo es mucho más probable que se produzca un desequilibrio en el Kapha. En días así, la gente suele deprimirse mucho más. Hasta existe un síndrome específico: el consabido trastorno afectivo estacional, que afecta a ciertas personas provocándoles una profunda depresión en invierno.

La causa del trastorno afectivo estacional, desde la perspectiva occidental, es un déficit de la luz solar que llega a la glándula pineal, lo que ocasiona que aumente el nivel de la hormona conocida como melatonina. El modo en que la glándula pineal se entera de que ha llegado el invierno continúa siendo un misterio, dado que está encerrada dentro del cráneo y no tiene acceso a la luz. El Ayurveda explica el fenómeno sobre la base de un principio más simple: cuando el Kapha aumenta en el exterior, también aumenta en el interior. Ciertas personas (las más vulnerables al desequilibrio del Kapha) enferman con este incremento del Kapha, que lleva a la depresión. Sin embargo, a todos nos afecta ese aumento, pues todos tenemos Kapha dentro de nosotros.

En el Ayurveda no hay misterios: en toda persona, sana o enferma, se produce una escala móvil de efectos. El desafío no consiste en combatir la depresión invernal, sino en dejarse llevar por el cambio de estaciones. La naturaleza nos ha presentado este desafío, pero también nos ha dotado con la capacidad de afrontarlo. Todos los días nos pregunta: «¿Está equilibrado tu ecosistema personal?», y todos los días hay que darle una respuesta. En última instancia, nuestro estado de salud es el veredicto de la naturaleza sobre nuestra capacidad de mantenernos en equilibrio con el mundo, con el juego constante de las gunas. El equilibrio implica flexibilidad frente al cambio; el equilibrio perfecto implica flexibilidad perfecta frente al cambio constante.

LOS CINCO ELEMENTOS

¿Cómo llegó el Ayurveda a la conclusión de que el Vata es seco, el Pitta caliente y el Kapha pesado? La respuesta es fascinante, pues revela una visión completa y profunda de la naturaleza. El Vata, el Pitta y el Kapha son los principios fundamentales del cuerpo. Como tales, son abstractos, aunque tomen forma material en la sangre, los huesos, las paredes del estómago, los latidos del corazón y la respiración.

La idea de que cuanto vemos en la naturaleza (estrellas, árboles, leones, rosas) es básicamente abstracto parece, en un principio, extraña. Sin embargo, desde que Einstein formuló su famoso teorema $E = mc^2$ y estableció que la naturaleza puede también asumir la forma de energía, el carácter abstracto de la naturaleza es cada vez más aceptado. A la inversa, investigaciones recientes parecen demostrar que los conceptos más abstractos de la física tienen forma material. La fuerza de gravedad, equivalente occidental de la guna llamada «pesada», actualmente es atribuida por algunos a la acción de partículas físicas (gravitones) que se pueden mover y almacenar como ladrillos, al menos en teoría.

En Occidente nos conformamos con afirmar que la naturaleza se funda sobre dos planos de abstracción: materia y energía. Según este esquema, la energía es más abstracta que la materia, pero aun así puede fluir, aumentar o disminuir y acumularse (como la electricidad en las pilas). En el esquema ayurvédico también hay dos niveles de abstracción, que coinciden igualmente con los sentidos, aunque de un modo algo diferente. Los tres doshas se encuentran en un nivel, y, en el otro, una serie de principios conocidos como los cinco elementos.

Los cinco elementos contienen algo de materia y algo de energía. A continuación aparecen ordenados de izquierda a derecha, del más sutil al más tosco:

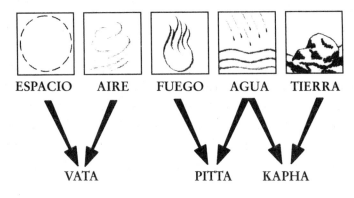

Estos elementos corresponden a la tierra, el aire, el fuego, el agua y el espacio «reales», pero también son abstractos. Si preguntamos a un sabio ayurvédico qué representan los cinco elementos, él no nos señalará el viento, un leño encendido o un arroyo. Los cinco elementos constituyen un código de formas de inteligencia que componen la mente del hombre y el mundo que él percibe con esa mente.

Al combinar por parejas de los cinco elementos obtenemos los tres doshas:

El *Vata* se compone de aire y espacio.
El *Pitta* se compone de fuego y agua.
El *Kapha* se compone de agua y tierra.

El vínculo entre el desequilibrio del Vata y un día frío y ventoso es ahora más claro, pues Vata es el dosha «aéreo»; un exceso de aire, en forma de viento, se traduce en demasiado Vata. Los Vata suelen quejarse de gases intestinales, lo que demuestra que el Vata y el aire están ligados de algún modo. El aire es sutil, penetrante y ligero, como el Vata.

Las personas Pitta generalmente sienten calor, reflejo de su fuego interior, y pueden ser propensas al exceso de transpiración, lo que pone de manifiesto la acuosidad del Pitta. El fuego es agresivo, enérgico y móvil, como el Pitta.

Las personas Kapha suelen tener «los pies en la tierra»; son propensas a la congestión de pecho y de los senos nasales, así como a otros problemas de mucosidad, relacionados directamente con el exceso de agua. Agua y tierra, juntos, son lentos y viscosos, y están a medio camino entre lo sólido y lo líquido, al igual que el dosha Kapha.

El elemento espacio, que parece fuera de lugar al lado de los cuatro elementos que podemos ver y sentir, cumple una función única en el sistema ayurvédico, pues permite la existencia del sonido, que necesita espacio para viajar. Según el Ayurveda, el sonido es la base de todo cuanto existe; no se trata del sonido audible, como el del trueno, sino de vibraciones más sutiles que resuenan en nuestra conciencia silente. El Ayurveda se sirve de esos sonidos para curar el cuerpo, manipulando sus «vibraciones» de diversas maneras, que analizaremos más adelante.

Cuando usted adquiera cierta práctica en el uso de este nuevo código, descubrirá que es completamente natural. Se puede establecer contacto con las veinticinco gunas por medio de la vista, el tacto, el gusto y los otros sentidos. No puede decirse lo mismo de las enzimas, las hormonas, los neurotrasmisores y los otros elementos constitutivos de la medicina occidental. ¿Cuántas personas sabrían explicar las propiedades básicas de la insulina, por ejemplo? En cambio, basta una hora para familiarizarse con las cualidades de Kapha, el dosha más relacionado con el equilibrio de la insulina.

UNA VISIÓN MÁS DETALLADA: LOS SUBDOSHAS

En aras de la concreción, conviene mencionar que cada uno de los tres doshas se divide en cinco subdoshas, lo que da mayor precisión al diagnóstico y al tratamiento. Todos los subdoshas tienen una ubicación propia en el cuerpo, por lo que al desequilibrarse se originan trastornos específicos en esas zonas. Por ejemplo: el subdosha más importante del Vata, llamado Prana Vata, está situado en la parte superior del pecho y la cabeza. Regula los movimientos respiratorios y los impulsos nerviosos; por tanto, tiene una profunda influencia en todas las funciones del cuerpo.

Los tres doshas tienen un subdosha alojado en el corazón, que es un importante cruce de caminos de toda la actividad física y emocional del cuerpo. Este conocimiento detallado es esencial para un médico ayurvédico, pero resulta prescindible para el paciente. (Al final de este capítulo incluimos una descripción completa de los quince subdoshas.) Para demostrar cómo cuadra toda esta información sobre los doshas, veamos un caso concreto.

Ann Holmes comenzó a experimentar dolores menstruales en la pubertad; en la edad adulta éstos se fueron volviendo cada vez más fuertes. Todos los meses, durante casi una semana, los calambres, vómitos y diarreas le impedían realizar sus actividades habituales. Durante algunos días, antes del período, se sentía nerviosa y alterada, temerosa de lo que le esperaba; la semana siguiente la dejaba exhausta. En total, pasaba dos semanas enteras al mes sin poder trabajar.

Intentó resolver este problema de formas muy diversas. Un médico le recomendó megadosis de vitaminas. «Simplemente, dejé de tener la regla —recuerda ella—. Era un alivio no sufrir dolores, pero no me pareció que eso fuera muy saludable. Cuando volví al médico y se lo comenté, me redujo las dosis de vitaminas, pero entonces el problema resurgió, casi tan intenso como antes.»

Durante más de dos años, Ann consultó a varios especialistas. Un ginecólogo la trató con grandes dosis de Motrin, un analgésico no narcótico que alivió en parte sus síntomas. Otros médicos estuvieron de acuerdo en que debía continuar con la medicación o someterse a una operación quirúrgica.

«El dolor se había extendido por toda la parte inferior del abdomen y la espalda. Ya no podía levantar objetos pesados ni caminar distancias largas, pero al mismo tiempo no quería saber nada de soluciones que tuvieran que ver con una histerectomía.» Como ciertos episodios anteriores habían requerido su hospitalización, Ann decidió adaptarse a su estado, con el consuelo de que al menos no la dejaba del todo discapacitada. Sin embargo, después de varios años de sufrimiento, estaba tan desalentada que llegó a considerar que la cirugía era inevitable. Entonces acudió a un médico entendido en Ayurveda. Su dictamen fue asombroso:

«No se mostró en absoluto perplejo cuando repasó mi historia clínica. Describió mi dolor a partir de lo que llamó mis doshas. Aprendí entonces que en mi tipo físico dominaba el dosha Vata, que, en grave estado de desequilibrio, suele causar problemas menstruales. El dolor, en general, se asocia con el desequilibrio del Vata. También existe un subdosha específico del Vata en la parte inferior de la espalda y el abdomen, llamado Apana Vata, que provoca debilidad muscular y dolor en esa zona. En resumen, para él mis síntomas presentaban un cuadro muy claro.»

Ann se sintió muy aliviada al enterarse de que su enfermedad tenía explicación. La sospecha de que no era así había aumentado notablemente sus sentimientos de confusión y culpa. El médico ayurvédico propuso retirarle la medicación después de equilibrarle el Vata. Esto requería un cambio de dieta, masajes diarios con aceite, especialmente en el abdomen, baños calientes, tomar leche tibia por la noche y una cuidadosa rutina regular.

(El dosha Vata responde rápidamente a todas estas medidas, como se explicará detalladamente en capítulos posteriores.)

Se recetó a Ann una hierba que ayuda a calmar el Vata, y se le recomendó que volviera a la clínica para una purificación física periódica, denominada *panchakarma*. La finalidad del panchakarma es eliminar los residuos tóxicos, fruto de desequilibrios pasados, paso esencial para quien haya llegado a la etapa de enfermedad declarada. Excepto esta última terapia, todo lo que se indicó a Ann que hiciera se puede llevar a cabo en casa, a un precio simbólico.

El tratamiento dio resultados cada vez mejores. «El día que inicié el Ayurveda, estaba tomando veinte cápsulas de cuatrocientos miligramos de Motrin por día. A los pocos meses la dosis se había reducido a cinco cápsulas. Continué con el programa prescrito y empecé a ir al centro dos veces al año para el panchakarma. Ahora, pasados tres años, mi período menstrual dura cuatro días en vez de una semana. El dolor y las molestias se han reducido a tal punto que llevo diez meses sin tomar medicamento alguno.

»Es toda una transformación el haber recuperado la confianza. Me siento otra vez normal y feliz, no como una mártir que debe afrontar la llegada de cada mes como una cuestión de vida o muerte.»

LOS SUBDOSHAS: UNA GUÍA MÁS PRECISA

Para localizar el origen de la enfermedad con la mayor exactitud posible, el médico ayurvédico centra su atención más allá de los tres doshas, en los subdoshas. Son quince y cubren todas las partes del cuerpo. La siguiente información está destinada a proporcionar al lector una idea más precisa de cómo actúan los doshas en la vida diaria.

Vata

Vata está vinculado al sistema nervioso y, por tanto, abarca todas las zonas del cuerpo, pero cada uno de los cinco subdoshas Vata tiene una localización y una función asignadas. Tradicionalmente, el Ayurveda los llama «los vientos» del cuerpo o, como diríamos nosotros, los impulsos que viajan por nervios, músculos, vasos sanguíneos y cualquier zona donde haya movimiento físico.

Prana Vata: localizado en el cerebro, la cabeza y el pecho.

El Prana Vata es responsable de la percepción y los movimientos de todo tipo. Al igual que el cerebro, una de las zonas donde está localizado, el Prana Vata nos permite ver, oír, tocar, oler y degustar (pero principalmente oír y tocar); aviva la capacidad de pensar, razonar y sentir; tonifica todas las emociones, positivas y negativas. En equilibrio, nos vuelve atentos, despejados, optimistas y vivaces. Rige asimismo el ritmo de la respiración y la deglución; se considera un subdosha ascendente; de ahí su relación con las funciones más elevadas.

Prana Vata es el «líder» de los otros cuatro subdoshas y el más importante entre los aspectos del dosha Vata. Puesto que el Vata dirige el cuerpo en su totalidad, el Prana Vata es, según el Ayurveda, el más importante de todos los subdoshas. Mantenerlo sano es vital para las funciones del cuerpo.

El desequilibrio del Prana Vata se vincula con la preocupación, la ansiedad, la mente hiperactiva, el insomnio, los trastornos neurológicos, el hipo, el asma y otras molestias respiratorias, así como dolores de cabeza nerviosos.

Udana Vata: localizado en la garganta y los pulmones. Físicamente, este subdosha controla el proceso del habla. A través del centro del habla del cerebro, también es responsable de la memoria y del movimiento del pensamiento.

El desequilibrio del Udana Vata se relaciona con los defectos en el habla, la tos seca, el dolor de garganta, la amigdalitis, la otitis y la fatiga generalizada.

Samana Vata: localizado en el estómago y los intestinos.

Este subdosha controla el movimiento de los alimentos ingeridos a través del tracto digestivo; es responsable del ritmo de la peristalsis.

El desequilibrio del Samana Vata se vincula con una digestión demasiado lenta o demasiado rápida, gases, diarrea, síndrome de colon irritable, una asimilación inadecuada de los alimentos y formación de tejidos débiles.

Apana Vata: localizado en el colon y la parte inferior del abdomen.

Este subdosha descendente es responsable de la eliminación de desechos y, fuera del tubo digestivo, de la función sexual y la menstruación. Una de sus localizaciones, el colon, está considerado el asiento principal del Vata y el sitio donde suelen originarse los primeros síntomas de desequilibrio del Vata.

El desequilibrio del Apana Vata se relaciona con el estreñimiento, diarrea, gases, retortijones, colitis, trastornos genitourinarios, trastornos menstruales, inflamación de la próstata, diversas disfunciones sexuales y dolores y espasmos musculares en la parte inferior de la espalda.

Vyana Vata: localizado en todo el cuerpo a través del sistema nervioso, la piel y el sistema circulatorio.

Este subdosha controla los diversos aspectos de la circulación, especialmente el ritmo cardíaco, la dilatación y contracción de los vasos sanguíneos y la circulación periférica. El Vyana Vata regula la presión sanguínea; también es responsable de la transpiración, los bostezos y la sensación del tacto.

El desequilibrio del Vyana Vata se relaciona con la hipertensión arterial, la mala circulación, un ritmo cardíaco irregular y trastornos nerviosos relacionados con el estrés.

Pitta

El Pitta es responsable del metabolismo y se identifica con el calor corporal, así como con la digestión en general. También son funciones del Pitta la agudeza de la vista y del pensamiento. Hay cinco subdoshas Pitta, situados en diversos lugares del cuerpo.

Pachaka Pitta: localizado en el estómago y el intestino delgado.

El asiento del Pitta es el intestino delgado, lo que lo convierte en un subdosha importante. El Pachaka Pitta es vital en su función de digerir los alimentos y separar los nutrientes de los desechos. También regula el «calor» de la digestión, y determina si es rápida o lenta, eficiente o débil. La aparición de malos olores durante la evacuación o la incapacidad de asimilar debidamente los nutrientes de los alimentos pueden deberse a un desequilibrio de este subdosha.

El desequilibrio del Pachaka Pitta se relaciona con la acidez estomacal, las úlceras y la digestión irregular (ya sea demasiado débil o hiperactiva).

Ranjaka Pitta: localizado en los glóbulos rojos, el hígado y el bazo.

Los complejos procesos necesarios para la producción de glóbulos rojos, el equilibrio químico de la sangre y la distribución de los nutrientes por medio del torrente sanguíneo están regidos por este subdosha. La presencia de toxinas en el cuerpo, procedentes de alimentos, aire o agua impuros, o bien de alcohol o cigarrillos, se considera una causa primaria de desequilibrio del Pitta, que actúa a través del Ranjaka Pitta.

El desequilibrio del Ranjaka Pitta se relaciona con la ictericia, la anemia, diversos trastornos de la sangre, inflamaciones de la piel, irritabilidad y hostilidad.

Sadhaka Pitta: localizado en el corazón.

Además de controlar el funcionamiento físico del corazón, el Sadhaka Pitta genera la satisfacción que nace en el corazón, como suele decirse; también se asocia a la buena memoria. Si a usted le falta coraje para enfrentarse a los desafíos y tomar decisiones importantes, es posible que tenga débil este subdosha.

El desequilibrio de Sadhaka Pitta se vincula con las enfermedades cardíacas, la pérdida de memoria, los trastornos emocionales (tristeza, enfado, angustia) y la indecisión.

Alochaka Pitta: localizado en los ojos.

La vista es el sentido más relacionado con el dosha Pitta. El Alochaka Pitta es el subdosha asociado a la buena o mala vista, según su estado de equilibrio. Además, conecta los ojos con las emociones; cuando uno «lo ve todo rojo» o está «ciego de ira», cuando tiene un brillo colérico en los ojos, es señal de que el Alochaka Pitta se ha exacerbado. En equilibrio, es causa de que los ojos tengan un aspecto límpido, brillante, saludable. Una mirada cálida y satisfecha demuestra que el Pitta está muy sano.

El desequilibrio del Alochaka Pitta se relaciona con los ojos enrojecidos, los problemas de la vista y las enfermedades oftalmológicas de todo tipo.

Bhrajaka Pitta: localizado en la piel.

Nuestra percepción del mundo a través de la piel depende no sólo del dosha Vata, sino también del Pitta, que actúa a través de este subdosha. Es muy propio de los Pitta tener piel irritable, enrojecida o inflamada. Los Pitta se ruborizan con facilidad y demuestran sus emociones a través de la piel; en condiciones de estrés presentan sarpullidos, ampollas y acné. En equilibrio, el Bhrajaka Pitta proporciona un cutis radiante, que expresa alegría y vitalidad.

El desequilibrio del Bhrajaka Pitta se relaciona con sarpullidos, acné, ampollas, cánceres de piel y trastornos dermatológicos de todo tipo.

Kapha

Los cinco subdoshas del Kapha completan los quince subdoshas del cuerpo. Las características principales del Kapha son estructura y humedad. Estos subdoshas se encargan de que los tejidos y las articulaciones se mantengan bien unidos y lubricados; controla también los sentidos húmedos: el gusto y el olfato.

Kledaka Kapha: localizado en el estómago.

Este subdosha mantiene húmeda la pared estomacal y es esencial para la digestión. El estómago es una ubicación muy importante del Kapha en su totalidad, puesto que la acumulación excesiva de este dosha suele manifestarse primero allí. En el Ayurveda tradicional, cualquier exceso de Kapha se elimina por medio del vómito; ésta no es una práctica habitual en el Centro Chopra, pues provoca una tensión demasiado grande en el cuerpo. En equilibrio, el Kledaka Kapha da lugar a una pared estomacal fuerte, flexible y bien lubricada.

El desequilibrio del Kledaka Kapha se relaciona con los problemas de digestión (haciéndola, por lo general, demasiado lenta y pesada).

Avalambaka Kapha: localizado en pecho, pulmones y parte inferior de la espalda.

Como el lugar de Kapha es el pecho, éste es un subdosha importante. El Avalambaka Kapha mantiene fuertes el pecho, los pulmones y la espalda. De esas zonas surge una resistencia física típica del Kapha. En equilibrio, el Avalambaka Kapha proporciona músculos fuertes y protege el corazón. Los problemas se presentan cuando se desequilibra, lo que lleva a congestiones de pecho, jadeos, asma y fallo cardíaco congestivo, según la gravedad del desequilibrio. En estas condiciones, los Kapha pierden su acostumbrada energía y su resistencia a las enfermedades. Fumar es uno de los peores insultos a este importante subdosha.

El desequilibrio del Avalambaka Kapha se relaciona con los problemas respiratorios de cualquier tipo, el letargo y los dolores en la parte inferior de la espalda.

Bhodaka Kapha: localizado en la lengua.

Este subdosha nos permite percibir sabores. A diferencia de la medicina occidental, el Ayurveda concede gran importancia al gusto como guía para la nutrición y también para los efectos de la medicina. Los Kapha responden al mundo principalmente a través del gusto, junto con el sentido que lo acompaña: el olfato. En los Kapha que abusan del sentido del gusto, el comer de forma compulsiva se convierte en un problema. Las papilas gustativas pierden su sensibilidad cuando se come demasiado o con excesiva frecuencia. También se desensibilizan al concentrarse en muy pocas sensaciones gustativas. Cuando se pierde el gusto, el cuerpo se vuelve mucho más vulnerable a otros problemas de Kapha, tales como la obesidad, la alergia a ciertos alimentos, la congestión de las membranas mucosas y la diabetes.

El desequilibrio de Bhodaka Kapha se relaciona con el deterioro de las papilas gustativas y las glándulas salivales.

Tarpaka Kapha: localizado en las cavidades de los senos paranasales, la cabeza y el líquido cefalorraquídeo.

Mantener húmedos la nariz, la boca y los ojos protege a estos órganos sensoriales; el líquido cefalorraquídeo es esencial para el sistema nervioso central. Todo esto está a cargo del Tarpaka Kapha, cuyo estado óptimo es fluido y móvil. Cuando pierde el equilibrio, este subdosha forma coágulos o se torna demasiado líquido; son los dos aspectos típicos de los problemas de Kapha en los senos paranasales.

El desequilibrio del Tarpaka Kapha se vincula con la

congestión de los senos nasales, la fiebre del heno, la sinusitis, la disminución del sentido del olfato y el embotamiento general de los sentidos.

Shleshaka Kapha: localizado en las articulaciones.

Por medio de este subdosha, el único que no tiene localización, el Kapha lubrica todas las articulaciones del cuerpo. Casi todos los desequilibrios del Kapha se originan en el pecho y se extienden a la cabeza. La excepción principal es el dolor articular, que puede aparecer en cualquier parte. El exceso de Vata seca las articulaciones, provocando síntomas artríticos; el exceso de Pitta las calienta y las inflama, causando síntomas reumatoides; el exceso de Kapha las deja flojas o acuosas.

El desequilibrio del Shleshaka Kapha se relaciona con articulaciones doloridas, flojas o acuosas y con diversas enfermedades articulares.

4

Un plano de la naturaleza

Si alguna vez está en el aeropuerto y su vuelo se retrasa mucho o se cancela, observe cómo reacciona la gente que le rodea. Algunos se alterarán e irán de un lado a otro, tratando de conseguir otro vuelo, como expresión de una tendencia Vata a la ansiedad y la impaciencia. Otros se pondrán furiosos, culparán de incompetencia a la aerolínea y exigirán, indignados, que se reconozca la validez de sus billetes, expresando así una tendencia Pitta al enfado y a la crítica. Habrá quienes se sienten y se nieguen obstinadamente a moverse, revelando una tendencia Kapha a resignarse y a plantarse.

El nerviosismo, la cólera o la resignación son algo más que estados de ánimo. Cada tipo físico cree que su respuesta es la natural; los doshas tiñen la situación y la convierten a nuestros ojos en una versión convincente de la realidad. Si tratamos de hacer que un nervioso tipo Vata actúe con paciencia, pronto descubriremos lo persuasiva que es, en realidad, la visión que un Vata tiene del mundo.

Claro que estos estereotipos tienen sus límites. En todas las personas hay algo de Pitta; bajo presión suficiente, se activa y se convierte en enfado. Del mismo modo, el miedo no es exclusivo de los Vata en desequilibrio, ni la insistencia es una propiedad privativa de los Kapha. Aun así, las tendencias innatas afloran una y otra vez, pues así nos creó la naturaleza. Los doshas proporcionan tanta información que llamar «tipo físico» a nuestro tipo ayurvédico es, en realidad, quedarse cortos: en realidad se trata de un tipo físico-mental. La inquietud mental es tan característica de los Vata como la inquietud física; tener un carácter irritable es tan propio de los Pitta como tener irritable la piel; ser lento para llegar a una conclusión o para despertarse por las mañanas es igualmente típico de los Kapha.

Nuestros doshas, en conjunto, expresan nuestra naturaleza en su totalidad. De ahí que el Ayurveda utilice la palabra sánscrita que significa «naturaleza», prakruti, para describir cómo está constituida cada persona desde su nacimiento. En vez de decir: «Mi tipo físico es Vata», se puede decir: «Tengo un prakruti Vata»; las dos expresiones son intercambiables. Como ya he introducido este término algunos capítulos atrás, ahora quiero demostrar por qué respetar el propio prakruti es la mejor manera de trazar un plan a medida para alcanzar el equilibrio completo.

RESPETE SU TIPO FÍSICO

Cuando llegamos a la edad adulta, casi todos conocemos ya nuestras tendencias básicas, pero eso no significa que podamos cambiarlas. Al contrario: las mismas dolencias suelen afligir a una persona durante toda su vida. Una vez que se siembran las semillas de la depresión, la obesidad, el insomnio u otros problemas crónicos, éstos parecen crecer pese a nuestros deseos de no deprimirnos, no engordar o no pasar las noches en blanco. Estos problemas derivan de nuestro prakruti y, a menos que los arranquemos de raíz en ese nivel fundamental, continuarán extendiendo su influencia, como malas hierbas que invaden un jardín.

Pero no pensemos en síntomas. Todo el mundo necesita respetar su prakruti para vivir mejor, para alcanzar un estado de salud superior. Ésta es una de las primeras lecciones que debemos aprender si queremos ser personas equilibradas. Si no la aprendemos jamás, apenas conseguiremos entrever las realidades más elevadas.

Se dictaminó que Bobby Thomas pertenecía al tipo Vata puro, lo que, por cierto, encaja con su estructura naturalmente delgada y su personalidad brillante y extrovertida. Bobby es una de esas personas que dedican una sonrisa a todo aquel con quien se cruzan. Como es rápido y sensible, pensó que le sería fácil pagarse los estudios universitarios si trabajaba como camarero en un restaurante, pero la actividad incesante de aquel local atestado desequilibró profundamente su Vata, transformándolo en un joven inquieto y desdichado.

Bobby observaba a los otros camareros, que parecían muy complacidos en ese ambiente o, por lo menos, no lo consideraban más estresante que cualquier otra situación laboral. «¿Qué me pasa?», se preguntaba. Decidió trabajar aún más duro. Pero esta táctica fracasó por completo. Empezó a dormir mal, perdió el apetito y comenzó a adelgazar. A los pocos meses se quejaba de diversos dolores que aparentemente no tenían causa física alguna.

Bobby vino a verme, pensando que necesitaba tranquilizantes. Sin duda los habría conseguido con mucha facilidad de otro médico, pues se lo notaba ansioso e incapaz de serenarse. Sin embargo, después de un atento examen le dije:

—A juzgar por todo lo que usted nos ha dicho, no creo que esté realmente enfermo.

Bobby se mostró sorprendido, incluso ofendido. ¿Acaso sus síntomas no eran tan reales como los de cualquiera? Le expliqué entonces que las alteraciones que estaba experimentando correspondían a un caso típico de Vata exacerbado. La medicina occidental habría clasificado cada uno de sus trastornos con una etiqueta preestablecida como: «insomnio», «ansiedad», «dolores en la zona lumbar», etcétera. Pero si uno rastreaba estas señales de alarma hasta su origen, sólo había un problema: un desequilibrio fundamental que se expresaba a gritos de diversos modos.

Por fortuna, tratar el Vata es mucho más simple que tratar cinco o seis síntomas. En el caso de Bobby, no fue necesario recurrir a medicamentos, pues el diagnóstico en sí bastaba. Antes que prescribir remedios, que tienden a encubrir el problema subyacente, le sugerí que se limitara a escuchar a su cuerpo. Señalé que su tipo físico no era el adecuado para el trabajo que estaba realizando, y lo animé a buscar un empleo que hiciera feliz a su Vata, en vez de volverlo loco. Por mucho que se esforzara, Bobby nunca se adaptaría a ese bullicio constante, pues su Vata no lo toleraría.

¿Qué le gusta a un Vata, en realidad? Un poco más de tranquilidad y silencio, para empezar. Quizá Bobby se sentiría más a gusto como ayudante de cocina, haciendo el trabajo preparatorio, a una hora en que la cocina del restaurante estuviera relativamente tranquila. La creatividad es otra de las cosas que proporcionan bienestar a los imaginativos Vata. Un trabajo que satisfaga esta faceta profunda de su naturaleza será mucho más satisfactorio para ellos, a largo plazo. Quizá la tarea de cocinar sería conveniente para Bobby, pero también podían serlo el arte dramático, el diseño o cualquier otra actividad en que se valore la expresión personal. Bobby siguió mi consejo. En cuanto renunció a su trabajo y descansó un poco, los peores síntomas desaparecieron. A los pocos meses empezó a dedicarse al diseño gráfico y no ha vuelto a mi consulta por padecer algún problema de salud.

Si hacemos felices a nuestros doshas, nosotros seremos felices. Éste es el secreto para equilibrar todo el sistema mente-cuerpo. Para respetar nuestro tipo físico, debemos confiar en que satisfacer sus necesidades es lo más conveniente para nosotros. El consejo de que Bobby buscara otro trabajo se ajustaba a lo que su cuerpo ya le estaba indicando. Nadie puede ser feliz ni estar sano en estado de desequilibrio, sencillamente porque no es natural.

TAL COMO NOS HIZO LA NATURALEZA

Como los doshas, nuestro prakruti es un arma de doble filo. Podemos considerarnos sus esclavos o bien aprender de él y beneficiarnos de lo que nuestro organismo trata de decirnos. Una naturaleza Pitta puede predisponernos a la hostilidad; una naturaleza Vata, a la irritación intestinal, pero nada nos obliga a adoptar el tenso estilo de vida que aviva el fuego del Pitta hasta que estalla en llamas o lleva el Vata al agotamiento, haciendo que afloren estos problemas. Entendernos con nuestros doshas es el modo perfecto de hallar la libertad dentro de los límites de nuestra naturaleza.

Como nacemos con determinado tipo físico, éste no cambia. Por otra parte, los doshas están en flujo constante. Cada vez que miramos una montaña, comemos una patata frita, escuchamos a Mozart, ejecutamos una acción o llevamos a la práctica un pensamiento, nuestros doshas cambian. Una persona con taquicardia está sufriendo una fuerte reacción del Vata, con independencia de su naturaleza básica. *Sea cual fuere nuestro prakruti, debemos tratar de vivir plenamente los tres doshas.* Para estar completamente sanos, todos necesitamos experimentar y expresar lo mejor de cada uno de los doshas; eso es lo que significa en realidad convertirse en una persona completa.

Los principales rasgos psicológicos positivos de cada dosha son:

Vata: imaginativo, sensible, espontáneo, flexible, optimista.
Pitta: intelectual, seguro de sí, emprendedor, alegre.
Kapha: sereno, receptivo, valiente, comprensivo y afectuoso.

Cualquiera que reúne todas esas cualidades nos causa una impresión muy favorable, naturalmente. Esa persona ha aceptado el más grande don de la naturaleza: el equilibrio perfecto. Por inverosímil que parezca, el equilibrio perfecto no es anormal: todos podemos lograrlo.

Cada tipo físico contiene una amplia variedad de posibilidades. Desafortunadamente, todos tendemos a compararnos con un modelo, lo que genera sensaciones de incompetencia cuando nos parece que no estamos a la altura que, según creemos, todos deben alcanzar. Esta uniformidad no entra en el plan de la naturaleza. Veamos el ejemplo siguiente.

El peso físico es un tema delicado. Todo el mundo quiere mantener un peso ideal, pero millones de personas se esfuerzan en vano. Los críticos señalan que nuestra sociedad está obsesionada con conseguir la esbeltez a cualquier precio; las mujeres, en especial, se angustian y se sienten indignas si no parecen salidas de las páginas de *Vogue*. (La moda actual ha agregado un poco más de músculo a la silueta femenina ideal, pero también ha reducido la cantidad de grasa corporal que se considera aceptable casi a cero.)

El Ayurveda diría que el problema no reside en nuestra fijación con respecto a la silueta perfecta, sino en la ignorancia relativa a los designios subyacentes de la naturaleza. Una mujer Vata tenderá a ser delgada, y una Kapha, robusta, cuando no directamente gruesa. La causa del innegable atractivo de ambos tipos radica en un nivel más profundo. Las Vata son encantadoras, vivaces y vibrantes; irradian un optimismo natural. Las Kapha, aunque no hayan sido dotadas de cuerpos livianos y ágiles, poseen su propia belleza: son serenas, de ojos grandes, movimientos graciosos y figura curvilínea, suavemente redondeada. A los ojos de un vaidya, éste es el tipo ideal, tan saludable como bello. Las Pitta, que se acercan más a nuestros cánones de belleza física occidentales, por ser de complexión mediana y bien proporcionada, también tienen un autodominio que las hace atractivas para los demás. A cada dosha, por tanto, corresponde un ideal tan válido como los otros dos a los ojos de la naturaleza; los tres también deberían ser igual de válidos para nosotros.

A veces, la gente cree que «equilibrar los doshas» significa tener la misma cantidad de Vata que de Pitta y Kapha. Esto es un error; no se puede cambiar la proporción de doshas con la que nacemos. Lo que podemos hacer es hallar el equilibrio más adecuado para nosotros de cada dosha. Los doshas se mueven en una escala gradual, con demasiado o demasiado poco en cada extremo de la escala y un punto de equilibrio en el medio:

DOSHA DEBILITADO   **DOSHA EXACERBADO**

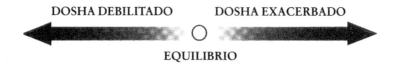

EQUILIBRIO

Según el Ayurveda, debemos mantenernos lo más cerca posible del punto de equilibrio. No es necesario concentrarse en ello. El cuerpo mantiene el equilibrio si lleva a cabo sus procesos normales. Empero, puesto que los doshas son sumamente sensibles a nuestros pensamientos, hay que aprender a dejar de desequilibrarlos.

Es habitual preocuparse principalmente del dosha exacerbado y no del que se debilita, pues el hecho de ser Vata, Pitta o Kapha indica que ya tenemos una buena cantidad de ese dosha en particular. El objetivo consiste en no agregar más (exacerbar el dosha), ya que esto nos llevaría al desequilibrio. Si una persona Vata tiene una mala digestión, se podría diagnosticar que se ha debilitado el Pitta, pero a efectos prácticos se trata su problema como si se hubiera exacerbado el Vata, pues ésta es la causa más probable.

Si un dosha se desequilibra, por lo general se manifiestan los siguientes síntomas físicos:

El Vata está desequilibrado cuando hay dolor, espasmos, calambres, escalofríos o temblores.

El Pitta está desequilibrado cuando hay inflamación, fiebre, hambre y sed excesivas, acedía o sofocos.

El Kapha está desequilibrado cuando hay congestión, destilación nasal, pesadez, retención de fluidos, letargo o exceso de sueño.

Estas simples directrices pueden ayudar al lector cuando tenga síntomas inexplicables de enfermedad (al final de este capítulo presentamos una explicación más detallada sobre cómo detectar los desequilibrios). Cabe recalcar que estas directrices no son substituto de la carrera de medicina; un médico ayurvédico, al igual que su colega occidental, pasa toda una vida aprendiendo a diagnosticar trastornos de todo tipo. Cualquier dosha puede originar cualquier síntoma. El estreñimiento, señal que comúnmente se atribuye al desequilibrio del Vata, puede deberse en algunos casos al Pitta o al Kapha, y esto es válido para todos los demás síntomas típicos. Si uno padece una enfermedad grave, necesita la opinión de un profesional sobre su estado.

Cuando los síntomas se convierten en estado crónico siguen siendo útiles los diagnósticos basados en los tipos físicos. Las personas Vata, Pitta y Kapha suelen ser susceptibles a diferentes trastornos, ya sean físicos o mentales.

Los Vata son propensos a sufrir insomnio, estreñimiento crónico, síndrome de colon irritable, ansiedad y depresión, calambres o espasmos musculares, síndrome premenstrual, irritación intestinal, dolores crónicos, hipertensión y artritis.

Los Pitta son propensos a sufrir sarpullidos, acné, acedía, úlceras pépticas, calvicie y encanecimiento prematuros, y mala vista, y son proclives a la hostilidad, la autocrítica y los ataques cardíacos relacionados con el estrés (conducta tipo A).

Los Kapha son propensos a la obesidad, la congestión de los senos paranasales, y a sufrir catarros de pecho, dolores articulares, asma y/o alergias, depresión, diabetes, colesterol elevado y aletargamiento matinal crónico.

Esto es sólo un esquema muy general. En realidad no existe una relación simple y biunívoca entre las enfermedades y los tipos físicos. El hecho de ser Vata no nos condena a ser artríticos, del mismo modo que el hecho de ser Pitta o Kapha tampoco nos protege automáticamente de esta dolencia. La enfermedad es un fenómeno individual que depende de muchos aspectos de nuestra vida; el tipo físico tiene una influencia notable, pero no es una causa.

Por otro lado, los trastornos graves, tales como las enfermedades cardíacas y el cáncer, son resultado del desequilibrio en más de un dosha. Una vez que un dosha se trastorna, los otros seguirán el mismo camino, a menos que se restaure el equilibrio. Aunque difieren en su grado de gravedad, tanto los resfriados como el asma están relacionados entre sí en el Ayurveda, pues con frecuencia obedecen, en primer lugar, a un desequilibrio del Vata, seguido por el exacerbamiento del Kapha. Conocer el dosha que dirige habitualmente el conjunto (suele ser Vata) nos ayuda a corregir el desequilibrio lo antes posible. Cuando vemos a alguien que está enfadado y ansioso al mismo tiempo, típica combinación que se presenta en las situaciones de estrés, reconocemos enseguida que Vata se ha desequilibrado, arrastrando a Pitta consigo.

Notará el lector que algunos de los síntomas de desequilibrio de los doshas son mentales. Éste es un hecho importante. *La mente es la primera en descubrir los desequilibrios del cuerpo.* De la misma manera que el equilibrio del organismo se traduce en una mente alerta, despejada, sensible y feliz, su ausencia ocasiona que estas cualidades decaigan. Cuando esto ocurre, es señal de que algo no va bien con uno de los doshas. Según los valores aceptados en nuestra sociedad, uno puede sentirse normal sin ser feliz. El Ayurveda sostiene que ése no es el modelo de salud de la naturaleza: la infelicidad nos advierte que debemos actuar de inmediato para evitar enfermedades futuras.

LA SUTIL FUENTE DE ENFERMEDAD

Hace poco atendimos a una mujer a quien le habían practicado una mastectomía para extirparle el cáncer de mama; la operación había sido un éxito y, según los médicos, ella estaba fuera de peligro. Sin embargo, surgió una complicación. La paciente acudió repetidas veces a su cirujano, quejándose de dolores.

—No encuentro nada que esté mal —decía él.

—Pero si siento ese dolor constantemente... —insistía ella.

—Por lo que a la medicina concierne —replicaba él—, su dolor no existe.

La mujer estaba sumamente frustrada cuando una amiga le aconsejó que recurriese al Ayurveda. Al examinarla, descubrimos que pertenecía al tipo Kapha, lo que suele ser garantía de buena salud. Sin embargo, las experiencias traumáticas a las que habían sometido su cuerpo durante su enfermedad le habían provocado un fuerte desequilibrio del dosha Vata. Su historia clínica indicaba que, desde la operación, se había quejado reiteradamente a sus médicos, no sólo de dolores, sino también de insomnio. Sus síntomas correspondían de forma muy evidente al desequilibrio del Vata, sobre todo si se tiene en cuenta que cualquier herida, como la provocada por una operación quirúrgica de consideración, exacerba drásticamente el dosha Vata.

Le expliqué que aunque los médicos tienden a buscar las causas físicas de cualquier dolor, hay incontables pacientes, como ella, que padecen un dolor causado por un desequilibrio del Vata. Aunque este dosha esté vinculado al cuerpo, es una parte separada y más sutil del sistema mente-cuerpo en su totalidad.

La mujer inició un programa para equilibrar su Vata (algo que debería hacer todo paciente postoperatorio), que incluía una dieta especial, descanso y meditación. Al poco tiempo, el dolor se redujo a límites tolerables, el insomnio cesó, y su ansiedad constante remitió. Un escéptico aduciría que se trataba de un caso de «dolor fantasma», misterioso fenómeno que experimentan con frecuencia quienes tienen un miembro amputado. Pero lo que importa no es el nombre, sino la experiencia subjetiva del dolor. Resulta muy útil emplear los doshas para explorar un nuevo nivel de realidad cuando debemos hallar sentido a una enfermedad por lo demás inexplicable.

Un buen ejemplo de esto es el de la úlcera péptica. Se han descubierto recientemente pruebas de que, en la inmensa mayoría de los casos, la presencia de una bacteria llamada *Helicobacter pylori* está relacionada con las úlceras de estómago. Al erradicar estos gérmenes, la úlcera se cura en más del 90 por ciento de los casos. Así pues, el modelo médico actual considera que las úlceras de estómago son de origen infeccioso.

Esto parecería bastante sencillo de no ser porque casi la mitad de la población mundial tiene *Helicobacter pylo-*

ri alojados en su aparato digestivo, pero sólo entre el 10 y el 20 por ciento desarrolla úlcera péptica. Por lo tanto, hemos de preguntarnos por qué la mayoría de la gente que tiene estas bacterias no padece de úlcera. Desde el punto de vista ayurvédico, la respuesta es que los individuos responden de manera diferente, en función de sus doshas, a los retos de su entorno.

Según el Ayurveda, el paciente típico de úlcera es un caso evidente de desequilibrio del Pitta. Cuando se analiza el exacerbamiento del Pitta se encuentra la misma constelación de síntomas que aflige al paciente de úlcera.

Síntomas del desequilibrio de Pitta

Inflamación del tubo digestivo
Exceso de jugo gástrico
Enfado, hostilidad, tensión
Sensación de ardor en el tubo digestivo
Exceso de acidez en el cuerpo

Esta lista parece la receta perfecta para acabar padeciendo una úlcera, pero en realidad es una exposición de lo que ocurre antes de que se declare la úlcera. Puesto que el desequilibrio de los doshas puede ser mínimo o gigantesco, el hecho de que el Pitta se desequilibre no implica necesariamente que esté por aparecer una úlcera péptica. Sin embargo, éste es un trastorno común entre la gente con una naturaleza Pitta muy acusada, quizá porque el modo en que los Pitta lidian con el estrés produce cambios en la secreción de ácidos gástricos y debilita su sistema inmunitario. Prevenir de entrada el desequilibrio del Pitta, por medio de la dieta ayurvédica, ejercicios y la meditación, entre otros métodos, puede ayudar a mantener en buen estado las defensas para evitar la úlcera.

Conviene dejar claro un punto potencialmente delicado. Contribuir a que surja una enfermedad no es lo mismo que causarla. Si usted sale de casa un día frío sin sombrero ni abrigo, se expone a resfriarse. Si esto ocurre, usted será en parte responsable por su imprudencia, pero un microbiólogo alegaría, con razón, que no fue usted quien causó la enfermedad; sino un virus. El Ayurveda carga aún más responsabilidad sobre nuestros hombros, pues nos atribuye la capacidad de averiguar cuál es la composición de nuestros doshas. Esto no equivale a decir: «A fin de cuentas, usted provocó su cáncer, su ataque al corazón, su sida.» Pero sí pienso que uno no es ajeno a sus enfermedades; en realidad, participar de forma activa es lo que nos salva de convertirnos en víctimas indefensas.

En el Ayurveda no hablamos mucho de gérmenes, tema que Occidente ya conoce bien. Lo que aún no ha asimilado del todo la medicina occidental es el concepto de «defensas del huésped». Conocer nuestros doshas supone una gran ventaja a este respecto. Si nos exponemos directamente a los virus del resfriado, la probabilidad de que contraigamos la enfermedad es sólo de uno entre ocho. ¿Por qué? Porque el estado de equilibrio interior es el factor decisivo. El hecho de mantener sanos los doshas es determinante.

En las páginas siguientes el lector hallará una descripción completa del desequilibrio, dosha por dosha. Luego, en el capítulo 5, analizaremos las técnicas ayurvédicas para restaurar el equilibrio de la manera más natural y cómoda.

CÓMO SE DESEQUILIBRAN LOS DOSHAS

El dosha que se desequilibra con más facilidad es el que domina en nuestro tipo físico; esto significa que los Vata deben tener cuidado de no exacerbar su Vata, los Pitta su Pitta, etcétera. Si usted pertenece a un tipo de dos doshas, los dos son posibles fuentes de problemas. Sin embargo, el dosha más activo en todas les personas es siempre Vata. De él deriva la mayor parte de los problemas a corto plazo, sobre todo los relacionados con el estrés. (En el capítulo 5, «Restablecimiento del equilibrio», explicaremos con mayor detalle el papel que desempeña el Vata como «rey» de los doshas.)

A continuación enumeramos las señales típicas del desequilibrio de los dosha, así como algunos de los estados más comunes que lo provocan.

Desequilibrio del Vata

Por naturaleza, una persona Vata es animosa, entusiasta y flexible a la hora de afrontar los desafíos de la vida cotidiana. Si usted pertenece al tipo Vata y conserva estas cualidades, es muy probable que se encuentre en equilibrio. Sin embargo, es innegable que los Vata no suelen gozar de muy buena salud. En la niñez o la adolescencia comienzan a tener diversos problemas: dolores inexplicables, insomnio ocasional o una pronunciada tendencia a preocuparse y ponerse nerviosos.

Con el tiempo, si no atienden a estos primeros síntomas, los Vata se convierten en los visitantes más asiduos de las consultas médicas, lo que explica la enorme cantidad de somníferos, sedantes y analgésicos que se recetan.

No sería descabellado decir que, en Estados Unidos, el trastorno más común es el exacerbamiento del Vata. No es el estilo de vida norteamericano el único culpable; el Ayurveda sostiene que el dosha Vata provoca el doble de trastornos que el Pitta, que, a su vez, provoca el doble que el Kapha. Un Vata típico se queja de dolores de cabeza y de espalda, insomnio, calambres menstruales y ansiedad o depresión leve, síntomas todos del típico «hipocondríaco», según muchos médicos. Sin embargo, son problemas muy reales y persistentes, que deben tratarse restaurando el equilibrio del Vata.

Otras escenas de la vida presentan también un cuadro de clásico desequilibrio del Vata. Una es la imagen de la tercera edad, época en que el Vata crece en toda persona. Quien envejece mal presenta los peores síntomas del exacerbamiento del Vata; queda reducido a un saco de huesos; ya no disfruta de la comida y además tiene dificultades para digerirla; su mente divaga y se vuelve olvidadiza; pasa noches largas y solitarias sin poder dormir. Ninguno de estos trastornos ha sido causado por el Vata, sino por un desequilibrio del Vata; por consiguiente, son evitables.

Otro cuadro es el de la pena. Las personas que han sufrido una grave pérdida se tornan inquietas y apáticas; se niegan a comer y no disfrutan en absoluto de la vida. Parecería que el golpe que supone la muerte de un ser querido las hubiera matado a ellas también. Puesto que el Vata controla el sistema nervioso, esto es, de hecho, lo que ha ocurrido. El dolor, una impresión fuerte, la fatiga de combate o un gran susto debilitan el dosha Vata, que pierde su capacidad de registrar percepciones. La primera etapa del proceso suele caracterizarse por accesos de llanto, una conducta inquieta, temblores, pensamientos precipitados e insomnio. Si el estrés es lo bastante profundo o prolongado, el resultado inevitable es que el Vata se derrumba, lo que conduce a una apatía total.

¿POR QUÉ OCURRIÓ?

Cuando uno empieza a sentir malestar como consecuencia de un desequilibrio del Vata, por lo general hay un desencadenante que puede ser identificado y corregido. Nacer con un tipo Vata o con una gran cantidad de Vata en la propia constitución es, desde luego, un fuerte factor de predisposición. Por otra parte, hace falta una pauta de comportamiento determinada para desequilibrar realmente este dosha. Entre las pautas más características que debemos buscar destacan las siguientes:

- Hemos estado recientemente en tensión y reaccionamos con ansiedad.
- Estamos agotados físicamente o atravesamos un período de tensión mental y exceso de trabajo.
- Estamos en una fase avanzada del alcoholismo o la drogadicción, o fumamos incesantemente.
- Se ha producido un cambio brusco en nuestra vida o estamos en una época de cambio de estación.
- Nuestra dieta incluye una enorme cantidad de alimentos fríos, crudos o secos, incluidas bebidas heladas; o consumimos muchos platos amargos, picantes o astringentes. (Los sabores amargos y astringentes se presentan principalmente en las ensaladas, las leguminosas, las patatas y las verduras de hoja.)
- Hemos seguido una dieta rigurosa o solemos sal-

tarnos comidas. Tener el estómago vacío y no prestar atención a las señales de hambre que nos envía el cuerpo hace que el Vata aumente.

- Hemos pasado varios días sin dormir, o durmiendo mal.
- Hemos realizado un viaje recientemente.
- Hemos sufrido emocionalmente por miedo, una gran pena o un golpe inesperado.
- El tiempo está frío, seco y ventoso (otoño-invierno).

En la práctica clínica, el médico ayurvédico diagnosticará un desequilibrio del Vata si detecta con suficiente claridad los siguientes indicios:

Indicios mentales

Preocupación, ansiedad	Poca capacidad de
Mente hiperactiva	concentración
Impaciencia	Depresión,
Falta de atención	psicosis

Indicios conductuales

Insomnio	Inquietud
Fatiga	Poco apetito
Incapacidad de relajarse	Impulsividad

Indicios físicos

Estreñimiento	Labios partidos, piel
Piel seca o áspera	agrietada
Poca resistencia,	Intolerancia al calor
energía baja	y el viento
Síndrome del colon	
irritable	

Hipertensión arterial	Articulaciones
Dolores en la zona baja	doloridas, artritis
de la espalda	Dolor agudo
Calambres menstruales	(especialmente
Espasmos musculares,	nervioso)
ataques de apoplejía	

Es importante recordar que cualquier dosha puede provocar cualquier síntoma. Éstas son sólo las señales más comunes de desequilibrio del Vata. Además, el Vata puede imitar a los otros dos doshas, por lo que, con frecuencia, se sospecha de él aun cuando no se presenten sus síntomas típicos.

Desequilibrio del Pitta

Las personas Pitta están equilibradas cuando su empuje y su apasionamiento innatos no son abrumadores; también son cualidades innatas de los Pitta la dulzura y la alegría. Si pertenecemos al tipo Pitta y presentamos estas características, es probable que estemos en equilibrio. La salud física de los Pitta es generalmente buena. Se fundamenta en una digestión sana, lo que, según el Ayurveda, es la clave para construir tejidos sanos y mantener en forma las defensas.

Durante los años intermedios de la vida, que van desde la adolescencia hasta el final de la edad madura, el Pitta aumenta en todas las personas. El adolescente afectado de acné o que pasa demasiado calor por la noche demuestra un desequilibrio del Pitta. Otro cuadro muy común de un Pitta exacerbado es el del hombre de treinta o cuarenta años que un día descubre que se le está cayendo el pelo de manera alarmante o que está encaneciendo antes de tiempo; tal vez necesite gafas de repente, o haya desarrollado una úlcera péptica o una enfermedad cardíaca prematura.

Algunas de estas dolencias obedecen a una predisposición, pero los Pitta también tienden a desequilibrarse por permitirse demasiados excesos. Convencidos de que pueden comer cualquier cosa, abusan de su buena digestión comiendo más de la cuenta o descuidando la buena alimentación. En vez de ser triunfadores naturales, se convierten en personas obsesivas, impacientes, tensas y exigentes. El Pitta controla el intelecto, y quienes pertenecen a él tienden a ser personas ordenadas. Cuando este dosha se desequilibra, se transforman en perfeccionistas puntillosos, obsesionados por el orden. Los Pitta no presentan estos rasgos sino cuando están en grave desequilibrio. Entonces no es raro que también sufran de acedía, úlceras, trastornos cardíacos y otras alteraciones relacionadas con la tensión.

El dosha Pitta tarda más en desequilibrarse que el Vata, y se dice que causa la mitad de problemas que éste. Por otra parte, cuando se desequilibra, con frecuencia es como consecuencia de un desequilibrio anterior del Vata. Esta combinación uno-dos explica las tendencias ocultas a la ansiedad que las personas coléricas y críticas tratan desesperadamente de disimular; el Vata exacerbado contribuye asimismo al aumento de la presión sanguínea que los médicos suelen detectar en los pacientes cardíacos de Tipo A.

Si empezamos a sentir malestar y la causa es un desequilibrio del Pitta, el problema no radica en que hayamos nacido con un tipo Pitta o con una proporción elevada de Pitta en nuestra constitución. Por naturaleza, los Pitta se inclinan por la moderación; sólo un período largo de estrés excesivo, demasiado trabajo o pura y simple irreflexión pueden aplastar este instinto. Si se sospecha que se está produciendo un exacerbamiento del Pitta, conviene buscar la causa entre las que enumeramos a continuación y tratar de corregirla:

- Hemos estado en tensión y reaccionamos a ella con enfado contenido, frustración y resentimiento.
- Exigimos demasiado de nosotros mismos y de los demás, vivimos bajo la presión constante de fechas límite y no soportamos perder tiempo.
- Hemos ingerido recientemente demasiada comida caliente, picante, aceitosa o frita; consumimos sal en exceso. Nuestra dieta contiene una gran cantidad de alimentos agrios o fermentados: queso, vinagre, crema ácida o bebidas alcohólicas.
- Hemos consumido alimentos o agua impuros.
- Hace un tiempo caluroso y húmedo (típico del verano).
- Hemos sufrido un golpe de calor o estamos muy quemados por el sol.

En su práctica médica, un médico ayurvédico identifica el desequilibrio de Pitta por los cuadros sintomáticos:

Indicios mentales

Enfado, hostilidad
Disconformidad con
  uno mismo

Irritabilidad,
  impaciencia
Resentimiento

Indicios conductuales

Arrebatos de mal genio
Tendencia a discutir
Despotismo

Críticas a los demás
Intolerancia respecto
  a las demoras

Indicios físicos

Inflamaciones de la piel,
  forúnculos, sarpullidos
Acné
Hambre o sed excesivas
Mal aliento
Sofocos
Acidez estomacal
Olores corporales acres
Ardor en el recto,
  hemorroides

Tez manchada o
  rubicunda
Intolerancia al calor
Ojos enrojecidos
Insolación,
  quemaduras solares
Heces y orina muy
  amarillas

Es importante recordar que cualquier dosha puede provocar cualquier síntoma; éstas son sólo las señales más comunes de desequilibrio del Pitta.

Desequilibrio del Kapha

El Kapha es el más lento y estable de los doshas; por eso no pierde el equilibrio con facilidad. A partir de la niñez, los Kapha son serenos, calmos, afectuosos y comprensivos. Si pertenecemos al tipo Kapha y conservamos intactas estas cualidades, es muy probable que estemos en equilibrio. Los trastornos relacionados con el Kapha generalmente tardan mucho tiempo en declararse. Por tanto, las personas Kapha tienen buenas posibilidades de mantenerse fuertes, saludables y satisfechas hasta una edad avanzada, sin mayor esfuerzo.

La infancia y la niñez constituyen las fases de la vida características del Kapha, épocas en que este dosha crece en todas las personas. El Kapha se identifica con el crecimiento y el desarrollo de un cuerpo sano y fuerte. Para hacernos una idea de los efectos que tiene el desequilibrio del Kapha, pensemos en un niño de seis años, con dolor de garganta crónico y un moqueo constante, que pilla un resfriado tras otro. Los Kapha que por lo demás están sanos pueden padecer esta debilidad durante toda la vida; sufren con frecuencia taponamiento nasal y son muy propensos a contraer resfriados y gripes cuando el tiempo se torna frío y húmedo.

También pueden presentarse alergias, junto con un fuerte impulso de dormir más de la cuenta. A los Kapha generalmente les gusta levantarse tarde, y tardan en ponerse en marcha, pero cuando no están en equilibrio se vuelven tan lentos por la mañana que llegan a temer que padecen una enfermedad grave, cuando el verdadero problema, en la mayor parte de los casos, es un exceso de Kapha.

En años posteriores, el cuadro de desequilibrio del Kapha se convierte en el de un gordito bonachón, una persona insegura incapaz de controlar su peso o la aflicción que esto le causa. Otras marcas de un Kapha perturbado son la propensión a ser posesivo y a aferrarse a los demás, lo que lleva al extremo la tendencia natural a cuidar y proteger a los seres queridos. Si este dosha se desequilibra mucho, el individuo puede caer en un silencio excesivo, encerrarse en sí mismo y perder las esperanzas; la tendencia del Kapha a valorar el *statu quo* puede degenerar entonces en una rígida incapacidad para aceptar los cambios. Físicamente, el gordito bonachón puede llegar a un patético fin, a causa de la hipertensión, una respiración trabajosa, hinchazón producida por el exceso de líquidos o un fallo cardíaco congestivo.

Los Kapha no van al médico con mucha frecuencia, pues tienen un umbral del dolor elevado y están habituados a gozar de una salud excelente. Cuando buscan atención médica es bien por sobrepeso, problema que pueden arrastrar desde la niñez durante toda la vida, bien por diversas afecciones de los pulmones y los senos paranasales: dolores de cabeza sinusales, sinusitis crónica, fiebre del heno, asma, congestión de pecho...

Los médicos han descubierto que sólo un pequeño porcentaje de las personas que creen ser alérgicas a ciertos alimentos da un resultado positivo en los análisis; lo que suele fallar es la digestión, y el desequilibrio del Kapha es el principal sospechoso. La mucosidad excesiva se debe al consumo de pan de trigo, pastas, leche, mantequilla, queso o azúcar, alimentos que exacerban este dosha. La diabetes, tal vez el más peligroso de los trastornos del Kapha, figura entre los más difíciles de curar. Sin embargo, los diabéticos pueden llevar una vida mucho más cómoda y estable si siguen el programa que corresponde a su tipo físico.

¿POR QUÉ OCURRIÓ?

Los primeros malestares que nos causa el desequilibrio del Kapha son habitualmente resfriados, gripes pasajeras o bien un tipo de enfermedad que detectamos a edades tempranas: alergias, asma, obesidad, etcétera. En cualquier caso, es posible que se presenten las siguientes influencias, como origen o causa de agravamiento de la enfermedad:

- En nuestra familia hay un problema grave de Kapha, como la diabetes, alergias u obesidad.
- Hemos aumentado mucho de peso y eso nos deprime.
- Nuestra dieta contiene grandes cantidades de azúcar, sal, alimentos grasos o fritos, platos pesados y productos lácteos (especialmente queso, leche y helado).
- Hemos estado en tensión y reaccionamos a ella encerrándonos en nosotros mismos, sintiéndonos inseguros y rechazados.
- Damos demasiada importancia a la posesión, acumulación y ahorro de bienes materiales.
- En nuestras relaciones, actuamos de manera dependiente o sobreprotectora.
- Dormimos hasta tarde varios días seguidos.
- Hace un día frío y húmedo (típico de invierno y primavera), o nieva.

En la práctica médica, el profesional ayurvédico diagnostica un desequilibrio del Kapha basándose en los siguientes síntomas:

Indicios mentales:

Embotamiento, inercia mental	Estupor, depresión
Lasitud	Apego excesivo

Indicios conductuales:

Aplazamiento de las
  obligaciones
Incapacidad de aceptar
  el cambio
Codicia
Tendencia a dormir
  demasiado, somnolencia

Tozudez
Lentitud de
  movimientos
Posesividad

Indicios físicos

Intolerancia al frío y
  la humedad
Congestión sinusal,
  coriza
Retención de líquidos en
  los tejidos,
  abotagamiento
Congestión de pecho
Palidez
Articulaciones flojas
  o doloridas
Colesterol alto

Pesadez en las
  extremidades
Resfriados
  frecuentes
Aumento de peso
Tos con expecto-
  ración, irritación
  de la garganta
Quistes y otros
  bultos
Diabetes

Es importante recordar que cualquier dosha puede causar cualquier síntoma; éstas son sólo las señales más comunes de desequilibrio del Kapha.

5

Restablecimiento del equilibrio

El genio de Miguel Ángel como escultor estribaba en su capacidad de ver en un tosco bloque de mármol una estatua terminada. Su labor no consistía en hacer una escultura, sino en liberar la que ya estaba allí, aprisionada dentro de la piedra. En esencia, esto es lo que hacemos cuando restablecemos nuestro equilibrio. No creamos a una nueva persona: liberamos a la que está oculta. Es un proceso de autodescubrimiento.

La persona oculta que quiere emerger está en perfecto equilibrio. No hay una receta estándar para descubrirla: cada uno alcanza el equilibrio a su manera. Pocos tienen idea de quiénes son en realidad (a lo sumo, tienen una idea muy limitada), pues les resulta imposible ver su auténtica naturaleza. Ésta permanece oculta tras los desequilibrios, como el fondo del lago bajo el agua lodosa. Al igual que el hambre y la sed, el instinto de equilibrio viene incorporado en el cuerpo humano. En la práctica del Ayurveda tratamos de devolver el equilibrio a las personas y, al mismo tiempo, dejar que aflore su verdadera naturaleza. Los dos procesos son en realidad el mismo, tal como demuestra el siguiente caso.

Según sus cálculos, Norman, escritor sesentón, lleva treinta años sin dormir bien una sola noche. El tipo de insomnio de Norman es el clásico que padecen los Vata: en cuanto se acuesta, su mente halla diez o doce razones por las que preocuparse, y cien impresiones del día se le agolpan en la cabeza. No puede apartar su atención de ellas, del tictac del reloj, del grifo que gotea ni de los ruidos que le llegan de la calle. Pasa la noche entera dando vueltas en la cama, con la sensación de no haber dormido más de media hora seguida.

Cuando por fin viene a vernos está muy desalentado; ha probado toda clase de remedios para dormir, desde beber whisky antes de acostarse hasta consumir barbitúricos; nada de todo eso ha surtido efecto por mucho tiempo. Norman ha acabado por resignarse, pero sólo en apariencia. En realidad, espera con horror la hora de acostarse y la demora cuanto puede. Tiene un montón de revistas junto a la cama, para leer en el momento en que se despierte. Si está demasiado inquieto para leer, se pasea por la habitación, va al cuarto de baño, come un bocadillo o telefonea a sus amigos insomnes para mantener largas charlas nocturnas.

—Todo esto es porque soy Vata, ¿no? —se queja, tras haberse familiarizado con el sistema prakruti a través de lecturas sobre el Ayurveda y haber realizado una prueba.

—Aquí se percibe un desequilibrio del Vata, desde luego —le dicen—, pero eso no significa que usted sea Vata.

Parece sorprendido. Un examen profundo descubre que es predominentemente Pitta, con un fuerte componente de Vata. Aun así, no es su Vata el que le causa el insomnio, sino el hecho de haberlo desequilibrado durante mucho tiempo, sobre todo por el uso constante de su mente. Norman se dedicaba a escribir a cualquier hora del día y de la noche; nunca había pensado en imponer una regularidad estricta a sus costumbres. Si lo hubiera hecho, su Vata no se habría exacerbado tanto con los años.

Para revelarle la persona sana que hay dentro de él, comenzamos por explicarle cómo funciona el equilibrio y cómo los desequilibrios momentáneos se tornan permanentes.

UN CENTENAR DE TERMOSTATOS

Todas las funciones del cuerpo tienen un punto de equilibrio al que tienden a regresar, del mismo modo que el termostato tiene una posición de ajuste fija. En realidad, la temperatura del cuerpo funciona de manera bastante parecida a la de un termostato. La podemos elevar si corremos un kilómetro o si nos sentamos dentro de una sauna, pero después nuestra temperatura descenderá de nuevo hasta los treinta y siete grados. Éste es el punto de equilibrio de nuestro termostato físico, establecido por leyes naturales a lo largo de la evolución. Estas normas son flexibles, de modo que podemos apartarnos momentáneamente de ese ajuste predeterminado, pero alejarse demasiado o durante mucho tiempo de él acarrea consecuencias perjudiciales.

Una de las principales razones por las que la fisiología humana es tan compleja es que en nuestro interior hay instalados cientos de termostatos, cada uno de los cuales obedece a leyes naturales específicas; no tenemos un solo punto de equilibrio, sino muchos. El hecho de que exista una coordinación entre ellos es milagroso. Cabría imaginar que el torrente sanguíneo, por ejemplo, es un batiburrillo de elementos bioquímicos, dada la desconcertante cantidad de hormonas, nutrientes y moléculas mensajeras que flotan en él. En realidad, el torrente sanguíneo está equilibrado con tal precisión que todas estas moléculas acuden a donde son necesarias con exquisita sincronización y en la exacta medida.

De modo similar, el cerebro es capaz de llevar la cuenta de todos nuestros termostatos superpuestos sin confundirse. Una diminuta porción de materia gris llamada hipotálamo, que sólo pesa cuatro gramos y medio y está situada en la parte anterior del cerebro, se encarga de una asombrosa cantidad de funciones diversas, incluida la metabolización de grasas e hidratos de carbono, el dormir y el despertar, el apetito, la sed, las secreciones digestivas, los niveles de fluidos, el crecimiento, la temperatura del cuerpo... en pocas palabras, todo lo que funciona de manera automática dentro del organismo. Todo aquello que no necesitamos hacer de forma consciente está a cargo del hipotálamo, que a veces llamamos «el cerebro del cerebro».

Esto demuestra que el equilibrio es una función de la inteligencia. En realidad, no somos un conjunto de termostatos, pues un termostato no puede regularse a sí mismo y nosotros sí. El ajuste con que nacimos originalmente es nuestro prakruti o naturaleza. Sirve como guía, pero podemos manipularlo. Digamos que alguien nació con un ajuste Pitta-Vata, como Norman. Podemos ilustrar este prakruti con un sencillo diagrama (página siguiente).

A la hora de nacer, este ajuste determina el equilibrio ideal para los tres doshas durante toda la vida del individuo. Los cientos de termostatos del cuerpo obedecen a ese ajuste principal, tal como obedecen al hipotálamo. Pero uno puede convencer a sus doshas con mayor facilidad que a su hipotálamo. Previsiblemente, el Vata asciende cuando sufre cualquier influencia exacerbadora, como el

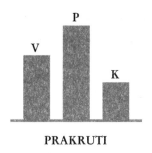

PRAKRUTI

frío, el aire seco, el viento, un susto, la ingestión de comida muy picante o el hecho de trasnochar. Estas influencias le piden al cuerpo más Vata. (El Pitta y el Kapha tienen sus propios catalizadores.)

El bebé que llega al mundo siendo Pitta-Vata puede convertirse, al crecer, en un adulto muy diferente:

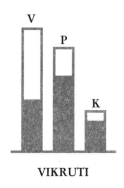

VIKRUTI

Ahora, al parecer, es un Vata-Pitta, porque los doshas han tomado nuevas posiciones a causa de las influencias diarias de la vida, como la comida, el ejercicio, el sueño y las emociones. Todo cuanto pensamos, decimos, hacemos, vemos, sentimos, olemos o degustamos mueve nuestros doshas, poco o mucho. En teoría, deben volver a su sitio después de desplazarse a una nueva posición, siguiendo el instinto de equilibrio. En este caso, como en el de Norman, algo salió mal.

A la zona sombreada se superpone ahora una zona en blanco, que representa los desequilibrios acumulados con el tiempo. En el Ayurveda se les conoce como *vikruti*, palabra que significa «desviado de la naturaleza». Por tanto, los términos «prakruti» y «vikruti» son contrarios; uno se refiere a lo que es natural para una persona, y el otro, a lo que no lo es. No se puede forzar a los doshas a adoptar configuración mejor que aquella con la que nacimos; con eso sólo se consigue distanciarse de la naturaleza. Si nos saltamos una comida, aumentamos un poco nuestro vikruti; si pasamos una noche sin dormir, lo aumentamos un poco más. Una alimentación inadecuada, malos hábitos de descanso, emociones negativas y tensiones físicas o mentales son elementos que tornan la vida un tanto más antinatural, hasta que uno se encuentra en la más antinatural de todas las condiciones: una enfermedad declarada.

Al mismo tiempo, también cambia la imagen que tenemos de nosotros mismos, y empezamos a reaccionar de forma más negativa. El vikruti nos hace más sensibles a cualquier tipo de tensión. Empaña las mejores emociones. ¿Cuántos de nosotros conservamos aún la inocente capacidad de amar y confiar en los demás con la que nace un bebé? Atestamos nuestras células con todas las experiencias de rechazo, desilusión y duda que ensucian el pasado de todo el mundo. Tal vez ahora creamos que nacimos preocupados o que hemos sido insomnes, pesimistas o rezongones desde siempre, y olvidemos que llegar a ser así nos llevó años.

En el vikruti de Norman, el dosha Vata es el más gravemente exacerbado. Esto no es raro, puesto que es el que se exacerba más fácilmente. Al Vata le disgustan los ruidos fuertes, las multitudes y la incomodidad física; por eso, cuando subimos a un tren suburbano lleno de gente, nuestro cuerpo registra la experiencia como estrés. Cuanto más viajamos, más se exacerba el Vata. Con el tiempo, la sola idea de desplazarnos al trabajo provoca reacciones desagradables; nos adaptaremos a ellas, pero jamás nos sentiremos a gusto de esa manera. Así pues, los doshas nos guían hacia los hábitos correctos y nos alejan de los perjudiciales.

«Correcto» significa en este caso, simplemente, próximo a la naturaleza. Lo correcto es brindar al Vata un período de paz absoluta y silencio, todos los días; esto le permite encontrar su punto de equilibrio. Es perjudicial castigar el Vata con ruidos fuertes y aglomeraciones, pues esto lo desequilibra aún más. Tal vez el lector piense: «Todo el mundo tiene que ganarse la vida», y siga subiendo al mismo tren día tras día. Nada logrará que su Vata disfrute con la experiencia. Y es una auténtica suerte, pues la única esperanza de recuperar el equilibrio perfecto reside en el instinto que todo dosha tiene de resistirse al maltrato y volver a su punto de ajuste.

A Norman le resultó muy fácil reconocer su situación en todo esto.

—En nuestra sociedad es muy común convertirse en un Vata-Pitta de forma antinatural —se le informó—, dado el gran exacerbamiento que hay en nuestro entorno. Pero el vikruti es una máscara, una ilusión nacida del estrés. Debajo está ese ajuste perfecto original, esa única combinación de Vata, Pitta y Kapha que constituye su verdadero yo. Si consigue restablecerla, desaparecerán sus síntomas de Vata. La belleza del Ayurveda es que torna saludables a las personas devolviéndoles lo mejor de sí mismas.

El paso siguiente fue prescribirle a Norman una nueva rutina para serenar sus perturbados doshas. Le facilitamos una lista de cosas que retornan el equilibrio al Vata exacerbado: el proceso llamado «apaciguamiento de un dosha». (Al terminar este capítulo daremos recomendaciones generales para apaciguar los tres doshas; entraremos en detalle a medida que profundicemos en la práctica del Ayurveda.) Encabezaba la lista una estricta regularidad en los hábitos diarios. Norman rápidamente ideó un rito para la hora de acostarse.

—Una hora antes de acostarme me doy un baño caliente, algo más tibio en verano. Después me masajeo suavemente la frente, las sienes y los pies con aceite de sésamo durante cinco minutos y bebo un vaso de leche caliente con algo de *rasayana*. —Los rasayanas son compuestos de hierbas que abundan en el Ayurveda (tiene cientos de ellos); a Norman el rasayana general que mejor resultado le ha dado es el Biochavan, pero hay hierbas ayurvédicas específicas que también surten efecto—. A continuación me siento en silencio a leer durante veinte minutos. Para mí, la lectura más relajante es la poesía o los relatos inspiradores. Después, apago la luz y escucho música sedante hasta que me da sueño. Acto seguido, me acuesto. He seguido esta rutina con fidelidad durante cuatro meses, e invariablemente concilio el sueño sin problemas y duermo seis horas seguidas, por lo menos. Eso me basta para sentirme descansado al día siguiente.

A fin de cuentas, es un desenlace feliz para un problema que afecta a millones de personas, pese a que, según se calcula, uno de cada cinco norteamericanos toma somníferos con regularidad. Pero ésta no es sólo una cura para el insomnio, puesto que Norman disfruta de los otros beneficios que trae consigo el equilibrio interior. Ya no se queja de resfriados frecuentes ni de dolores leves. Ha desechado las preocupaciones y la insatisfacción que se habían convertido en parte de su vida. Se lo ve, en general, renovado, y sus ojos ven renovada la vida.

LAS SEIS FASES DE LA ENFERMEDAD

Poner nuevamente a los pacientes en contacto con su propia naturaleza ha sido la meta de la medicina desde hace miles de años: esto no es privativo del Ayurveda. Sin embargo, en Occidente nos ha cautivado la medicina científica, con su explicación estrictamente física de la enfermedad. Ahora, la medicina occidental reconoce que la enfermedad puede originarse tanto en la mente como en el cuerpo. Con el advenimiento de la medicina mente-cuerpo, ya no está claro que los dos aspectos puedan separarse siquiera. Una impresión fuerte, como la muerte del cónyuge, puede provocar el caos en el cuerpo, inutilizando el sistema inmunológico y allanando el camino a la enfermedad; esto explica que la proporción de fallecimientos sea mucho más alta entre las viudas recientes que en la población en general. También explica, posiblemente, el hecho de que las mujeres solitarias, que carecen de la oportunidad de prestar apoyo emocional a otros, contraigan cáncer de mama en proporciones más elevadas.

Este nuevo interés por la relación mente-cuerpo tiene su lado bueno y su lado malo. Por ejemplo: antes creíamos que la neumonía se originaba cuando las bacterias llamadas neumococos invadían los pulmones y se multiplicaban allí de forma descontrolada. En la medicina mente-cuerpo, cualquier explicación tiene sus raíces en una etapa anterior, en el momento en que el sistema inmunológico se vio debilitado por una influencia mental negativa. Es una explicación más amplia que la meramente física, pero también bastante vaga, por desgracia. La interacción entre la mente y el sistema inmunológico es tan fluida que los médicos no pueden señalar con exactitud el momento crítico en que los pensamientos negativos afectan a los glóbulos blancos del cuerpo.

El Ayurveda nos permite ser mucho más exactos. Según los textos antiguos, el proceso de la enfermedad se divide en seis fases o etapas distintas. Las tres primeras son invisibles y se relacionan estrechamente tanto con el cuerpo como con la mente; las tres últimas presentan síntomas evidentes que el paciente o su médico pueden detectar. Cada etapa representa una pérdida de equilibrio, pero su aspecto cambia conforme avanza el proceso:

1. Acumulación: el proceso se inicia con el ascenso de uno o más doshas.
2. Exacerbamiento: el exceso de dosha se acumula hasta el punto de sobrepasar sus límites normales.
3. Diseminación: el dosha recorre el cuerpo.
4. Localización: el dosha errante se instala en un lugar al que no pertenece.
5. Manifestación: surgen síntomas físicos en el punto en que el dosha se ha localizado.
6. Trastorno: se declara una enfermedad.

Para ilustrar estos pasos, digamos que se ha producido un exceso de Pitta, quizá porque el individuo es un Pitta que se encuentra en tensión o, simplemente, sufre la incomodidad de un verano muy caluroso. Cuando hay suficiente exceso de Pitta, éste abandona los sitios que le corresponden y comienza a recorrer el cuerpo. Poco después, halla un lugar donde el *ama* (residuo tóxico) esté presente, y se «adhiere» a él.

Con esto concluyen las tres primeras etapas de la enfermedad. Llegado a este punto, un médico occidental no podría emitir un diagnóstico, pues ninguno de los trastornos figura en los libros de texto, pero lo cierto es que, desde el punto de vista ayurvédico, el cuerpo ya no está perfectamente sano. Si estamos muy conscientes de nuestro cuerpo, podremos sentir el comienzo de un desequilibrio dosha. Todo el mundo reconoce los cambios sutiles que anuncian un resfriado o una gripe. En el caso de muchas otras enfermedades, uno «se siente raro», con un vago malestar que no puede ser localizado ni identificado. Habitualmente, esto desconcierta al médico, que trata de hallar síntomas claros y se encuentra con una borrosa constelación de dolores, debilidad muscular, fiebre leve o, simplemente, fatiga persistente. Esta especie de vaga premonición del cuerpo se produce hasta en el caso de un súbito ataque cardíaco, que rara vez es súbito. La víctima suele recibir advertencias de sus doshas, pero no les presta atención.

Una vez que un dosha se detiene en alguna parte, generalmente da paso a la cuarta etapa, en la que empiezan a aparecer los primeros síntomas claros de enfermedad. Si el Pitta se ha alojado en la piel, tal vez sintamos un leve escozor, una inflamación. Si está en el estómago, lo sentiremos revuelto o ácido. —No es que culpemos solamente al Pitta de los síntomas de enfermedad. Cualquier dosha puede alojarse en cualquier zona. Si el exceso de Vata se ha localizado en una articulación (uno de los sitios más probables, puesto que las articulaciones tienen predisposición a acoger el ama), tal vez sintamos una punzada de artritis—. Salvo por esos síntomas imprecisos, no hay aún señales de que se esté gestando una enfermedad grave.

Como el Ayurveda trabaja en un nivel tan sutil del cuerpo, puede aliviar síntomas que con frecuencia son misteriosos desde el punto de vista occidental, como dolores inexplicables, ansiedad, depresión, fatiga, etcétera. La medicina occidental tiende a decir que son problemas psicosomáticos, es decir, que se originan en la cabeza del paciente. En realidad, se originan en las primeras etapas del desequilibrio de los doshas. Es fácil tratarlos cuando aún están en las tres primeras fases, en las que todavía sirve de algo tomar medidas como dietas, hierbas, ejercicios, una rutina diaria y una técnica especial de purificación para el cuerpo llamada panchakarma, que analizaremos en breve.

Una vez que debemos enfrentarnos a una enfermedad declarada, el daño sufrido por los tejidos del cuerpo suele ser muy superior a lo que estos tratamientos, por sí solos, pueden solucionar. Entonces debemos pasar a terapias ayurvédicas más avanzadas o recurrir a la medicina occidental, desarrollada para luchar contra estados agudos de todo tipo.

¿Cómo saber cuándo está por iniciarse la cuarta etapa, la primera aparición de los síntomas? En general, a quienes tienen más de cuarenta años no les hace falta buscar mucho, pues sufren con perturbadora frecuencia vagos dolores y punzadas. Los cuerpos expuestos a desequilibrios alimenticios, emocionales y de conducta durante muchos años siempre acumulan ama, y el ama, por su propia naturaleza, captará a todo dosha errante. Sin embargo, no hay motivos de alarma. Lo que el cuerpo nos dice en la cuarta fase no es que estemos en grave peligro, sino que debemos purificar nuestros tejidos eliminando el exceso de dosha. Una vez que lo hagamos, el Vata, el Pitta y el Kapha recobrarán su equilibrio natural. El método básico de «convencer» a los doshas por medio de sencillos cambios en la dieta y en la rutina diaria puede aportar importantes resultados, aun en casos de enfermedad grave.

CÓMO EQUILIBRAR LOS DOSHAS

En las páginas siguientes expondremos las directrices generales para devolver el equilibrio a los doshas Vata, Pitta y Kapha. Hay cuatro grandes áreas de la vida cotidiana que se pueden aprovechar para favorecer el equilibrio:

- Dieta
- Ejercicio
- Rutina diaria
- Rutina estacional

Más adelante, en la tercera parte, dedicaré una sección a cada una de ellas. Por ahora las trataremos a grandes rasgos para dar al lector una idea general de cómo se puede influir en los doshas: un manual básico sobre cómo vivir desde el cuerpo mecánico cuántico.

Una advertencia importante: las recomendaciones que ofreceremos a continuación sirven sólo *como medidas de prevención*. No son útiles para tratar enfermedades o como sustituto de la atención médica. Si uno tiene síntomas de enfermedad, restaurar el equilibrio de los doshas es esencial, pero la solución no se reduce a eso. Es necesario someterse a un examen médico, efectuado por un especialista en el Ayurveda, quien le prescribirá un tratamiento completo, adecuado para su situación específica.

Sin embargo, para todos los que gozamos de buena salud, la información siguiente es única y valiosa. Para recopilarla hicieron falta cinco años dedicados a consultar los antiguos textos ayurvédicos, a recabar la sabiduría de autoridades vivientes del Ayurveda en India y a acumular experiencia con miles de pacientes en Estados Unidos.

Por favor, sea usted flexible con los consejos que se ofrecen aquí. No son reglas rígidas con las que atormentarse. Se puede malgastar toda una vida persiguiendo el objetivo del equilibrio sin alcanzarlo nunca, pues los doshas varían de hora en hora, de día en día, de minuto en minuto. A pesar de todo, el equilibrio es lo más fácil de conseguir. La naturaleza ya ha dotado a nuestro cuerpo de los instintos necesarios para ello; nuestros principios sólo ayudan a desvelar y aguzar esos instintos.

Para la mayoría de la gente, la peor de las tentaciones es la dieta. Cada uno de nosotros tiene, probablemente, algunas manías respecto a ciertos alimentos que cree beneficiosos o perjudiciales para su salud. Como el Ayurveda tiene tanto que decir sobre la alimentación, se presta a que lo utilicen para justificar una obsesión con la dieta. Pero, mirada desde el enfoque correcto, toda esta información nueva es sólo un modo de despertar el cuerpo. El Ayurveda no dictamina si un alimento es «correcto» o «incorrecto». Lo correcto o incorrecto se descubre prestando atención a nuestros doshas.

Por ende, no debe preocuparse demasiado el lector de los detalles: si su comida es demasiado fría o demasiado caliente, muy pesada o muy liviana, excesivamente aceitosa o seca. Cada vez que se mueve un dosha se podría recurrir a un alimento específico para impedir que el cuerpo perdiera el equilibrio. Pero si buscamos el equilibrio de este modo, el proceso degenera rápidamente en fanatismo. Éste no es el camino del autoconocimiento. Cada día es una conversación entre nosotros y nuestro cuerpo; las siguientes sugerencias apuntan a un diálogo generalmente placentero, acorde con su tipo físico.

LA VIDA EQUILIBRADA: PRINCIPIOS GENERALES

Para equilibrar el Vata

- Hábitos regulares
- Tranquilidad
- Atención a los líquidos
- Reducción de la sensibilidad ante el estrés
- Descanso
- Calor
- Alimentación regular
- Masaje con aceite de sésamo (*abhyanga*)

Como el Vata es el «rey» de los doshas, equilibrarlo es un requisito primordial para todos; una vez que pongamos el Vata en orden, ejercerá una influencia benigna sobre el Pitta y el Kapha.

La clave para equilibrar el Vata es la regularidad. Es tan sensible e inclinado a cambiar con rapidez que es presa fácil de la estimulación excesiva. Las personas Vata se sienten a gusto con la variedad, pero cuando las cosas se alteran demasiado, el entusiasmo se convierte en agotamiento. Por eso tantos Vata se sienten nerviosos y exhaustos. El origen de este nerviosismo estriba en que el dosha Vata ya no regula debidamente los ritmos del cuerpo. En lugar de comer, dormir y ejercitarse regularmente, los Vata en desequilibrio comen cuando pueden y a veces frugalmente, se saltan comidas, hacen ejercicio de forma intermitente y se acuestan a cualquier hora.

Semejante vida es mala para todos los doshas, pero incluso peor para el Vata. Muchos de quienes pertenecen al tipo Vata se aferran a ella. Lamentablemente, se han sugestionado hasta el punto de creer que una vida desordenada equivale a una existencia estimulante. El remedio consiste en empezar a cultivar hábitos equilibrados y en prestar algo más de atención a la regularidad todos los días.

Si usted presenta señales de desequilibrio del Vata, estos consejos le ayudarán a reestructurar su rutina diaria hasta convertirla en algo más apropiado para el dosha Vata:

- Descanse mucho. Esto es muy importante para cualquier problema del Vata. Cuando le parezca que se está exigiendo demasiado o extralimitándose en alguna actividad (incluida la actividad mental), deténgase y descanse cinco minutos. También es muy importante dormir bien todas las noches. No debemos resignarnos al insomnio, aun cuando lo hayamos padecido durante años. El mejor descanso, aparte del sueño, es la profunda relajación que proporciona la meditación. En el Centro Chopra ofrecemos a todos los pacientes la oportunidad de aprender Meditación del Sonido Primordial, a fin de que experimenten la relajación profunda. El dosha que más se beneficia con esto es el Vata, que emerge completamente sereno y fresco tras unos pocos minutos de meditación.

También se obtiene de este modo un beneficio mucho más profundo. La meditación ayuda a fortalecer el vínculo mente-cuerpo. Éste, a su vez, permite que todos los ciclos naturales del cuerpo describan un círculo completo, avanzando sin sobresaltos del principio al medio y luego al fin. Cuando los Vata descubren que la satisfacción es un estado permanente dentro de sí mismos y no una flor rara que buscar perpetuamente, dan un paso de gigante hacia el descubrimiento de quiénes son en realidad.

- Abríguese. Al Vata, por ser un dosha frío, le sienta bien el calor; el Vata es también seco, por lo que es preciso asegurarse de que el aire de la habitación tenga humedad suficiente. Además, es aconsejable evitar las corrientes de aire, puesto que el Vata es sumamente sensible al aire en movimiento.

- Siga una dieta apaciguadora del Vata (véase la página 327). También es importante mantener un horario regular en las comidas, puesto que el dosha Vata se exacerba cuando el estómago está vacío. Los Vata se agotan con celeridad cuando se sienten descompuestos o dejan de comer a sus horas. Necesitan estar alimentados a lo largo de todo el día, aunque por lo común tengan un apetito variable. No deje de sentarse a comer tres veces al día, empezando por un desayuno caliente y alimenticio, compuesto por platos sustanciosos: cereales calientes, por ejemplo. Un poco de jengibre fresco estimula el apetito antes de la comida y contribuye a la digestión.

- Beba mucho líquido caliente durante el día para evitar la deshidratación. Lo mejor es una infusión de hierbas especial para el Vata, que se vende por correo; puede beber hasta cuatro tazas al día. Evite los platos y las bebidas muy fríos.

- Masajéese el cuerpo con aceite de sésamo por la mañana. Esta rutina ayurvédica se denomina *abhyanga* (véase la página 311 para más detalles).

- Dese un largo baño caliente o una ducha, igualmente prolongada y caliente, por la mañana, antes de meditar. El calor húmedo es conveniente para los dolores relacionados con el Vata.

- Evite la tensión mental y la sobreestimulación. La música ruidosa, las películas violentas y las largas horas pasadas ante el televisor, especialmente por la noche, exacerban en gran medida el Vata.

- Procure que su ambiente sea claro y luminoso. El Vata responde bien a la luz del sol y a los colores alegres. Si está enfermo, siéntese ante una ventana cerrada en la que dé el sol, pero resista el impulso de salir mientras no se sienta bien. Relaciónese con personas que lo alegren, lea libros humorísticos, vea programas entretenidos o cómicos. Será muy útil todo aquello que haga aflorar el entusiasmo natural del Vata y alivie su preocupación.

- No beba alcohol mientras esté tratando de equilibrar el Vata, que se resiente con los estimulantes de cualquier tipo, incluidos el café, el té y la nicotina. Cualquier persona sensible al desequilibrio del Vata debe tener cierto cuidado con todas estas sustancias. Lo ideal es dejarlas por completo.

- Con frecuencia, a los Vata se les secan las vías nasales en invierno, lo que contribuye a que se resfríen a menudo. Para remediar esto, póngase una gota de aceite de sésamo en la yema del dedo y frótese con suavidad el interior de una fosa nasal; repita la operación con la otra. Ahora apriétese la nariz y comience a inhalar; suéltese rápidamente la nariz y vuelva a apretarla. De este modo el aceite de sésamo penetrará en las cavidades nasales. Empero, no es conveniente forzarse ni tratar de destaponar los senos paranasales.

Este tratamiento resulta especialmente relajante en los días secos y fríos (muchos Vata notan que aumenta considerablemente su resistencia a los resfriados y la gripe), pero también tonifica los senos paranasales, y no hay inconveniente en que lo utilicen todos los tipos, no sólo los Vata. Se puede repetir el tratamiento hasta doce veces por día. (Sin embargo, si se tienen los senos nasales taponados no se debe abusar de él; el aceite provoca la exacerbación del dosha Kapha, causa frecuente de la sinusitis crónica.)

Para equilibrar el Pitta

- Moderación
- Frescura
- Atención al ocio
- Exposición a la belleza natural
- Equilibrio entre descanso y actividad
- Reducción del consumo de estimulantes

La clave para equilibrar el Pitta es la moderación; cuide de no exigirse demasiado. De todos los tipos físicos, Pitta es el que está dotado con más empuje, agresividad y energía innatos. Los Pitta son personas que atacan a la vida de frente y disfrutan con los desafíos; cuanto más difíciles, mejor. Pero este empuje a menudo es su perdición. El Pitta confiere una energía irrefrenable; si abusamos de ella, nos dejará agotados. Los adictos al trabajo de este mundo suelen ser Pitta en desequilibrio, sobre todo si su trasfondo emocional es colérico y compulsivo.

Los Pitta deben contenerse de forma consciente cuando notan ciertas señales de peligro; la más evidente es que se agrian sus emociones y sus apetitos se vuelven inmoderados. En la naturaleza Pitta destaca también un amor innato por la belleza. En todos los puntos enumerados abajo, el mensaje central dirigido respecto al Pitta es: «La buena vida es la que discurre por el justo medio.»

Si usted presenta síntomas de desequilibrio del Pitta, las sugerencias siguientes le ayudarán a equilibrar su rutina diaria, adecuándola más al dosha Pitta:

- Tómese un tiempo para descansar de sus actividades; la alternancia del descanso y la actividad constituye el ritmo básico de la vida. Como los Pitta tienen tanta capacidad para el trabajo, tienden a descuidar el otro componente del ciclo. Usted necesita encontrar, al terminar su jornada, una isla de serenidad. Cene en silencio, desconecte su teléfono por la noche y evite con toda firmeza la tentación de llevarse trabajo a casa. Para todos nosotros, esa isla de calma es, en realidad, nuestro interior. Los Pitta desequilibrados suelen olvidarlo.

  La meditación es muy útil para recobrar la calma interior y el equilibrio. También nos permite recordar que el descanso es la fuente de la actividad dinámica. El secreto de los grandes corredores no está en su zancada, después de todo, sino en la energía que reúnen en su interior en el punto de salida, antes de dar el primer paso. Cuando los Pitta se dan cuenta de que el mayor poder personal se alcanza sin agresividad, avanzan un enorme trecho hacia el descubrimiento de quiénes son en realidad.

- El frescor, en cualquiera de sus formas, ayuda a contrarrestar al ardiente Pitta. Mantenga su dormitorio por debajo de los veintiún grados centígrados mientras descansa y no se dé baños calientes demasiado largos; cuando el Pitta está desequilibrado, el exceso de calor húmedo puede provocarle mareos o náuseas. Si se acalora en un momento dado, póngase una compresa fría en la frente y otra en la parte posterior del cuello, en vez de beber mucha agua fría (el agua helada, que apaga el fuego digestivo, no es recomendada por el Ayurveda). Las bebidas frescas y dulces, no demasiado ácidas, también son convenientes (zumo de manzana, mosto, agua mineral). No deje de beber líquidos en abundancia en verano o cuando se sienta indispuesto; los Pitta tienden a transpirar más en estas condiciones y pierden mucha agua. Se puede comprar por correo una tisana especial para apaciguar el Pitta, y beber de ella hasta cuatro tazas por día.

- Siga una dieta apaciguadora del Pitta. Es importante no comer en exceso, cosa que los Pitta tienden a hacer, abusando de su excelente digestión. Por otro lado, no conviene pasar hambre; los Pitta sufren cuando se saltan una comida. Evite los extremos, coma cantidades moderadas a horarios regulares, tres veces al día. Si su digestión es inestable, un poco de leche caliente sazonada con azúcar y cardamomo le ayudará a devolver el equilibrio al Pitta. Si tiene siempre un hambre voraz y sed excesiva, necesita moderar su digestión, para lo cual le será útil una dieta que apacigüe el Pitta (véase la página 336).

- Si su apetito se desborda, no trate de obligarse a comer menos. En cambio, puede reducir gradualmente la cantidad de alimentos, comenzando por consumir las tres cuartas partes de sus raciones habituales. Coma esta cantidad durante uno o dos días; después, redúzcala a la mitad de su consumo habitual. Para entonces debería sentirse a gusto con la cantidad que ingiere. Continúe con ella a menos que el hambre le resulte demasiado molesta; en ese caso, vuelva a la primera reducción. Si está comiendo aproximadamente dos puñados de alimento en cada comida, ha alcanzado el ideal ayurvédico. (Este régimen proviene originalmente de Charaka, la máxima autoridad antigua en el Ayurveda.) El sabor amargo calma el apetito más que cualquier otro; por eso le conviene beber agua tónica antes de las comidas o consumir ensaladas de hojas amargas, como achicoria, endivia, radicheta y lechuga romana.

- Evite los estimulantes artificiales, pues todos ellos elevan el Pitta. Tomar alcohol, en cualquiera de sus formas, es como arrojar queroseno al fuego Pitta (ni siquiera la levadura fermentada del pan es buena cuando uno intenta equilibrar el Pitta). Usted no necesita alimentar su caldera digestiva con las calorías inútiles del alcohol. El inconveniente de la cafeína del té y el café es que aviva su energía y usted, en cambio, necesita calmarla.

- Tradicionalmente, el Ayurveda considera que el tratamiento con laxantes (*virechana*) es el mejor modo de reducir el exceso de Pitta. Esto se debe a que, al vaciar los intestinos por un lapso corto, aplacamos el «fuego digestivo». Pruebe a tomar una cucharada de aceite de ricino antes de acostarse, cada cuatro, cinco o seis semanas (pero no con más frecuencia). Es probable que el laxante lo obligue a levantarse dos o tres veces durante la noche; después de cada evacuación, beba un vaso de agua caliente para evitar la deshidratación. Al día siguiente, mientras su cuerpo se sienta perezoso y relajado, coma muy poco; le conviene beber algunos vasos de zumo de frutas. Si come alimentos sólidos, evite todo lo pesado, graso, frío o aceitoso. Descanse mucho. Sin embargo, no tome laxantes si padece dolores o hemorragias intestinales, o si tiene antecedentes de trastornos digestivos.

- Procure tomar sólo alimentos, agua y aire puros, pues el Pitta es especialmente sensible a las impurezas de cualquier tipo. Los aditivos que contienen ciertos alimentos, aunque considerados inofensivos a gran escala, pueden provocar desequilibrios metabólicos, que, por muy pequeños que sean, le impedirán alcanzar el equilibrio perfecto.

- Evite los esfuerzos físicos extenuantes o el exceso de calor al aire libre. Los Pitta son muy propensos al golpe de calor. Su piel clara, que no tolera demasiado sol, les indicará habitualmente cuándo deben buscar refugio. El Ayurveda recomienda tomarse las cosas con mucha calma en verano. Empiece por exponerse durante diez minutos al sol directo y aumente gradualmente a media hora, siempre tras aplicarse una loción protectora con filtro solar. La mañana y la tarde avanzada son las mejores horas para estar al aire libre; el mediodía, no.

- Disfrute lo máximo posible de la naturaleza; tradicionalmente, el Ayurveda recomienda que los Pitta contemplen el crepúsculo y la luna llena, y que paseen por la orilla de lagos y ríos. El dosha Pitta lo agradece mucho. En general, las personas Pitta descubren que es mucho más fácil relajarse ante un paisaje bello; esto los distrae mucho más que sentarse en el porche. Evite los libros o espectáculos violentos, chocantes o polémicos; estas influencias exacerban mucho el Pitta. Dedique algún tiempo todos los días al ocio, siempre que se trate de un entretenimiento humorístico y edificante; estas influencias ayudan a suavizar el genio de Pitta. También le ayudarán a combatir la tendencia a obsesionarse por sus metas bien definidas. Los Pitta ya saben ser serios y responsables; necesitan, más que ningún otro tipo, el tónico de la risa. Éste es, en muchos sentidos, el mejor medicamento que ha ideado la naturaleza para el Pitta exacerbado.

Para equilibrar el Kapha

- Estimulación
- Ejercicio regular
- Control del peso
- Diversificación
de las experiencias
- Calor seco
- Reducción del consumo
de dulces

La clave para equilibrar el Kapha es la estimulación. Por naturaleza, el dosha Kapha es estable y lento; esto le confiere formalidad y fuerza. Pero los Kapha en desequilibrio se aferran demasiado al *statu quo*; necesitan el estímulo de imágenes y sonidos nuevos, gente nueva, hechos novedosos. Lo mismo les ocurre en el plano físico. La falta de actividad aletarga a los Kapha y les embota los sentidos. Esto está directamente relacionado con la lentitud de su digestión. Tal como hemos visto, cuando la comida se ha digerido sólo parcialmente (o si es demasiado pesada, aceitosa o difícil de digerir), los residuos tóxicos llamados ama pueden saturar el organismo y, con el tiempo, causar enfermedades. Los Kapha son particularmente propensos a este problema y necesitan mantener vivo el fuego interior, mediante el ejercicio regular y una dieta variada.

Las personas Kapha son más lentas para perder y recuperar el equilibrio; por eso les conviene ser firmes cuando tratan de evitar desequilibrarse. Si exacerbamos hoy el Vata, es probable que sintamos los efectos mañana mismo. En cambio, podemos pasarnos todo el invierno consumiendo alimentos que exacerban el Kapha y no reparar en el error hasta que llega la primavera y el dosha acumulado «se funde», de manera que caemos víctimas del típico resfriado primaveral o una congestión sinusal. Si estudiamos la lista de las veinticinco gunas (véase la página 96) notaremos que el Vata y el Kapha no comparten más cualidades que la frialdad. Como resultado, los Kapha tienden a necesitar exactamente lo contrario que los Vata. Por eso la estrategia Kapha de estimulación es lo opuesto a la regla de descanso para los Vata. Éstos son como conejos; los Kapha, como elefantes.

Si usted presenta señales de desequilibrio del Kapha, las siguientes sugerencias le ayudarán a adecuar su rutina a su dosha dominante:

- Busque la variedad en la vida. Los Kapha necesitan hacer un esfuerzo consciente por encontrar experiencias nuevas. Son hogareños por naturaleza, con lo que se ahorran ajetreos. Pero existe en ellos una decidida tendencia al estancamiento que lleva a la depresión, marca distintiva de muchos Kapha en desequilibrio. Como ocurre con los otros doshas, también en este caso es muy útil la meditación; permite a los Kapha descubrir la conciencia que subyace en su naturaleza.

  Lo que hace verdaderamente estimulante la vida no es la variedad externa sino la chispa alerta en nuestro interior. La naturaleza nos diseñó para que nos interesáramos vivamente por las ideas y las caras nuevas, así como por las innovaciones productivas. (El hombre es la única criatura, según se dice, capaz de cruzar un océano sólo para ver cómo son los hombres al otro lado.) Basta con practicar un poco la meditación para que los Kapha que se conformaban con presenciar el desfile decidan que, en realidad, quieren participar. Tienden a ser posesivos, a acumular y ahorrarlo todo, ya sea dinero, energías, posición social o amor. Cuando descubren que pueden dejarse llevar y utilizar su sólida fuerza como combustible para el cambio, dan un paso enorme hacia delante en su evolución personal. Entonces se duplica la considerable capacidad de los Kapha de amar y ser amados.

- Siga una dieta apaciguadora del Kapha; si pertenece usted a este dosha, es importante que no coma demasiado, pues existe una marcada tendencia a la obesidad. Beber un té de jengibre caliente durante las comidas ayuda a despertar las papilas gustativas adormecidas; también hace más eficiente la digestión lenta, lo mismo que tomarse una cucharadita de semillas de hinojo después de cada comida. Cuando la congestión es excesiva, el Ayurveda recomienda optar por los alimentos secos y astringentes. Las tostadas secas, las manzanas, las galletitas saladas, la cúrcuma y muchas hortalizas crudas son recomendables para evitar que el Kapha se acumule en exceso y para tonificar el tubo digestivo.

- Reduzca el consumo de dulces. El Kapha es el único dosha que se identifica fuertemente con un sabor: el dulce. Independientemente de las calorías, las personas de este tipo físico aumentan de peso y se desequilibran si su dieta contiene demasiados alimentos dulces. Si evitan los helados, la leche, los postres azucarados, el pan de trigo y la mantequilla (todos considerados dulces por el Ayurveda), con frecuencia alivian en gran medida la coriza, la congestión de los senos paranasales, las alergias y el letargo que sufren los Kapha cuando están en desequilibrio. Con el tiempo, el exceso de alimentos dulces puede contribuir a la diabetes, una grave enfermedad típica de los Kapha. Por suerte, existe un edulcorante natural, la miel pura, que es buena para el Kapha. Tomar una o dos cucharadas al día (pero no más) ayuda a librar el organismo del exceso de Kapha.

- Manténgase abrigado. Por ser el Kapha un dosha frío, le beneficia el calor. El calor seco, concretamente, es lo más apropiado para cuando uno sufre congestión, trastorno habitual en los Kapha. Con frecuencia, exponer el pecho a rayos ultravioleta o utilizar una esterilla eléctrica bajo la espalda suele aliviar el exceso de Kapha.

- Evite la humedad. El Kapha es especialmente sensible al frío y a la humedad. Si siente malestar, procure protegerse la nariz, la garganta y los pulmones del frío invernal.

- Dese un masaje seco en el cuerpo para estimular la circulación. Este procedimiento se denomina *garshana* (véase la página 174); se efectúa con guantes especiales de seda cruda, que se pueden adquirir por correo. No conviene usar aceite cuando el Kapha está exacerbado, pues se trata de un dosha oleoso. Bastará con frotar enérgicamente todo el cuerpo, durante un lapso de entre cinco y diez minutos; no se esfuerce hasta el punto de fatigarse. Si no tiene guantes, utilice una esponja vegetal seca.

- Beba líquidos calientes durante el día, pero con moderación, pues el Kapha es húmedo de por sí. Para aliviar la congestión y el dolor de garganta resulta eficaz preparar una tisana hirviendo con un cuarto de cucharadita de jengibre seco y cúrcuma en una taza de agua. También tiene la posibilidad de encargar por correo un té especial para apaciguar el Kapha. Se pueden beber hasta cuatro tazas diarias.

- Haga ejercicio con regularidad, preferiblemente todos los días. Es una de las mejores formas de evitar el estancamiento y la acumulación de toxinas en el cuerpo. A los Kapha, fuertes y musculosos por naturaleza, se les dan bien los deportes cuando son jóvenes, pero casi todos se vuelven sedentarios con la llegada de las responsabilidades adultas. Es una pena, pues el ejercicio beneficia a los Kapha más que a los demás; deberían mantenerse activos a cualquier edad.

- Cuando esté enfermo y necesite recuperarse, sea sincero consigo mismo. Los Kapha, que tienen mucho vigor, disfrutan con la actividad física. También son muy resistentes al dolor y sólo guardan cama cuando están muy enfermos. Si usted pertenece a este tipo y se encuentra tan mal como para acostarse, tómeselo con calma. Con toda seguridad, esté doblemente enfermo; los Kapha suelen apesadumbrarse mucho cuando no se sienten bien atendidos; por lo mismo, si está decaído, deje que sus parientes y amigos le presten más atención que de costumbre.

- La congestión nasal es un problema habitual de los Kapha, que se puede prevenir empleando una técnica sencilla. Disuelva un cuarto de cucharadita de sal en media taza de agua caliente. De pie junto al lavabo, vierta un poco de agua salada en el hueco de una mano. Tápese la fosa nasal izquierda, inclínese e inhale el agua varias veces por la ventana derecha de la nariz, para que penetre hasta los senos. Luego tápese la fosa derecha y repita el procedimiento con la otra ventana de la nariz. No inspire profundamente (pues de lo contrario el agua llegaría a los pulmones) ni se fuerce si tiene los senos paranasales tapados. Tal vez estornude o le empiece a gotear la nariz; esto es conveniente. Repita el procedimiento dos o tres veces, si es necesario. Este tratamiento es más eficaz después de una ducha caliente, pues ésta ablanda las paredes de los senos paranasales. Si nota algún dolor o se le ha diagnosticado una infección sinusal, interrumpa el tratamiento inmediatamente. Su objetivo es mantener tonificadas las vías nasales, no curar una enfermedad ya declarada.

CÓMO SE APLICA EL GARSHANA

Este masaje seco debe practicarse por la mañana, durante tres o cuatro minutos, antes de bañarse y vestirse. Después de ponerse los guantes de seda especiales, frote la piel con ambas manos, rápida y vigorosamente. Friccione las partes largas de brazos y piernas con movimientos amplios, adelante y atrás. Cámbielos por movimientos circulares pequeños cuando llegue a las articulaciones: hombros, codos, muñecas, etcétera. Para comenzar, bastan entre diez y veinte movimientos largos; con el tiempo se pueden aumentar hasta cuarenta.

1. Empiece por masajear la cabeza, con movimientos circulares enérgicos, y sustitúyalos por pasadas largas cuando llegue al cuello y los hombros. Continúe por los brazos alternando los dos movimientos: circulares en la articulación del hombro, largos en el antebrazo, de nuevo circulares en los codos, largos en el brazo, circulares en la muñeca, largos en la mano y, por último, movimientos circulares en las articulaciones de los dedos.
2. Pase al pecho y masajéelo horizontalmente con movimientos largos, pero evite hacerlo directamente sobre el corazón y las mamas.

3. Friccione el estómago con dos pasadas horizontales; luego, aplique dos movimientos en diagonal. Con este mismo ritmo alternado, masajee la parte baja del abdomen, la región lumbar, las nalgas y los muslos, centrándose especialmente en las zonas en que haya acumulación de grasa. (Esto favorece la circulación en dichas zonas y libera las toxinas derivadas del exceso de Kapha y grasa.)

4. De pie, masajee la articulación de las caderas con movimientos circulares. Luego repita en las piernas lo que hizo en los brazos: movimientos largos en las partes largas y circulares en las rodillas y los tobillos, para terminar con pasadas largas en el empeine.

El garshana, combinado con ejercicios de yoga, es especialmente útil para acabar con la celulitis.

EL CUERPO HUMANO MECÁNICO CUÁNTICO

6

Medicina cuántica para un cuerpo cuántico

En el interminable viaje hacia el autoconocimiento, los tres doshas son un punto de referencia muy importante. Nos guían al mundo interior, único lugar donde se puede influir en todos los aspectos de la inteligencia: pensamientos, emociones, impulsos, instintos, deseos y creencias. Pero los doshas son sólo una etapa del camino. Más allá hay revelaciones incluso más profundas. En la segunda parte quiero llegar a esas profundidades explorando el cuerpo humano mecánico cuántico, expresión con el que el Ayurveda designa el *software* invisible que da forma, controla y crea al ser físico.

En el primer capítulo establecí algunos de los principios básicos que subyacen en el cuerpo mecánico cuántico: es una red de inteligencia que reúne en sí la sabiduría, no sólo del cerebro, sino de otros cincuenta billones de células que componen el cuerpo humano; responde inmediatamente a nuestros pensamientos y emociones más leves provocando el flujo y el cambio constantes que constituyen la base de nuestra naturaleza; no está localizado en el espacio-tiempo, sino que es mucho más general: se extiende en todas direcciones, como un campo. No podemos ver nuestro propio cuerpo cuántico, pues se compone por entero de vibraciones y fluctuaciones leves del campo; pero podemos tener conciencia de él; en realidad, nuestros sentidos están en sintonía con el campo cuántico, cuya actividad es más básica que la materia y la energía. El hecho de que podamos tomar conciencia de un nivel de la naturaleza entre diez y cien millones de veces más sutil que el átomo parece tan sorprendente que me gustaría extenderme sobre esta idea.

EXPLORACIÓN DEL MUNDO INTERIOR

El lector ya sabe que los doshas son como una estación de distribución de energía en la que los pensamientos se convierten en materia. Al principio esto se antoja imposible. La materia es sólida y estable; se puede ver y tocar, medir y pesar. Los pensamientos, por el contrario, son fugaces e invisibles; son imposibles de ver y de tocar; en cuanto a medirlos (como con un electroencefalograma), los medios de los que disponemos son sumamente rudimentarios. Tal como lo expresaba un ingenioso fisiólogo, entender el cerebro por medio de un electroencefalograma es como tratar de comprender las reglas del fútbol pegando electrodos al exterior de un estadio para escuchar los rugidos de la multitud.

También los datos que obtenemos al echar un vistazo al interior del cráneo son muy limitados. Gracias a la técnica ultramoderna llamada tomografía por emisión de positrones, ahora es posible obtener la imagen de una emoción o percepción intensas mientras el sujeto la está experimentando. (Para ello se analizan las imágenes trazadas por los radioisótopos mientras el cerebro efectúa el proceso de concebir un pensamiento.) Pero estas imágenes, por reveladoras que sean, no nos dicen qué tipo de pensamiento se está procesando. No se puede distinguir el amor del odio; la imagen no muestra la diferencia entre una mente sana y una desequilibrada, y mucho menos descodifica la increíble sutileza, la milagrosa variedad que caracterizan a la conexión mente-cuerpo.

El único modo de penetrar realmente en este reino, es por medio de la subjetividad, desde dentro del cuerpo mecánico cuántico. Es aquí en donde se lleva a cabo el prodigio que convierte mente en materia. Si nos asustamos al encontrarnos con una serpiente en el bosque, nuestro corazón empieza a latir con fuerza, se nos seca la boca y las rodillas nos tiemblan como si fuesen de goma. Cuando pegamos un salto hacia atrás, ya se ha producido en nuestro interior una transformación instantánea. El impulso mental (totalmente abstracto e inmaterial) se ha manifestado físicamente en la forma de moléculas de adrenalina, que son concretas y totalmente materiales. La decisión que posibilita esto se produce subjetivamente; uno elige comunicar una vaga intención al cuerpo mecánico cuántico, y éste, sin vacilar, cumple con sus órdenes. Dar un brinco hacia atrás no es nuestra única opción. Si las serpientes no nos diesen miedo, no habría adrenalina; podríamos, en cambio, generar las sustancias químicas que causan alegría y entusiasmo, la emoción del descubrimiento, o podríamos tener una reacción mucho más despreocupada.

Esto despeja el camino al Ayurveda, que sostiene que la mente nos proporciona el control, la capacidad de reaccionar de cualquier manera que deseemos. Lo lamentable es que todos nosotros estamos preprogramados con arreglo a directrices sumamente rígidas; nuestras reacciones se reducen a unas pocas, cuando podrían ser infinitas. Y esto tiene un precio. La conexión mente-cuerpo deja de producirse de forma natural, sin esfuerzo; se acumula el estrés, y las señales negativas que emite la mente comienzan a dañar las células. Un viejo refrán indio reza: «Si quieres saber cómo fueron tus pensamientos ayer, mira tu cuerpo hoy. Si quieres saber cómo será tu cuerpo mañana, mira tus pensamientos hoy.» Casi todos nos llevaríamos un disgusto considerable si realizáramos esta prueba. La verdadera medicina de la que carecen nuestros cuerpos es la medicina para la conciencia.

MEDICINA CUÁNTICA

Cuando nos enteramos de que existe un cuerpo cuántico paralelo al físico, buena parte del misterio comienza a cobrar sentido. He aquí dos datos significativos sobre los ataques cardíacos:

Dato 1: se producen más ataques cardíacos a las nueve de la mañana de los lunes que a ninguna otra hora de la semana. Dato 2: las personas menos propensas a sufrir un ataque cardíaco mortal son las que se declaran muy satisfechas con su trabajo.

Si sumamos estos dos hechos, comenzaremos a sospechar que hay un factor de elección detrás del fenómeno. Se supone que los ataques cardíacos se producen de forma fortuita, pero da la impresión de que algunos de ellos, por lo menos, están bajo el control de quienes los sufren. Ciertas personas que detestan su trabajo escapan de él, un lunes por la mañana, provocándose un ataque cardíaco, cosa que no hacen quienes trabajan a gusto. (Dejemos a un lado por qué quienes detestan su trabajo no escogen una salida menos drástica para sus frustraciones.) La medicina convencional no conoce mecanismo alguno que nos permita provocarnos un ataque cardíaco utilizando la mente. Sin embargo, desde la perspectiva ayurvédica, el corazón acusa los impulsos que se agolpan en la mente, incluidos sus desilusiones, sus miedos y sus frustraciones. En el nivel cuántico, mente y cuerpo están unidos; por tanto, no cabe sorprenderse de que una profunda insatisfacción alojada en la mente se exprese en un equivalente físico: un ataque cardíaco.

En realidad, cualquier insatisfacción debe expresarse físicamente, pues todos nuestros pensamientos se convierten en sustancias químicas. Cuando estamos alegres, las sustancias químicas de nuestro cerebro viajan por todo el cuerpo, transmitiendo nuestra felicidad a todas las células; al recibir el mensaje, ellas también «se ponen felices», es decir: empiezan a funcionar con mayor eficacia, modificando sus propios procesos químicos. En cambio, si estamos deprimidos, ocurre lo contrario. La tristeza se comunica químicamente a cada una de las células, lo que ocasiona que nos duela el corazón, por ejemplo, y que el sistema inmunológico se debilite. Cuanto pensamos y hacemos se origina en el interior del cuerpo cuántico y luego burbujea hacia la superficie de la vida.

Probablemente el lector haya oído hablar de esos experimentos en que a un sujeto hipnotizado se le calientan las manos, le aparecen manchas rojas y hasta ampollas en la piel, sólo por el poder de la sugestión. Este mecanismo no es privativo de la hipnosis. Nosotros hacemos lo mismo en todo momento, con la salvedad de que habitualmente no tenemos un dominio voluntario del proceso. Una típica víctima de ataque cardíaco se horrorizaría si descubriera que ella misma se provocó el ataque. Sin embargo, si miramos más allá de las sombrías implicaciones, la novedad verdaderamente extraordinaria es que contamos con enormes poderes desaprovechados. En vez de provocar de modo inconsciente la enfermedad, podríamos reforzar la salud de forma consciente.

Gerald Rice, en virtud de su profesión de médico, conoce perfectamente la gravedad de su estado. Después de practicar la medicina interna en Boston durante un cuarto de siglo, a los cincuenta años de edad se le diagnosticó una leucemia crónica, es decir, un cáncer en los glóbulos blancos de la sangre. Gerald vive presa de un creciente pánico desde su diagnóstico. Obsesionado por su enfermedad, pasa las noches en vela, estudiando publicaciones médicas. Todo lo que lee es muy desalentador. Los pacientes aquejados del tipo de leucemia que él padece suelen vivir sólo unos pocos años a partir del diagnóstico inicial.

Aún es temprano. Gerald no presenta, de momento, otro síntoma que un desacostumbrado cansancio durante el día, pero su recuento de glóbulos blancos revela una cantidad muy elevada, cuarenta mil, más del cuádruple de la cifra normal, que varía entre cuatro mil y once mil. Uno de los principales institutos especializados de Nueva York lo ha instado a probar ciertas formas de quimioterapia, altamente experimentales, pero encierran riesgos desconocidos y no ofrecen garantías de prolongarle la vida. Ha decidido esperar, pese a que estar sin tratamiento lo aterra. Varios oncólogos le han explicado que, una vez que su recuento de glóbulos blancos supere los cincuenta mil, tendrá que hacer algo. Gerald pasa las noches despierto, obsesionado por esa cifra: es una frontera que teme cruzar.

En tiempos recientes, tras haber leído sobre casos de cáncer que habían respondido favorablemente al tratamiento ayurvédico, Gerald acudió a nosotros. Mostraba muchas reservas; sus primeras preguntas revelaron que no las tenía todas consigo.

—¿Qué protocolo tienen ustedes para tratar la leucemia crónica? —preguntó de inmediato.

—Ésta no es una clínica especializada en cáncer —se le respondió—. Todos nuestros pacientes graves comienzan básicamente con el mismo tratamiento.

Esto lo horrorizó. Según su criterio profesional, cada tipo específico de cáncer requería un enfoque propio, intensivo y estrechamente focalizado. En el Ayurveda aplicamos una lógica distinta. Nuestra meta es alcanzar el nivel de equilibrio perfecto que hay dentro de cada paciente, por enfermo que esté. La consolidación de este nivel trae consigo la curación, por medio de los métodos del propio cuerpo.

—En este momento, en su estado, predominan las sensaciones de temor y pánico —se le dijo—. Usted está enviando abrumadoras señales de alarma a su sistema inmunológico; como médico, sabe que la respuesta inmunológica es sumamente sensible a tales mensajes.

Tuvo que admitir que esto era verdad.

—Lo que deseamos es devolver su conciencia a un plano más saludable, a un sitio en el que la enfermedad no represente una amenaza tan grande. En definitiva, querríamos que usted hallara el lugar donde la enfermedad ni siquiera existe.

En este punto tuvo una reacción de rechazo.

—¡Pero si existe! Es real. ¿Me están pidiendo que cierre los ojos a ese hecho? Si tengo pánico, es porque la leucemia me hace sentir así —protestó.

Comenzaba a alterarse. Se había esforzado por mantener un completo dominio de sí mismo desde que le comunicaron ese devastador diagnóstico. La perspectiva de cambiar esa postura rígida y temerosa casi lo asustaba más que la propia enfermedad. Nos apresuramos a tranquilizarlo. Siempre tendría a su disposición otros tratamientos médicos, ya fueran ayurvédicos u occidentales. Nos mantendríamos en contacto con su propio médico y con los principales especialistas de la zona de Boston. Sin embargo, considerábamos que, sin tratamiento para su ser interior, ningún tratamiento médico exterior, basado en fármacos o radiaciones, sería suficiente.

En toda enfermedad grave que ponga en peligro la vida, hay a menudo muchas capas de desequilibrio que ocultan las profundidades donde existe la curación; uno puede pasarse la vida entera sin sospechar que existe el cuerpo mecánico cuántico. En este nivel tan profundo, la salud perfecta es una realidad que espera a que la hagamos salir a la superficie de la vida. Tal como decimos a nuestros pacientes, el primer paso hacia la perfección es desprenderse de la imperfección. Con este fin, la tradición ayurvédica nos ha dejado en herencia muchas técnicas, físicas o mentales, para que el médico las emplee.

—Si usted logra atravesar la máscara de la enfermedad y ponerse en contacto con su yo interior, aunque sólo sea durante unos pocos minutos diarios, realizará un avance enorme hacia la curación —se le prometió—. Nadie puede garantizarle la recuperación, pero este enfoque de la medicina es válido y da resultado.

Gerald acogió estas declaraciones con una mezcla de esperanza y escepticismo. Soy perfectamente consciente de lo vulnerables que se sienten los pacientes en esta situación. Son susceptibles de sufrir ataques agudos de ansiedad y culpa. En su fuero interno, se preguntan si tal vez merecían la enfermedad y, por tanto, la han causado sin darse cuenta; se culpan por no haber comido mejor, por no consultar con frecuencia al médico, por no llevar una vida más saludable, en general; maldicen al destino y, sin embargo, le suplican que los salve.

Toda esta angustia es innecesaria; por tanto, no debe ser atacada de inmediato. La verdad pura y dura es que, cuando se declara una enfermedad, trae aparejada una realidad enferma; cuanto más grave sea la enfermedad, más distorsionada se tornará nuestra visión de la realidad. Para quien padece una enfermedad verdaderamente debilitante, lo que domina es el miedo. Lo que no significa que sea inevitable. El miedo es el paisaje que vemos cuando estamos en una realidad enferma. Si modificamos esa realidad, que nace de nuestro interior, el paisaje también cambiará.

—Puede iniciar los tratamientos mañana —se le dijo a Gerald, después de la entrevista y del primer examen—. No hace falta que crea en ellos. Basta con que se exponga a ellos.

—Estoy dispuesto a probarlo todo —respondió él en voz baja.

Inmediatamente se registró en nuestro centro. Teniendo en cuenta todo aquello por lo que había pasado, no sorprendió a nadie que el primer análisis de sangre, efectuado esa tarde, arrojara un resultado descorazonador. Su recuento de glóbulos blancos había ascendido a cincuenta y dos mil, una cantidad muy superior a la que él (por influencia de otros médicos) consideraba el punto sin retorno.

A continuación ocurrieron varias cosas. En cuanto llegó al centro, Gerald se sumergió en las rutinas para equilibrar los doshas que describimos en el capítulo 5. Fue clasificado como tipo Pitta y se le prescribió la dieta apaciguadora de este dosha, rica en ensaladas, frutas, arroz, pan y platos fríos, baja en grasas y sal, en la que primaba el sabor dulce, todo lo cual ayuda a aliviar el Pitta.

En su primera mañana en la clínica aprendió a meditar y comenzó a practicar la meditación dos veces al día, antes del desayuno y de la cena. Gerald, como médico, se asombró al observar su entorno. En el centro reina una atmósfera vital y reconfortante. No es en absoluto convencional desde el punto de vista médico. No tiene un aire sombrío, está libre de olores antisépticos y carece de lúgubres unidades de cuidados intensivos en las que se oye el pitido constante de los monitores.

El Ayurveda recomienda rodearse de un ambiente natural, preferiblemente bello, para propiciar la recuperación. Los cinco sentidos envían señales continuamente al cuerpo mecánico cuántico; uno metaboliza cada una de esas señales, que pasa a almacenarse en nuestro depósito de imágenes, sonidos, olores, etcétera. Si lo que vemos, oímos, tocamos y olemos nos hace pensar en la enfermedad, estamos absorbiendo estímulos insalubres. ¿Cómo vamos a renovar la realidad si se nos recuerda siempre, sutilmente, la vieja realidad?

Aunque a Gerald le encantaban sus largas caminatas por la playa, estaba intrigado.

—Yo no veo que mis tratamientos tengan nada de médicos —protestaba de vez en cuando.

Le pedíamos, simplemente, que siguiera adelante.

La más activa de las terapias que Gerald recibía se denomina *panchakarma* (que en sánscrito significa «las cinco acciones» o «los cinco tratamientos»), un amplio conjunto de técnicas para purificar el cuerpo de toxinas depositadas en él por la enfermedad y la dieta inadecuada. En la medicina occidental, sabemos que en cada célula del cuerpo se acumulan desechos sin cesar. Se supone que estos residuos, producidos por la oxidación de los radicales libres, ocasionan que el ADN cometa errores (causa de la mayor parte de los cánceres); casi con seguridad, estos desechos afectan al funcionamiento de la célula y conducen al envejecimiento prematuro; con el tiempo acaban por matar nuestras células. Lo que no se conoce con exactitud es la manera en que esos desperdicios llegan a las células. El Ayurveda dice que es la basura que dejan tras sí los doshas desequilibrados, prueba visible de algún fallo en un proceso invisible.

Los sabios ayurvédicos agruparon todos esos residuos tóxicos bajo el nombre de «ama», que ellos percibían como una sustancia maloliente, pegajosa y dañina, que es preciso expulsar del organismo tan a fondo como se pueda. Algunas medidas purificadoras pueden ser aplicadas en el hogar (como veremos más adelante), pero el panchakarma completo es un tratamiento que requiere de supervisión médica, un diagnóstico exacto y métodos de trabajo intensivo dirigidos por técnicos ayurvédicos.

El panchakarma no elimina los desechos físicos de las células, pero se dice que extrae de ellas lo que sobra de los doshas, junto con el ama que se «adhiere» a ellos, utilizando los canales de evacuación del propio cuerpo (glándulas sudoríparas, vías urinarias, intestinos, etcétera). Desde el punto de vista del paciente, los masajes y baños de aceite diarios son sumamente placenteros y relajantes; desde la perspectiva cuántica, estamos limpiando y restaurando los canales que conducen las señales curativas a nuestras células. El panchakarma, reitero, no es un tratamiento para el cáncer: se aplica a todos los pacientes a fin de restaurar el equilibrio.

Al cabo de uno o dos días, Gerald sintió que la fatiga acumulada salía a raudales de su organismo, como si se purificase de años enteros de agotamiento. Aunque habitualmente era una persona muy trabajadora y motivada, descubrió que necesitaba desesperadamente largas horas de descanso y sueño. Cuando nos lo mencionó, le dijimos que desprenderse de la fatiga implicaba liberarse también del estrés. La fatiga es la sombra de antiguas tensiones que se acumulan en el sistema nervioso. Gerald, como médico, no desconocía lo que era el estrés, pero por su formación médica le costaba admitir que éste pudiera provocar leucemia.

Le expliqué que llevaba impreso en las células el recuerdo del estrés y que, con el tiempo, éstas pierden la capacidad de funcionar a la perfección. Las conexiones de la inteligencia se rompen, como si se interrumpiera un circuito eléctrico. La inteligencia total de las células se debilita y la consecuencia final es la enfermedad. En su caso, la enfermedad era leucemia; podría haber sido cualquier otra entre miles de trastornos. Por ello, el objetivo de la terapia es el mismo para todos: devolverle al cuerpo la inteligencia que le es propia.

Una semana después de su llegada, Gerald deseaba volver a su casa, aún convencido de que no le habíamos aplicado un tratamiento médico. En la última entrevista se le mostraron los resultados de un análisis de sangre practicado esa mañana. Según ese informe de laboratorio, su recuento de glóbulos blancos había descendido en más de un cuarenta por ciento: de cincuenta y dos mil a veintiocho mil. Se quedó atónito. Era una mejoría extraordinaria. Si Gerald hubiera optado por la quimioterapia convencional, una reducción de diez mil en su recuento habría sido considerada todo un éxito.

Sin haber sufrido efectos secundarios, se sentía más sano de lo que se había sentido en muchos años, no sólo desde que le diagnosticaran la leucemia. Otro síntoma grave de su enfermedad había desaparecido por completo: la abundancia anormal de glóbulos blancos inmaduros producida por la médula de los pacientes leucémicos. La muestra de sangre tomada el primer día revelaba una gran cantidad de células anormales; ya no quedaba ninguna.

—Esto podría ser una casualidad, ¿no? —observó—. O a lo mejor el análisis de sangre está equivocado.

Sin embargo, él sabía que esas pruebas rutinarias muy rara vez arrojan resultados erróneos: las usa todos los días en su práctica profesional.

EL PODER DE LA CONCIENCIA

Creo que el secreto de la recuperación de Gerald estriba en un cambio operado en su conciencia. Descubrió que el autodominio consiste más en dejarse llevar que en tratar de dominar por la fuerza el propio cuerpo. El período de seguimiento lo demostró palmariamente. Después de abandonar la clínica, Gerald se entregó de lleno a su trabajo, sometiéndose de nuevo a las grandes tensiones habituales; tres meses después, en su siguiente visita, el recuento de glóbulos blancos se había disparado otra vez a más de cuarenta y cinco mil. Él se sumió en una depresión, pero los tratamientos ayurvédicos pronto redujeron esa cantidad. Inmensamente aliviado y agradecido, volvió a su casa y se zambulló en su vida anterior incluso con mayor ahínco. No es de extrañar, pues, que el recuento aumentara por tercera vez.

Cuando volvió para otra semana de tratamiento, le dije algo que él no esperaba:

—El dolor lo atormenta cuando regresa a casa, ¿no es así?

—¿A qué se refiere? —preguntó, cauteloso—. Ya sabe que estoy enfermo.

—No me refiero a su enfermedad.

No contestó. Parecía muy significativo que le hubiesen diagnosticado la leucemia apenas cuatro meses después de la muerte de su esposa, fallecida de un ataque cardíaco a los cincuenta y pocos años. Gerald la echaba terriblemente de menos. Más aún: por la noche, cuando volvía a su casa, tenía roces con su hija divorciada, que se había instalado allí para atenderlo.

Tuvo que reconocer que su estado dependía del estado de su conciencia. Su mente influía en gran medida sobre su cuerpo.

—Imagínese que su conciencia es como una cuerda de violín. La cuerda puede tocar cualquier clase de nota, aguda o grave, según dónde ponga usted su dedo. En este momento, usted está emitiendo todo tipo de notas erróneas. No sólo sus elevadísimos recuentos de glóbulos blancos, sino también sus cambios de humor, su expectación nerviosa, su dolor; todas estas alteraciones son notas que surgen de la misma posición.

»En la medicina convencional sólo importan las notas en sí. Se dedica una enorme cantidad de tiempo a matar los glóbulos blancos anormales. Pero es igual de importante cambiar su posición en la cuerda. Entonces no destruiría nada: crearía una nueva realidad, incluso con notas nuevas. ¿No es eso lo que hemos estado haciendo desde un principio? Piénselo.

Gerald reconoció que se sentía mejor cada día que

pasaba en la clínica y peor cada día que se quedaba en su casa.

—Pero no estará usted insinuando que el hecho de sentirme bien produce una regresión de la leucemia, ¿verdad? —preguntó.

—Si sentirse bien forma parte de la curación, sí, eso es lo que quiero decir. En realidad, el problema no está en sus cambios de humor. Es natural que el humor cambie en el curso de una enfermedad grave: uno pasa de la alegría a la depresión, de la esperanza a la desesperanza sin previo aviso.

»Detrás de esos imprevisibles cambios de humor, hay una perturbación en el nivel cuántico de la conciencia. Son los cambios en este plano de conciencia los que provocan las alteraciones de humor; si su conciencia profunda varía, sus estados anímicos la seguirán como una veleta. Cabe esperar que su cuerpo muestre señales similares, y sus recuentos alterados son un ejemplo palpable de ello. Los cambios de conciencia tienen muchísima importancia. Como médico, usted no puede ver sólo un aspecto de las cosas y decir que las emociones negativas trastornan el sistema inmunológico. También ha de ser cierto que los estados de conciencia positivos le ayudan a recuperarse.

A Gerald esto le pareció razonable. A sus creencias médicas convencionales, que lo llevaban a ser escéptico con respecto a cualquier tipo de «dominio de la mente sobre la materia» en el proceso de curación, debía contraponer su vívida e innegable experiencia. Mantuvimos esta conversación hace varios meses. Él continúa beneficiándose de los métodos esbozados aquí, pero le está costando tiempo y esfuerzo romper por completo con sus viejos esquemas. Creemos, empero, que ya ha dejado atrás lo peor. Ahora da muchas menos muestras de lucha interior. Está cediendo en una de sus creencias más arraigadas: que debía batallar por su vida con todos los átomos de su ser. Ahora comienza a aceptar la posibilidad de que un principio ayurvédico muy profundo sea cierto: si logramos desprendernos de la imperfección, la perfección surgirá por sí sola.

7

La apertura de los canales de curación

Para el Ayurveda, la meta más importante es restablecer el contacto con el cuerpo mecánico cuántico. Llamamos a este proceso «curación cuántica». Según la medicina moderna, las posibilidades curativas del cuerpo son casi infinitas, pero la curación cuántica es infinita. El flujo de inteligencia que emana del cuerpo mecánico cuántico puede ser canalizado de incontables maneras para obrar cualquier clase de efecto en el cuerpo físico, como la curación de enfermedades graves, incluidas las potencialmente mortales, y hasta la reversión del proceso de envejecimiento.

Trataremos todos estos temas en detalle en las páginas siguientes, cuando analicemos las principales técnicas curativas del Ayurveda. Todas son técnicas médicas utilizadas en nuestras clínicas, pero en su mayor parte tienen también una versión doméstica, que usted puede aprender de este libro o con algunas horas de instrucción por parte de un médico bien instruido en el método Crear Salud. La expresión «técnica curativa» debe interpretarse en su sentido más amplio; no se aplica sólo a los enfermos, sino a quienquiera que desee acercarse a la salud perfecta.

Las siete técnicas que describiremos son:

Panchakarma   *Terapia marma*
Meditación   *Aromaterapia*
Sonidos curativos   *Terapia musical*
Visualización curativa

PANCHAKARMA: PURIFICACIÓN DEL CUERPO

Las impurezas físicas contribuyen enormemente a ocultar a nuestros ojos la naturaleza perfecta de nuestro ser, como el polvo en un espejo. Pero tales impurezas se depositan en un plano mucho más profundo que el polvo, y sus efectos no son sólo físicos: toda nuestra psicología está ligada a nuestro estado físico. El valor del panchakarma radica en que ofrece un tratamiento sistemático para desalojar y eliminar las toxinas de todas las células, por medio de los mismos órganos de eliminación que el cuerpo emplea naturalmente: las glándulas sudoríparas, los vasos sanguíneos, las vías urinarias y los intestinos.

Los textos antiguos alaban el panchakarma como tratamiento estacional para asegurar el equilibrio, año tras año. Pese al elevado nivel de salud que hemos alcanzado y en virtud del cual los norteamericanos se sienten casi siempre sanos, éstos rara vez llegan a la vejez libres de enfermedades. En realidad, no hay siquiera uno de cada tres ancianos que no presente señales de cáncer, trastornos cardíacos, artritis, diabetes, osteoporosis u otros males degenerativos, endémicos de la edad avanzada. Todas estas enfermedades carecen de una causa específica; desde el punto de vista de un médico occidental, son dolencias complejas que se acumulan a lo largo de toda una vida, más o menos como una bola de nieve que, al rodar, va acumulando copos diminutos. No hay un único copo de nieve que sea el causante de la bola; sin embargo, cada uno de ellos hace crecer la bola. Por lo que al cuerpo se refiere, los copos de nieve son diminutos fragmentos de ama, y no podemos considerar que gozamos de un equilibrio perfecto a menos que el organismo deseche estas toxinas tan pronto como las recoge.

LOS PASOS DEL PANCHAKARMA

Aunque *panchakarma* se traduce literalmente como «las cinco acciones», en realidad comprende una serie de pasos adaptados a cada tipo físico y requiere supervisión durante una semana, aproximadamente. Ha llevado aproximadamente cinco años aclarar estos procedimientos y modificarlos para su uso en Occidente. Al igual que otros aspectos del Ayurveda tradicional, el panchakarma se ha visto obstaculizado por la confusión y por los diferentes modos en que lo practican en toda India. En el Centro Chopra, el panchakarma consta de los siguientes pasos:

Oleación (*snehana*). El paciente toma *ghee* (mantequilla clarificada con hierbas) durante varias mañanas seguidas, para suavizar los doshas y reducir al mínimo la actividad digestiva. (Desde la perspectiva ayurvédica, lo que estamos haciendo es apagar momentáneamente el *agni*, el fuego digestivo.)

Laxante (*virechana*). Se toma un laxante para limpiar el intestino, con lo que se rebaja el Pitta y se disminuye más aún el agni.

Masaje con aceite (*abhyanga*). Los técnicos llevan a cabo un abhyanga en todo el cuerpo, como el que se realiza diariamente en casa, pero durante el doble de tiempo y más a conciencia. El aceite se combina con hierbas que varían según el tipo físico. Se emplea más energía para desprender lo que sobra de los doshas y dirigirlo hacia los órganos de eliminación. También existe un tratamiento relacionado con éste, llamado *shirodhara*, que consiste en dejar caer sobre la frente un hilillo de aceite de sésamo con hierbas, para relajar profundamente el sistema nervioso y equilibrar el Prana Vata, el subdosha de Vata que ejerce mayor control sobre el cerebro.

Tratamientos de sudor (*swedana*). El vapor de hierbas abre los poros y comienza a liberar el cuerpo de impurezas a través de las glándulas sudoríparas.

Lavativa (*basti*). Se emplean lavativas medicinales (en el Ayurveda figura más de un centenar) por diversos motivos específicos; en general, se aplica este tratamiento para eliminar los doshas desprendidos a lo largo del tracto intestinal.

Inhalaciones (*nasya*). Se inhalan aceites medicinales o mezclas de hierbas para despejar los conductos sinusales, drenar el exceso de mucosidad y disminuir el Kapha que tiende a acumularse en la cabeza.

Los dos siguientes estudios pueden dar una mejor idea de cómo hacer efectivo este procedimiento:

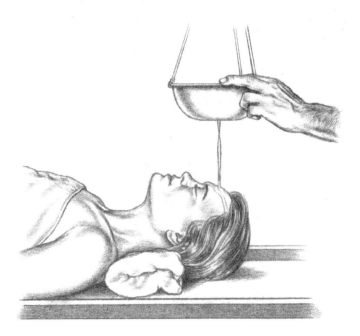

Shirodhara relaja profundamente el sistema nervioso.

Hace diez años, Daniel Frazier, un contratista de casi cincuenta años, comenzó a sufrir dolores de espalda recurrentes. Como ocurre con frecuencia, a los médicos les resultó difícil aislar la causa de ese dolor. Aunque para él era atrozmente real, los escáneres no revelaban problema alguno. Después de consultar a varios especialistas, Frazier se resignó a vivir con un dolor crónico. Cuando sufría un ataque, permanecía en su casa, en cama, y subsistía a base de relajantes musculares hasta que el dolor remitía.

Un médico cualificado en Ayurveda examinó a Daniel y le informó de que su dolor se debía, probablemente, a un desequilibrio del Apana Vata, el subdosha del Vata que controla la parte inferior de la espalda y los intestinos. Se le prescribió una rutina apaciguadora del Vata y una semana de clases de panchakarma y yoga. Al terminar el tratamiento, el dolor había desaparecido del todo por primera vez en una década. Desde entonces, Daniel prácticamente no ha sufrido dolores; regresa a intervalos regulares para someterse a sesiones de panchakarma, a fin de prevenir recaídas.

Cheryl De Luca cayó en un cuadro típico de la adolescencia a los diecisiete años, cuando comenzó su problema de acné. Sin embargo, aún lo padecía a los treinta y un años, cosa que ya no era típica en absoluto. Por suerte, sus erupciones eran relativamente leves y no la desfiguraron de manera permanente. Aun así, vivir con acné crónico era difícil para ella y le provocaba una gran timidez. Como suele ocurrir, los remedios que se venden sin receta le habían servido de muy poco; reducir el consumo de chocolate, tomates, frituras y otros alimentos sospechosos surtió escaso efecto.

Cuando Cheryl contaba unos veinticinco años, el dermatólogo le recetó tetraciclina, un antibiótico ampliamente utilizado para tratar el acné en adultos. Le provocaba ocasionalmente efectos secundarios leves: molestias estomacales y sensibilidad a la luz diurna intensa. Su médico opinaba que era el precio ínfimo que debía pagar para mantener la enfermedad a raya. A Cheryl, por su parte, le preocupaba la idea de tomar antibióticos a diario y durante un tiempo indeterminado. Cuando acudió a uno de nuestros centros, su trastorno fue diagnosticado como desequilibrio del Pitta. (Uno de los cinco subdoshas del Pitta, el Bhrajaka Pitta, da brillo a la piel cuando está en equilibrio, pero suele ser responsable de los problemas epidérmicos cuando lo pierde.)

El tratamiento fue muy simple. Le indicaron a Cheryl que siguiera una dieta apaciguadora del Pitta, y la instruyeron en la rutina ayurvédica diaria. Pasó una semana en el centro, sometiéndose al panchakarma. Su acné empezó a remitir y desapareció por completo al cabo de seis meses. Hace ya un año que está libre de su trastorno y no toma medicación.

EL PANCHAKARMA HOY

En la India actual, el tratamiento de panchakarma estacional es algo reservado para los ricos y para aquellos pocos que se mantienen fieles a la tradición ayurvédica. Sin embargo, los textos clásicos establecen claramente que todo el mundo necesita el panchakarma. Lo más conveniente es practicarlo tres veces al año, a principios de la primavera, el otoño y el invierno. También se recomienda someterse a él como paciente interno, pues el cuerpo descansa mejor si uno no está obligado a trasladarse hasta la clínica y hacer el viaje de regreso todos los días. Aun así, el tratamiento externo es también muy eficaz. Las personas que gozan de buena salud deberían dedicar una semana al año al panchakarma, como mínimo. Los enfermos sólo pueden someterse al tratamiento como pacientes externos con el asesoramiento de un médico instruido en el Ayurveda. En cuanto a los niños menores de doce años, no es habitual someterlos a esta terapia a menos que así lo recomiende un médico.

MEDITACIÓN: UNA TÉCNICA PARA «IR MÁS ALLÁ»

Las impurezas físicas de las células tienen sus equivalentes en la mente: el miedo, la cólera, la codicia, la compulsión, la duda y otras emociones negativas. Puesto que operan en el plano cuántico, pueden ser tan perjudiciales para nosotros como cualquier toxina química. Tal como hemos visto, las conexiones mente-cuerpo convierten las actitudes negativas en toxinas químicas: las llamadas «hormonas del estrés», a las que se atribuyen muchas enfermedades diferentes. El Ayurveda agrupa todas las tendencias negativas bajo el nombre de «ama mental», sustancia que debe ser eliminada de la mente. Pero ¿cómo?

No es posible purificar la mente con sólo pensar en ello. Una mente colérica no puede dominar su propia cólera; el miedo no aplaca el miedo. En cambio, se requiere una técnica especial que va más allá de los ámbitos en los que imperan el miedo, la ira y todas las otras formas de ama mental. Esta técnica es la meditación. Si se enseña y se utiliza debidamente, la meditación permite al sujeto desprenderse de todo el ama acumulado en sus pensamientos y sus emociones. En nuestras clínicas aconsejamos la Meditación del Sonido Primordial, o MSP, como medio sencillo y natural de alcanzar este objetivo.

En la década de 1970, siendo yo un médico joven, me sentí atraído hacia la meditación por dos motivos: uno, personal; el otro, profesional. El motivo personal era la promesa de crecimiento interior, de llegar a un estado expandido de desarrollo mental y espiritual. El motivo profesional era la extensa bibliografía sobre la meditación que establecía que esta meditación era «real», es decir: que aportaba beneficios tangibles.

La meditación no obliga a la mente a tranquilizarse; hace aflorar la tranquilidad que permanece latente en ella. De hecho, cuando examinamos todo el ruido dentro de nuestra cabeza (preocupaciones, resentimientos, falsas ilusiones, fantasías, esperanzas frustradas y sueños indefinidos), queda claro que el diálogo interno nos controla de forma deliberada. Todos somos víctimas de la memoria. Éste era el diagnóstico que emitían los maestros ayurvédicos hace miles de años.

Tras la pantalla de nuestro diálogo interno se oculta algo completamente distinto: el silencio de una mente que no es prisionera del pasado. Éste es el silencio que deseamos hacer salir a la superficie de nuestra conciencia por medio de la meditación. ¿Por qué es esto tan importante? Porque el silencio está en el origen de la felicidad. El silencio es la fuente de nuestros arranques de inspiración, nuestros sentimientos más tiernos de compasión y empatía, nuestro sentido del amor. Se trata de emociones delicadas que quedan ahogadas fácilmente por el estruendo del diálogo interior. Sin embargo, cuando uno descubre el silencio en su mente, ya no tiene que prestar atención a todas aquellas imágenes caóticas que desencadenan la inquietud, la rabia y el dolor.

Si usted desea obtener el máximo beneficio espiritual de la meditación, le recomiendo que busque a un maestro cualificado cuya tradición espiritual le inspire respeto. Por otro lado, puede aprender ahora mismo algunas técnicas de meditación para contactar con el silencio interior, pues son esencialmente psicológicas. Aprovechan el silencio natural que existe en el sistema mente-cuerpo en condiciones de relajación.

Cuando esté listo para empezar, siéntese en silencio con las manos a los lados o sobre el regazo. Ahora, con los ojos cerrados, respire suave y tranquilamente. Deje que su atención siga de forma fluida el curso de su respiración. Note el aire que entra por sus fosas nasales y que llena sus pulmones. No aspire a fondo ni contenga el aliento; simplemente respire con normalidad. Al exhalar, deje que su atención siga el aire que asciende desde los pulmones y sale con suavidad por la nariz.

Nada de esto debe ser forzado. El aliento tiene que moverse con toda delicadeza, y su atención debe seguirlo suavemente cuando mece las copas de los árboles. A medida que su respiración se relaje, procure que sea cada vez más ligera. Recuerde que no debe forzarla; sencillamente deje que se torne más leve y superficial cuando su propio cuerpo se lo pida. Si empieza a sentir que le falta el aliento, no se preocupe. Eso significa que necesita un poco más de aire y que comienza a expulsar tensiones profundas. O quizás esté forzando a su respiración a ser más ligera de lo que le conviene. Respire al ritmo con el que su cuerpo se sienta más cómodo.

Una vez que se encuentre a gusto con este proceso y lo lleve a cabo sin esfuerzo, puede añadir el mantra «so ham», pensando en silencio la sílaba «so» al inspirar y la sílaba «ham» al exhalar.

Dedique entre dos y cinco minutos a este ejercicio, con los ojos cerrados y la mente centrada en una respiración natural y tranquila, mientras repite en silencio «so ham» con cada ciclo respiratorio.

¿Qué sucede cuando usted realiza este ejercicio? Probablemente se haya percatado de que sólo por el hecho de fijarse en su respiración usted entraba en una relajación cada vez más profunda y que, al mismo tiempo, su mente se calmaba. ¿Lo ha notado? En caso afirmativo, seguramente ha experimentado algunos breves momentos de silencio total, aunque con toda probabilidad no se haya dado cuenta de ello, porque no le he indicado que estuviese alerta. Si usted hubiese buscado el silencio, no lo habría encontrado. Aun así, imagino que habrá habido lapsos en que usted ha perdido la noción del tiempo, un buen indicador de que se ha acercado mucho a la meta. La mayoría de la gente empieza a tener pensamientos más difusos, otra buena señal.

Conforme adquiera más experiencia con la meditación, comenzará a notar un resurgimiento de su energía y vitalidad juveniles, originado en un nivel más profundo del sistema nervioso. Se trata de un cambio muy radical; la auténtica fuente de la juventud.

Aunque durante siglos la meditación ha estado envuelta en un aura de misticismo, es, en esencia, un sistema sumamente práctico y poco místico para serenar la mente; el medio más seguro de abrir una vía de curación.

LA MENTE SE CURA A SÍ MISMA

La vida de Matt cambió profundamente en el último año de instituto, época en que sus padres se embarcaron en un agrio proceso de divorcio. Desde un principio, él había sido un estudiante excelente, capaz de obtener las mejores notas con un mínimo esfuerzo; gracias a su extraordinario expediente académico, había obtenido una beca completa para estudiar en MIT. Sus padres lo adoraban. La decisión de divorciarse fue difícil para toda la familia; Matt recuerda que, cuando estaba acostado, oía las violentas discusiones de sus padres a través de la pared.

Al prolongarse estas disputas, el muchacho comenzó a tener dolores de cabeza. En vez de sentirse despierto y concentrado, notó que caía en períodos de depresión. Abandonó el hogar para ir a la universidad, pero su alejamiento agudizó los síntomas. Las migrañas se tornaron insoportables; sufría dolor agudo, mareos y vómitos. Su depresión se acentuó; antes de concluir el primer semestre, tuvo que abandonar los estudios. A duras penas lograba concentrarse lo suficiente para leer un periódico o escuchar música.

Matt se fue a vivir con su padre, un eminente abogado, profundamente desilusionado por lo que le había ocurrido a su hijo. Contrató a Matt como empleado de su bufete y le pagó los servicios de varios psiquiatras, que intentaron psicoanalizarlo a la vez que le administraban antidepresivos. Nada daba resultados satisfactorios ni duraderos. El tratamiento médico tampoco logró curarle las cefaleas. Al cumplir los veintiún años, Matt estaba aún tan deprimido que tenía que luchar contra la idea del suicidio.

Entonces un amigo le habló de la meditación; su médico estuvo de acuerdo en que podía serle útil y le aconsejó que la probara. Matt supo entonces que la meditación es una técnica puramente mecánica, empleada durante veinte minutos por la mañana y al atardecer. Le proporcionaron un mantra, una palabra elegida no por su significado, sino estrictamente por su sonido. Este sonido, por sí solo, atrae a la mente y la guía, sin esfuerzo y de forma natural, hacia un nivel ligeramente más sutil del proceso de pensamiento.

A medida que el mantra entra y sale de la conciencia, comienza a buscar niveles aún más sutiles del pensamiento, hasta que prácticamente todo pensamiento queda atrás. Llegados a este punto, decimos que la mente ha trascendido. Como ésta ya no está absorta en pensamientos de ningún tipo, queda expuesta a su propia y más profunda naturaleza: la conciencia pura. El silencio de la conciencia pura es muy refrescante para la mente, a la que le resulta cada vez más fácil no aferrarse a las viejas pautas de pensamiento; las rígidas maneras de pensar y sentir empiezan a desprenderse por sí mismas. Cuando esto ocurre, es señal de que la mente está aprendiendo, en realidad, a curarse sola.

Después de meditar algunas veces, Matt comenzó a notar un cambio evidente en su estado mental. Empezaban a aparecer pequeñas islas de lucidez, en las que se sentía totalmente alerta, libre del embotamiento de la depresión y lleno de felicidad. Con el tiempo, las islas fueron creciendo; Matt vivía para los momentos en que las encontraba. Sin embargo, las islas de lucidez sólo aparecían durante sus meditaciones. Cuando él estaba activo, la depresión volvía con toda su fuerza. Al cabo de unos cuantos meses, vino a consultarme.

—Lo que estás experimentando —le dije— son diferentes niveles de conciencia. Tu depresión está en un nivel; los dolores de cabeza, en otro; tus islas de lucidez, en un tercero. La meditación te lleva progresivamente al fondo de ti mismo, hasta que llegas a la zona donde la enfermedad no afecta. Ésa es una parte muy real de ti mismo.

»Conforme sigas meditando, estos momentos de claridad se prolongarán y se convertirán en la norma. En este momento estás estancado en ciertos modelos de tu conciencia, y tu cuerpo lo sabe. Tu depresión acapara tu atención, y por eso te resulta difícil, si no imposible, concentrarte en otras cosas.

»Pero como ya has visto, puedes dejarte ir. En cierto modo, la meditación consiste en dejarse ir y, sencillamente, existir. Y cuando permitas que esto ocurra, tu atención

volverá siempre a ese plano silencioso, apacible, inaltera-
ble, que llamamos sencillamente el ser. El ser es el punto
de partida de la mente; al volver a él llenas tu mente de esa
misma paz, de ese mismo silencio.

Dibujé un diagrama simple.

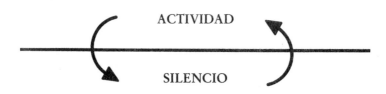

ACTIVIDAD

SILENCIO

—Por medio de la técnica de la meditación, uno lleva
la mente de la actividad al silencio. Al cabo de pocos segundos o minutos, la mente resurge naturalmente, como
el buzo que vuelve a la superficie del agua. ¿Qué la trae de
regreso? Los mismos impulsos que nos guían todos los
días: nuestros deseos. Un leve deseo provoca un murmullo de actividad en medio del silencio; este murmullo se
amplifica y, a su debido tiempo, se transforma en un pensamiento totalmente desarrollado.

»Sin embargo, este pensamiento no es como los de
antes. Lo rodea un aura de felicidad y frescura, sólo porque procede de un nivel más profundo de uno mismo.

Matt comentó que en los últimos tiempos se producía
un nuevo fenómeno. Cuando experimentaba un momento de lucidez, veía súbitamente versos. Éstos formaban un
poema completo, que no le venía a la mente palabra por
palabra, ni tampoco como resultado del proceso común
de pensamiento. Aparecía, sin más.

—Es una buena señal —le dije—. A medida que te
aproximas a tu propio centro creativo, toda tu forma de
discurrir cambia. En vez de aparecer por trocitos, las cosas se presentan como un todo. En lugar de conflictos

preocupantes, no hay conflicto alguno. El ser es un paisaje diferente, un nuevo panorama que la mente debe asimilar. Mientras estés en ese paisaje, experimentarás tu propio ser como algo completamente distinto.

En tono suave, agregué:

—El intenso sufrimiento que embarga tu mente es una distracción que te aparta de la realidad. La realidad es que puedes ir a esas islas apacibles cuando quieras. Son partes indisociables de tu ser; si vivieras permanentemente en ellas la depresión no te afectaría. Lo que la meditación te está enseñando es que la realidad, en el sentido de totalidad, ejerce una atracción poderosa sobre nosotros. Trata de conseguir que regreses al sitio al que perteneces. Ya comienzas a tener confianza en este proceso, ¿verdad?

Matt admitió que así era. Agregó que sus dolores de cabeza habían remitido notablemente y que comenzaba a estudiar la posibilidad de perseguir su sueño de toda la vida: convertirse en escritor.

—Esa confianza es otra buena señal —dije—. Te estás acordando de ti mismo. Encontrar tu propio ser es un proceso muy profundo, que no tiene fin. Tu cuerpo escucha ahora señales más saludables. Mientras continúes llevando tu mente de regreso a su fuente, una y otra vez, las señales serán cada vez más saludables. Has hecho un descubrimiento decisivo; curarte es sólo cuestión de tiempo.

LA MEDITACIÓN COMO MEDICINA

Ésta es la alentadora historia de un solo paciente, pero la aplicación de la meditación a trastornos graves es también muy prometedora. Uno de los mejores ejemplos es el de la tensión arterial elevada o hipertensión, conocida como el «asesino silencioso», que casi no presenta síntomas, pese a estar detrás de gran parte de los ataques cardíacos.

La tensión arterial de no menos de la tercera parte de los norteamericanos adultos raya en la hipertensión. Se calcula que treinta millones han recibido ya una advertencia de su médico, pero no siguen ningún tratamiento. La hipertensión limítrofe suele responder muy bien a la meditación. Esto fue demostrado por primera vez en un estudio realizado en 1974, en la Facultad de Medicina de Harvard. Se tomó la tensión a veintidós pacientes hipertensos mil doscientas veces, antes y después de que aprendieran a meditar. En un período comprendido entre un mes y cinco años, sus medidas promedio descendieron de 150/94 a 141/88. Esto fue suficiente para que la cifra baja (presión diastólica) descendiera de un grado limítrofe a una lectura aceptable; no bajó lo suficiente la cifra alta (presión sistólica), que se considera normal entre 120 y 130, pero al menos había una mejoría significativa. Estos resultados, muy similares a los de muchos estudios posteriores, no variaban en función de si los sujetos tomaban o no medicación para regular la presión sanguínea.

Se puede pensar que reducir una leve hipertensión no es un gran logro; sin embargo, hasta una ligera elevación de la presión sanguínea se considera muy peligrosa a largo plazo. Uno de cada dos fallecimientos asociados con la hipertensión pertenece a la zona limítrofe. Para las compañías de seguros, la hipertensión es el indicador más importante de la expectativa de vida. Un hombre de edad madura con presión normal (120/80) tiene probabilidades de vivir dieciséis años más que alguien con hipertensión moderada (150/100). Con sólo practicar la meditación, la mayoría de las personas menores de cuarenta años podría disminuir su tensión arterial de modo que quedara por debajo de la hipertensión limítrofe, cuyas cifras son de 130/90.

La meditación también puede reducir los niveles de colesterol anormalmente altos. El colesterol es uno de los principales factores de riesgo cardiovascular, pues el exceso de colesterol en la sangre tiene una relación directa con las placas de grasa depositadas en las arterias que conducen al corazón. A primera vista, parece asombroso que la mente pueda controlar el colesterol sérico. El nivel de colesterol sérico está determinado por una compleja interacción de factores diversos, todos ellos físicos: la dieta, la edad, la herencia, la eficacia digestiva y el funcionamiento del hígado desempeñan un papel importante. Hace varios años, los investigadores israelíes M. J. Cooper y M. M. Aygen seleccionaron a veintitrés pacientes con niveles de colesterol elevados; a doce se les enseñaron las técnicas de meditación, que practicaron a lo largo de once meses; a los once restantes, no.

Al terminar este período, el grupo de los que habían meditado mostraba un evidente descenso en el nivel de colesterol, de un promedio de 255 a otro de 225 (una medida de 200 se considera ideal para los adultos en Estados Unidos). Quienes no habían meditado no presentaban ninguna disminución significativa. Los sujetos fueron seleccionados de modo tal que la edad, la dieta, el peso y el ejercicio no fueran factores clave. En un estudio aparte, realizado por el mismo equipo, se registraron reducciones similares; en esta ocasión se demostró que se podía bajar el nivel de colesterol también en personas que tenían medidas más normales.

Estos descubrimientos parecen indicar que se puede influir sobre todo el sistema mente-cuerpo mediante una simple técnica mental; por cierto, los resultados alentadores obtenidos con la hipertensión y el colesterol se han extendido recientemente a muchas otras enfermedades. El doctor David Orme-Johnson, psicólogo investigador, examinó el estado de salud de dos mil meditadores. Todos los sujetos seleccionados por él disfrutaban de un seguro sanitario para meditadores. Al inscribirse, debían firmar un documento en el que declaraban que practicaban la meditación con regularidad; asimismo, debían someterse a un control periódico, a fin de que se verificase que estuvieran meditando correctamente. Esta póliza estaba respaldada por una compañía aseguradora que cubría a otros cientos de grupos. No había requisitos previos en cuanto a dietas o estilos de vida.

Orme-Johnson quería saber con qué frecuencia el practicante medio de meditación consultaba al médico, comparado con la media general. La diferencia resultó asombrosa. Los meditadores recurrían a la consulta ambulatoria:

46,8 % menos si eran niños o adolescentes (de 0 a 19 años).
54,7 % menos si eran adultos jóvenes (de 19 a 39 años).
73,7 % menos si eran adultos de mediana o tercera edad (de 40 años en adelante).

Esto representa una sorprendente mejoría en la salud. El meditador de edad madura, por ejemplo, visita a su médico cuatro veces menos que una persona media. También resulta significativo que la gente mayor sea la más beneficiada. En cuanto a las enfermedades específicas, el estudio descubrió que los ataques cardíacos y el cáncer, las dos principales causas de fallecimiento en Estados Uni-

dos, se reducían hasta niveles muy inferiores a los normales. En el caso de los meditadores, había:

87,3 % menos de hospitalizaciones por trastornos cardíacos.
55,4 % menos de hospitalizaciones por tumores benig-
nos y malignos de cualquier tipo.

Nunca se han registrado reducciones como éstas con
el empleo de las técnicas de prevención convencionales. Si
un fármaco reductor de colesterol pudiera disminuir el
número de ataques cardíacos en un cincuenta por ciento,
todos los diarios del mundo lo publicarían en primera
plana (obviamente no ha sido así). Y esto es doblemente
válido para las cifras de cáncer. Cualquier reducción en
este terreno constituiría un descubrimiento revolucionario. Tras cincuenta años de investigaciones financiadas
con grandes fondos, la tasa promedio de cáncer permanece inalterada en Estados Unidos y el tiempo de vida de los
pacientes tras el diagnóstico no se ha alargado significativamente. (Esto vale para los pacientes en conjunto; como
individuos, desde luego, pueden tener mejor suerte que la
indicada por las estadísticas; en ciertos tipos de cáncer,
como la leucemia infantil y el cáncer de mama localizado,
la medicina ha hecho grandes progresos.)
Para que la comparación fuera justa, Orme-Johnson
utilizó los datos de seiscientos mil clientes de la misma
compañía de seguros de salud. Examinó todas las recla-
maciones presentadas en un período de cinco años, para
asegurarse de que no estaba ante una desviación pasajera
de la norma. En total, el meditador medio (ya fuera niño,
joven adulto o anciano) visitaba al médico la mitad de
veces que el norteamericano común.

Puesto que se trata de una técnica sutil y especializada, la meditación debe aprenderse de la mano de un instructor cualificado, no de un libro. En el Centro Chopra hemos formado a más de quinientos profesores de Meditación del Sonido Primordial. El precio de los cursos es de 225 dólares para los adultos, como el de otros programas de autodesarrollo. Los instructores están capacitados para enseñar la técnica correctamente hasta en el mínimo detalle y de forma adaptada a las necesidades individuales de cada alumno.

Sé que otros libros se han propuesto enseñar la técnica de la meditación transcendental. Quienes la aprenden debidamente, tienen una buena posibilidad de continuar practicándola; en cambio, quienes la adquieren a través de un libro suelen abandonarla al cabo de algunos días o de pocas semanas; a lo sumo, habrán recibido un dudoso beneficio. Una instrucción cualificada garantiza que se enseñe la técnica correctamente, en todos sus detalles, y que se ajuste a las necesidades de cada individuo.

Recomiendo empezar por la sencilla técnica de meditación centrada en la conciencia de la respiración que hemos descrito en la página 204. Una vez que usted note los efectos beneficiosos de una mente serena, busque un profesor de meditación cualificado para asegurarse de practicarla debidamente. La información sobre cómo encontrar un instructor titulado en Meditación del Sonido Primordial figura en el apéndice A.

SONIDOS CURATIVOS: LAS VIBRACIONES MÁS FINAS DE LA NATURALEZA

En la naturaleza encontramos una amplia gama de vibraciones que nos recuerdan nuestra esencia. Todo sonido que ayuda a serenar y expandir la mente puede considerarse curativo. Según el Ayurveda, estos sonidos sutiles no son elementos secundarios: toda la naturaleza se compone de ellos. En la quietud absoluta del universo mecánico cuántico, los sonidos primordiales nacen, forman pautas y, con el tiempo, se transforman en materia, energía y toda la infinita diversidad de cosas hechas de materia y energía, como las estrellas, los árboles, las piedras y los seres humanos. Los reclamos de las aves salvajes, el zumbido de las abejas, el rumor de las olas al romper en la playa, el susurro de la brisa estival entre las hojas, todos estos sonidos pueden resultar curativos. Fíjese el propósito de pasar un tiempo en la naturaleza para escuchar los sonidos curativos que le rodean. Si vive en una zona urbana densamente poblada donde no tiene acceso a sonidos naturales, lleve la naturaleza hacia usted con grabaciones de la selva tropical, de olas o de cascadas. La teoría en la que se basa el tratamiento con sonidos curativos sostiene que la mente puede volver al nivel cuántico, reintroducir algunos sonidos que se habían distorsionado y producir de este modo un profundo efecto beneficioso en el organismo. Conectar con estos sonidos curativos regularmente es un excelente remedio.

LA REALIDAD CUÁNTICA

Puesto que este concepto resulta tan extraño a las personas ancladas en la realidad material, como lo estamos todos, tomémonos un momento para poner en perspectiva el sonido primordial. Los médicos occidentales ya saben que, en el nivel más profundo del mundo natural, encontramos el campo cuántico. Se define el cuanto como la unidad más pequeña de luz, electricidad y toda energía que pueda existir. (La palabra «cuanto» proviene del latín, *quantum*, que significa «cuánto».) La realidad cuántica desafía el sentido común. Por ejemplo, en ella no hay materia sólida. Antes se consideraba que el átomo era la partícula más pequeña de materia de toda la creación. En realidad, la palabra «átomo» proviene del griego y significa «que no puede ser dividido». Sin embargo, visto de cerca, el átomo está compuesto por trocitos de materia aún más diminutos, que giran a velocidad vertiginosa alrededor de un espacio vacío, tan vacío que rivaliza con las vastas distancias intergalácticas; el intervalo entre dos electrones es, proporcionalmente, más grande que el que existe entre la Tierra y el Sol.

Si observamos estos pequeños trozos de materia subatómica descubrimos que no son materiales en absoluto, sino meras vibraciones de energía que han asumido cierta apariencia de solidez. Este descubrimiento de que la materia es una fluctuación de la energía con aspecto diferente impulsó la revolución cuántica encabezada por Einstein y sus colegas a principios del siglo pasado. En vez de partículas sólidas que se movían como bolas de billar en una mesa, los físicos se encontraron frente a vibraciones fantasmales que unas veces parecían sólidas y otras abstractas.

La revolución cuántica produjo un cambio inevitable en nuestra visión del mundo. La física cuántica demostró que la infinita variedad de objetos que vemos alrededor (estrellas, galaxias, montañas, árboles, mariposas y amebas) está conectada por campos cuánticos infinitos, eternos, ilimitados, una especie de colcha invisible a la que está cosido todo el universo. Los objetos que nos parecen individuales y definidos forman parte, en realidad, del bordado de este vasto edredón. Los bordes precisos de cualquier objeto, como una mesa o una silla, son una ilusión que nos impone nuestra vista limitada. Si tuviéramos ojos ajustados al mundo cuántico, veríamos que estos bordes se difuminarían hasta fundirse, dando paso a campos cuánticos ilimitados. Descubrir este nivel cuántico de la naturaleza ha tenido sus ventajas prácticas: nos ha brindado los rayos X, los transistores, los superconductores y el láser, elementos que eran inconcebibles antes de que la ciencia profundizara más en la estructura de la creación.

Ahora creemos que existe un solo supercampo, llamado «campo unificado»; ésa es la realidad última que subyace en toda la naturaleza. Como el árbol, cuyas hojas van unidas a tallos, los tallos a las ramas y éstas a un tronco principal, toda la multiplicidad de la naturaleza se une en este único campo, que todo lo abarca. Puesto que nosotros también estamos integrados en la naturaleza, debemos de formar parte del campo unificado. Está en nosotros y en torno a nosotros, en todo momento.

Es posible percibir la existencia de este campo totalizador en nuestra propia mente, gracias a la meditación. Un meditador describe así la experiencia:

Siento que los límites de la mente se desplazan hacia afuera, como la circunferencia de un círculo cada vez más amplio, hasta que el círculo desaparece y sólo queda el infinito. Es una sensación de gran libertad, pero también de naturalidad, mucho más real y natural que permanecer confinado en un espacio reducido.

Sin duda se trata de un cambio radical en la conciencia, merced al cual la mente capta una verdad nueva y profunda: que el ser humano no es sólo un cúmulo de carne y sangre, localizado en el tiempo y en el espacio. En realidad, tenemos dos hogares: uno, local; el otro, infinito. En el campo de la física, descubrimos que el mundo de nuestros sentidos, los electrones, los *quarks* y las otras partículas elementales también parecen estar localizadas en el tiempo y en el espacio. Pero una vez que nos aventuramos más allá del umbral cuántico, cada partícula es la punta de una onda que se extiende infinitamente en todas direcciones, a través del espacio-tiempo. Esto significa que no podemos ver adecuadamente nuestro propio ser sino cuando cobramos conciencia de ambas identidades.

El mismo meditador continúa:

> A veces la sensación de infinitud es tan intensa que la noción del cuerpo o de la materia se diluye en una conciencia infinita, ilimitada, un eterno y siempre cambiante continuo de la conciencia.

Es bastante improbable que esta descripción sea sólo fruto de una ilusión subjetiva. Hay muchos testimonios similares registrados en la tradición espiritual del hombre, tanto en Oriente como en Occidente.

EL SONIDO COMO MEDICINA

Surge una pregunta obvia: ¿cómo nos conectamos con el campo unificado? Por medio de «hebras» invisibles, compuestas de vibraciones leves: lo que el Ayurveda denomina sonido primordial. Esto también es posible desde el punto de vista del físico moderno. Es obvio que, cuando dos electrones se mantienen juntos en un átomo de helio, pese al enorme vacío que los separa, está presente un vínculo invisible, pero muy potente. Este vínculo debe obedecer en mayor o menor grado a un designio, puesto que cada átomo del universo es perfecto y permanece perfecto para siempre.

Los sabios del Ayurveda aseguraban haber detectado esos vínculos, que funcionan como pegamento del universo, mediante sonidos que penetraban en su propia conciencia. Tras haberlos oído, los sabios pudieron reproducirlos y trasmitirlos a otros. Un sonido primordial puede ser emitido o repetido en voz alta; surte incluso más efecto si se utiliza interiormente, como sonido mental. La prueba de que el sonido primordial es verdadero está en su aplicación. Si el cuerpo está unido en esencia por sonidos, tal como sostenían los sabios, la presencia de una enfermedad significa que algunos sonidos deben de haberse desafinado.

No fue sino hasta que cumplió los setenta y cinco años que Molly Sanders comenzó a tener problemas del corazón. A esa edad empezó a sufrir ataques recurrentes de un dolor sordo en el pecho; se le diagnosticó una angina de pecho. Molly no tenía que hacer esfuerzos excesivos para provocarse un ataque; a veces le daban cuando estaba sentada y quieta, o la despertaban en medio de la noche.

En su diario se mencionan quince episodios producidos entre enero y mayo, cuando se manifestó la angina; eso equivale a tres ataques al mes. Algunos eran leves y remitían al cabo de dos o tres minutos; otros, mucho más graves, se presentaban como dolores que emanaban del centro del pecho, a veces durante diez minutos, dejándola jadeante y débil. «No llegué a esta edad preocupándome por mis problemas», decía a sus amigos. Aun así, la experiencia la asustaba.

Cuando visitó a su cardiólogo, los análisis no revelaban ninguna obstrucción grave en las arterias coronarias. Como casi todos los ancianos, tenía las arterias algo endurecidas, pero sin grandes depósitos de grasa que privaran de oxígeno al músculo cardíaco. No obstante, existe una segunda clase de angina, debida a espasmos en las arterias coronarias; eso era lo que Molly padecía. Sus arterias eran lo bastante estrechas para que la más leve alteración, aunque fuera imperceptible, aumentara la tensión hasta el punto de provocarle un ataque de angina.

—No sabemos demasiado sobre este trastorno —le decía el médico—. A partir de ahora, tiene que tomárselo con calma.

—Cuando una tiene setenta y cinco años —le espetó Molly— no hace otra cosa que tomárselo con calma.

Aunque empezó a tomar la medicación habitual para estabilizar sus vasos sanguíneos, quería hacer todo lo posible para evitar una medicación prolongada. A principios de junio, por consejo de su hijo, Molly se convirtió en paciente nuestra. Después de realizarle una historia clínica completa, la instruimos en la meditación y la animamos a seguir escuchando los sonidos de la naturaleza a diario.

A continuación, le enseñamos a repetir en voz alta el sonido asociado al centro del corazón. Según el Tantra, una tradición espiritual estrechamente emparentada con el Ayurveda, todos poseemos siete centros de energía conocidos como *chakras*, puntos en los que confluyen la mente y la materia.

El primer centro, localizado en la base de la columna

vertebral, está relacionado con la supervivencia básica. El segundo, situado en la zona de los genitales, rige la creatividad. El tercero, que se encuentra en el plexo solar, guarda relación con el poder personal. El cuarto centro, ubicado en el corazón, es importante para las relaciones. El quinto chakra, localizado en la garganta, es responsable de nuestra expresión. El sexto chakra está situado entre los ojos (comúnmente se le denomina «el tercer ojo») y es el centro de la perspicacia y la intuición. Por último, el séptimo centro se encuentra en la coronilla, y se cree que se abre cuando ascendemos a niveles superiores de la conciencia.

Cada chakra está asociado a un mantra. Según el Tantra, expresar el mantra fijando la atención en el chakra puede liberar la energía aprisionada en la región correspondiente.

Los mantras para cada uno de los centros de energía son los siguientes:

Chakra	Ubicación	Mantra
Primer chakra	Base de la columna	Lam
Segundo chakra	Genitales	Vam
Tercer chakra	Plexo solar	Ram
Cuarto chakra	Corazón	Yam
Quinto chakra	Garganta	Ham
Sexto chakra	Tercer ojo	Sham
Séptimo chakra	Coronilla	Om

Animamos a Molly a repetir la sílaba asociada al chakra del corazón varias veces al día. Dos meses más tarde, ella me escribió una carta, muy animada, que comenzaba así: «¡Ya no me duele!» Sus ataques de angina habían cesado una semana después de que ella empezara a usar el mantra del corazón, y no había vuelto a sufrir uno. Su carta destilaba alegría y alivio. Ahora, ella se siente a gusto cuando realiza cualquier actividad (a la mayoría de quienes padecen angina les preocupa hasta un extremo angustioso esforzarse más de la cuenta, aunque sólo sea ligeramente). Este verano, Molly dio un paso valiente y se matriculó en la universidad a tiempo completo. Me cuenta, orgullosa, que es la estudiante de licenciatura de más edad en toda la historia de la institución.

¿Cómo explica el Ayurveda los efectos del uso de sonidos curativos? Desde el punto de vista intelectual, no es posible analizar todas las vibraciones que influyen en nuestra vida. La oscilación de los átomos que componen nuestras células, el latido del corazón, los ritmos de los planetas, afectan a nuestra existencia de forma sutil pero profunda. Según el Ayurveda, las múltiples vibraciones diferentes que integran nuestra vida a veces dejan de estar en sincronía. El resultado discordante allana el camino a la enfermedad.

En estos casos, el Ayurveda nos indica que apliquemos un sonido específico, como un molde o una plantilla, a las células trastornadas para ponerlas de nuevo en orden; no físicamente, sino reparando la secuencia sonora en el corazón de cada célula. Cuando surge una afección como la angina, sabemos que el cerebro envía señales específicas que estrechan las arterias, a través de moléculas mensajeras que estimulan las células nerviosas y musculares en las capas medias de los vasos sanguíneos. Ciertos medicamentos aprovechan este hecho para inhibir a los mensajeros químicos del cerebro de manera que nunca entreguen su mensaje. Sin embargo, la auténtica fuente de estas moléculas es la mente; si interviniésemos directamente en el proceso mental y corrigiéramos los impulsos del cerebro, el tratamiento sería aún más suave y eficaz. Éste es el propósito de los sonidos curativos.

El grado de sanación que se consigue con el sonido varía en función de la persona. Después de prescribir esta terapia desde hace años, hemos presenciado cientos de casos en los que pacientes con enfermedades cardíacas, cáncer, esclerosis múltiple y hasta sida, han experimentado un alivio del dolor, el nerviosismo y otros síntomas inquietantes. Todos son informes anecdóticos, lo que significa que no han sido estudiados estadísticamente, utilizando los controles necesarios para su validación científica. Por tanto, no se pueden presentar como prueba de que esta sutil técnica de curación sea eficaz; según los criterios de la medicina científica, hay mucho camino por recorrer antes de que se disponga de pruebas indiscutibles. Por otra parte, el método ayurvédico está basado en milenios de experiencia; su uso puede complementar los beneficios del tratamiento médico habitual.

El descubrimiento de que el cuerpo humano es, fundamentalmente, una red de sonidos surge como revelación; cuando ponemos en práctica la teoría, obtenemos resultados notables. En cuestión de pocas horas, cambia por completo la imagen que tenemos de nosotros mismos; con frecuencia, la gente habla de transformaciones extraordinarias en sus poderes de percepción. El uso del sonido curativo es una ilustración perfecta del viejo dicho ayurvédico: «El mundo es tal como eres tú.» Cuando se abre nuestra percepción «aquí dentro», lo mismo ocurre con todo «allí fuera».

Centrar nuestra atención en una zona del cuerpo que necesita curarse e introducir una intención es una técnica terapéutica poderosa. El Ayurceda dice: «Todo aquello a lo que prestamos atención se vuelve más fuerte en nuestra vida.» Si pasamos dos horas al día en el gimnasio, nuestros músculos se fortalecerán, pero tal vez nuestro rendimiento académico se resentirá. Si pasamos las tardes y los fines de semana en la oficina, es posible que nuestro negocio prospere, pero nuestras relaciones familiares pueden verse perjudicadas.

El Ayurveda sostiene que podemos utilizar la atención para activar un proceso curativo en el cuerpo. Podemos cambiar mente y cuerpo dirigiendo conscientemente nuestra atención al aspecto que creemos que la necesita.

Otro principio del Ayurveda es que «la intención posee un poder de organización infinito». Esto significa que el mero hecho de tener un objetivo claro puede ayudar en gran medida a alcanzarlo, sin que sea imprescindible controlar todos los detalles. Cuando uno lanza una pelota de béisbol, no tiene que analizar las contracciones y relajaciones de cada músculo del cuerpo: basta con tener la intención para que la inteligencia interior coordine las decenas de millones de actividades que deben realizarse para que uno arroje la pelota. El azúcar que metaboliza el hígado y que se transforma en energía, los cambios en la corriente sanguínea y en la respiración están regulados por la naturaleza sin necesidad de que los controlemos de forma consciente. Si tuviéramos que prestar atención a cada detalle, nunca lograríamos nada.

Podemos aprovechar estos principios para avivar las

energías curativas de nuestro organismo, aunque no seamos conscientes de que podemos influir en ellas. Despertar a nuestro curandero interior requiere procedimientos distintos de los que solemos emplear para conseguir lo que queremos. Cuando deseamos alzar la mano, el cerebro envía una señal a la médula espinal, lo que ocasiona que unos músculos se contraigan y otros se relajen. Cuando queremos bajar nuestra tensión arterial o mejorar nuestra función inmunitaria, debemos recurrir a un sistema más sutil basado en la atención y la intención.

Pruebe la siguiente visualización para ver si es capaz de influir en las funciones de su cuerpo de un modo que antes no hubiese considerado posible.

Visualización curativa

Siéntese en silencio con los ojos cerrados por unos instantes. Luego, centre su atención en el corazón y piense en todo aquello por lo que se siente agradecido.

Ahora, fíjese la intención de liberar cualquier motivo de queja, remordimiento u hostilidad que lleve en el corazón o en la mente. Más tarde, si lo desea, podrá devolver esos sentimientos a su conciencia. Pero mientras dure este ejercicio de meditación, déjelos de lado.

Ahora, por un momento, repita en silencio la frase «hágase tu voluntad». Diríjala a su propia visión de la conciencia universal, ya sea Dios, el Espíritu, o cualquier otra entidad. Repita «hágase tu voluntad» como un mantra.

Fíjese la intención de silenciar su diálogo interno, y permita que su atención recorra su cuerpo. Si descubre una zona de tensión, intente relajarla.

A continuación, preste atención a su respiración. Al

principio, concéntrese en su respiración, y después intente ralentizarla.

Desplace la atención a su corazón. Tome conciencia del sonido y la sensación de los latidos. Fíjese la intención de disminuir su ritmo. Ahora, concéntrese en sus manos. Note el palpitar de su pulso en ellas. Sienta el cosquilleo y el calor que emanan de su corazón. Intente aumentar la circulación y la temperatura de sus manos.

Traslade la atención a sus ojos. Sienta los latidos del corazón en ellos, y luego en el rostro.

Ahora, deje que su atención recorra libremente su cuerpo. Note el calor y el hormigueo de las palpitaciones en los puntos que usted elija. Si encuentra una zona de su cuerpo que considera que necesita curación, fíjese la intención de enviarle calor. En caso contrario, devuelva su atención al corazón. Lleve el calor palpitante de sus latidos a cualquier punto que desee vigorizar y curar.

Ahora, con la conciencia y la intención de curar esa zona de su cuerpo, repita durante varios minutos estas dos palabras, como un mantra: «curación» y «transformación».

Desplace su atención de vuelta al corazón, ahora sin intención. Sea consciente únicamente de sus latidos. A continuación, desplace su atención a su respiración. Al cabo de unos instantes, abra los ojos para completar la meditación curativa.

Este ejercicio de meditación eleva primero la temperatura y el flujo sanguíneo de las zonas del cuerpo que necesitan atención y cuidados, para después introducir la intención de curarlas. Se trata de un tipo de meditación muy potente, y es importante realizar la secuencia con todos sus pasos, incluidos el de la gratitud y el de desechar los motivos de queja. Practique la meditación curativa lo más a menudo posible. Con el tiempo, conseguirá sentir el calor y el hormigueo en cualquier parte del cuerpo que desee y podrá activar la energía curativa por medio de la atención y la intención.

TERAPIA MARMA: ESTIMULACIÓN DE LOS PUNTOS EN QUE SE ENCUENTRAN MENTE Y CUERPO

Como en toda célula hay inteligencia, la mente y el cuerpo confluyen por doquier, no sólo en el cerebro; de hecho, detrás de su fachada física, la célula es un punto de unión entre la materia y la conciencia, una estación en la que se cruzan el cuerpo mecánico cuántico y el mundo exterior. Sin embargo, ciertos puntos de unión son más vitales que otros. El Ayurveda actúa sobre algunos puntos sumamente sensibles, localizados en la piel. Existen ciento siete de estos denominados *marmas*. Aunque invisibles a la vista, los marmas son accesibles mediante el sentido del tacto, y se los considera críticos para mantener el equilibrio en todo el cuerpo. Se estimulan por medio de una técnica de masaje llamada terapia marma, que se practica en nuestro centro y, una vez aprendida, se puede aplicar en casa.

Los antiguos textos ayurvédicos de cirugía advierten al médico que nunca corte a través de los marmas, cuyo sitio y cuya función están perfectamente determinados. Esto es similar, aunque no igual, a los meridianos trazados por la acupuntura china; la terapia marma es anterior al método chino y, probablemente, su antecesora directa. Evitar el daño a los marmas es una precaución recomendable. Aunque no suelen cruzarse con nervios o vasos sanguíneos importantes, los marmas son igualmente vitales, pues señalan los puntos de máxima sensibilidad y atención, en los que discurre el flujo de la inteligencia.

PARA ESTIMULAR LOS MARMAS

Al estimular los marmas se puede vitalizar la conexión entre la conciencia y la fisiología. Existen diversos modos de activar un marma. Uno es mediante los suaves movimientos del yoga, indicados en la parte III como ejercicio. Al mover el cuerpo en una posición de yoga, estiramos suavemente puntos marma específicos. El goteo de aceite sobre la frente que se emplea en el panchakarma (llamado shirodhara) es profundamente sedante, porque el aceite caliente cae sobre uno de los principales puntos marma. De modo similar, el masaje diario con aceite (abhyanga) que se enseña como rutina llega a todos los marmas de la piel. Este contacto se registra inmediatamente en todo el sistema nervioso. Por tanto, los puntos marma nos permiten «hablarle» directamente al dosha Vata y mantenerlo en equilibrio.

Puesto que los marmas no son superficiales, sino que penetran profundamente en el organismo, es posible estimularlos mentalmente. La meditación aviva todos los marmas, pero especialmente los tres «grandes marmas» (*Mahamarma*), situados en la zona de la cabeza, el corazón y la parte baja del abdomen. Éstos no se encuentran en la superficie de la piel, por lo que, para estimularlos, hay que actuar directamente sobre el cuerpo mecánico cuántico; son también los marmas que más conviene estimular, puesto que tienen una fuerte influencia sobre los marmas menores.

TERAPIA MARMA CLÍNICA

En el Centro Chopra se aplica una terapia marma especial que incluye la instrucción para el tratamiento en el hogar. Los puntos marma se identifican con cada uno de los tres doshas y se estimulan con el preparado de aceite esencial adecuado. Primero se diagnostican los desequilibrios específicos de cada paciente. Supongamos que un dolor de cabeza crónico se atribuye al desequilibrio del Prana Vata, el subdosha de Vata localizado en la cabeza. Un técnico cualificado masajea con suavidad, en orden exacto, los puntos marma que corresponden al Prana Vata, y aplica el aceite con hierbas más indicado. A los pacientes este tratamiento les resulta muy relajante; en algunos casos alivia el dolor y otros síntomas crónicos.

LOS MARMAS EN CASA

Puesto que los marmas deben ser localizados con ojo clínico, pues difieren un poco de una persona a otra, no se puede enseñar la terapia clínica en un libro. Sin embargo, es posible aprovechar los marmas de una manera más general. En la planta de los pies se encuentran unos cuantos de los puntos más importantes. Para vitalizarlos, se recomienda un suave masaje del pie con aceite de sésamo, que dure de tres a cinco minutos diariamente. La hora más conveniente para hacerlo es al acostarse, pues su efecto sedante en el sistema nervioso (y sobre el dosha Vata en especial) convierte el masaje en un buen preludio para el sueño.

Por otro lado, cuando efectúe su abhyanga (masaje) diario, preste especial atención a los tres marmas importantes indicados en la ilustración de la página siguiente.

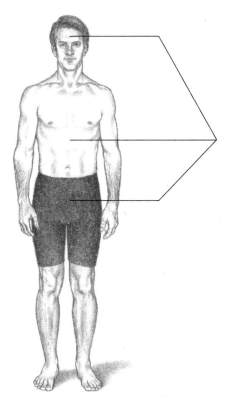

Tres importantes puntos marma para masajear en casa.

Uno está situado entre las cejas y se extiende hasta el centro de la frente. Masajear suavemente esta zona con los ojos cerrados es recomendable en caso de preocupación, dolor de cabeza, tensión mental y otros problemas del Vata superior. El marma vinculado con el corazón (su verdadera localización está justo debajo del esternón, allí donde termina la caja torácica) es bueno para serenar las emociones alteradas. El que está en la parte baja del abdomen, unos diez centímetros por debajo del ombligo, es eficaz para el estreñimiento, los gases y otros problemas del Vata inferior.

Aplique un leve movimiento circular de varios minutos en cada sitio. El marma de la frente, por sí solo, ayuda a conciliar el sueño por la noche, siempre que no se presione con fuerza ni se realicen movimientos apresurados; esto tendería a perturbar el Vata en vez de apaciguarlo.

PARA ACCEDER A LA FELICIDAD DE LA NATURALEZA

Cuando pensamos en una experiencia jubilosa (como el nacimiento de un hijo, la visión de un crepúsculo maravilloso o de un lago alpino al amanecer) y conservamos nuestros sentimientos más allá de un momento concreto, llegamos a un nuevo estado llamado «alegría pura». El Ayurveda nos enseña que la alegría pura es una cualidad fundamental de la vida. En sánscrito se denomina a esta cualidad *ananda*, que habitualmente se traduce como «felicidad» o «gozo».

A raíz de la popularidad cada vez mayor de la sabiduría oriental en Occidente, la gente ha pasado a utilizar la palabra «felicidad» para expresar muchas clases de emociones positivas. Para ser exactos, la felicidad es algo demasiado abstracto para ser experimentado por sí mismo. Por analogía, ¿cómo se experimenta la inteligencia? Al igual que esta cualidad, la felicidad es una abstracción. Reside en el cuerpo mecánico cuántico en forma pura y burbujea hasta la superficie sólo en las condiciones adecuadas. No se puede ver ni tocar el millar de procesos del cuerpo y el cerebro que tienen que coordinarse para dar lugar a la felicidad, pero hay una sensación definida, la alegría pura, que se puede sentir y que demuestra que la felicidad existe.

Según los sabios ayurvédicos, todas nuestras alegrías

surgen de la alegría pura. Ésta es la luz intensa que no vemos directamente, sino reflejada en alegrías menores. Estas luces secundarias no podrían existir sin la más grande. Incluso en la sociedad occidental, en la que el dinero, la belleza física y el éxito se equiparan a la felicidad, todo el mundo vive momentos inesperados en que el mundo parece absolutamente perfecto y colmado de gozo. Si pudiéramos vivir siempre en un estado de alegría pura, habríamos captado la esencia práctica de la salud perfecta.

PARA SINTONIZAR CON LOS DONES DE LA NATURALEZA

La naturaleza constituye una fuente abundante de energía y alimentación que tiene efectos curativos tanto en el cuerpo como en la mente. Usted puede abrirse a los dones de la naturaleza a través de los cinco sentidos:

- Descálcese y camine sobre la tierra varios minutos al día. Centre su atención en sus pies y en la tierra con la intención de absorber energías de ella.
- Pasee junto a masas de agua. Deje que la influencia fresca y coherente del agua inunde su ser.
- Déjese impregnar por la luz y el calor del sol. Perciba la fuerza del sol, la fuente de toda la vida en la tierra.
- Pasee por lugares cubiertos de vegetación y aspire profundamente el aliento de las plantas. El momento ideal para absorber la energía de las plantas es justo antes del alba o justo después del ocaso.
- Contemple las estrellas por la noche. Permita que su conciencia llene el firmamento y que el cosmos llene su conciencia.

Cada dosha expresa un matiz diferente de la alegría, y en estado de perfecto equilibrio uno podría experimentarlos todos:

Vata - estimulante, vivificante, alerta, jovial, optimista, flexible

Pitta - contento, jubiloso, caballeroso, grato, de mente despejada

Kapha - estable, fuerte, comprensivo, valiente, generoso, afectuoso, sereno

Como en casi todos los casos, el Vata es el líder de los otros doshas. Trasmite la alegría por el sistema nervioso, con lo que provoca cambios en las células de todo el cuerpo. Pero sin equilibrio entre los tres doshas, la fisiología no puede sustentar la alegría pura durante períodos prolongados. Una de las principales metas del Ayurveda es solucionar esto limpiando las ventanas de la percepción interior. La percepción normal que tenemos de nosotros mismos en estado de vigilia está habitualmente mal equipada para comprender el goce que existe en nuestro interior.

Como la psicología convencional se concentra tanto en los estados anormales, en las neurosis y las psicosis, poco puede decir sobre los efectos de la alegría; en cuanto a la medicina interna, no ha dicho nada. Los momentos de éxtasis han sido muy alabados, desde luego: por poetas, líderes religiosos y personas comunes; pero la conexión entre esto y los estados más elevados de salud no se conocía hasta que el psicólogo Abraham Maslow, en las décadas de 1950 y 1960, comenzó a estudiar a ciertos grupos de triunfadores a quienes calificó de «autoactualizados». Maslow descubrió muy pronto que estos individuos llevaban vidas muy diversas y sumamente individualizadas. En la superficie no había una similitud obvia entre el empresario de éxito, el novelista famoso y el gran director de orquesta. Sin embargo, por debajo de sus diferentes estilos de vida, Maslow descubrió que muchos de ellos habían vivido lo que él denominó «experiencias cumbre»: momentos de intenso bienestar y alegría.

Durante los momentos cumbre, estas personas experimentaban una total transformación de su realidad personal. Los obstáculos que en la vida ordinaria parecían inmensos se tornaban irrisorios. Los invadía una sobrecogedora sensación de poder. Se sentían profundamente tranquilos y en sintonía con la vida.

Los atletas mejor dotados y los artistas de todo tipo aseguran que viven momentos en que exceden sin esfuerzo su capacidad conocida. Patsy Neal, campeona de baloncesto, lo describe de esta manera: «Hay instantes de gloria que van más allá de la expectativa humana, más allá de la capacidad física y emotiva del individuo. Algo inexplicable se adueña de nosotros e insufla vida en la vida conocida. La atleta se supera a sí misma; trasciende lo natural: casi flota al efectuar su prueba deportiva, llena de una energía de la que anteriormente no tenía conciencia.»

Según descubrió Maslow, una experiencia cumbre es muy terapéutica. Sus pacientes atribuían grandes cambios en su vida a una iluminación que se produce en momentos cumbre y que les proporciona una confianza renovada en sí mismos, creatividad, soluciones inesperadas a disyuntivas desconcertantes y la seguridad de que ningún miedo los afectará. En algunos casos, la depresión o la ansiedad de largos años desaparen súbitamente para no volver jamás.

Maslow quedó tremendamente impresionado; sus innovadores estudios ampliaron en gran medida el campo de experiencias positivas que se consideran normales para la psique humana. Sin embargo, no halló el modo de brindar a nadie una experiencia cumbre; tampoco descubrió la fuente de las mismas. Sin una técnica para trascender, sólo cabía esperar esos momentos ocasionales en los que el telón se abre y la psique ve más allá de su estado de vigilia habitual.

SUPERFLUIDEZ

No hace mucho, los psicólogos clínicos descubrieron un estado productivo que las personas creativas alcanzan con frecuencia, popularmente conocido como «el flujo». En períodos de «flujo», los proyectos de trabajo parecen progresar por sí mismos y la concentración más profunda no requiere esfuerzo alguno. Mientras están en el flujo, las personas creativas experimentan la placentera sensación de sobrepasar en mucho su capacidad normal. El inconveniente del flujo es que no puede enseñarse a otros ni desarrollarse más a fondo en uno mismo. Se dice que lo experimenta menos del diez por ciento de la gente común, y quienes lo hacen se elevan a ese estado sólo de manera intermitente.

Aun así, esto representa un adelanto con respecto al minúsculo grupo de gente autoactualizada, que Maslow había calculado en menos de una décima del uno por ciento de la población en general.

El carácter evasivo de estos fenómenos sólo quedó explicado por completo cuando la ciencia comenzó a investigar seriamente la meditación. Resulta que una experiencia cumbre o una sensación de flujo apuntan a un estado más profundo y sostenido, que los investigadores han denominado «superfluidez». La superfluidez es semejante al flujo en que exige un menor esfuerzo para la actividad, pero reduce el esfuerzo a un mínimo absoluto. En estado de superfluidez, la acción se torna completamente automática: el hacedor se funde con su tarea, el pensador con sus pensamientos, el artista con su arte.

He aquí una descripción de primera mano de un meditador: «Tanto en la mente como en el cuerpo, está presente, casi siempre, una suave pero potente sensación de felicidad. Físicamente, se percibe como una vivacidad deliciosa en todo el cuerpo. Esta serenidad es tan profunda e invariable que se mantiene incluso mientras se realiza una gran actividad: nos protege de interrupciones y convierte toda actividad en algo fácil y placentero.»

La palabra «superfluidez» se aplicaba originalmente a unos materiales peculiares, llamados superfluidos, descubiertos por la física hace más de cincuenta años. Por ejemplo: cuando se enfría el helio líquido hasta aproximarlo al cero absoluto (-273 grados centígrados), adquiere la capacidad de fluir hacia arriba por los lados de su envase y de atravesar agujeros casi infinitamente pequeños. Si se pone en movimiento, fluye para siempre. El motivo de este extraño cambio de comportamiento es el enfriamiento en sí. A una temperatura lo suficientemente baja, los átomos de helio dejan de moverse al azar y empiezan a hacerlo de forma casi completamente ordenada, como unos soldados que forman para desfilar después de deambular por el campo. Los átomos de helio superenfriado son tan ordenados que llegan a un estado de superfluidez libre de fricción. Una propiedad similar de los materiales superenfriados es la superconductividad: la capacidad de conducir la electricidad sin resistencia. La superconductividad también parece desafiar las leyes normales de la naturaleza, pero en realidad es una propiedad especial que surge con bastante naturalidad, siempre que se satisfagan ciertas condiciones especiales.

Del mismo modo, la superfluidez de la conciencia aparece cuando la meditación «enfría» el proceso de pensamiento. La mente descubre un orden superior en los niveles más silenciosos del proceso de pensamiento, hasta que se aproxima al orden total del silencio puro, sin integrarse del todo en él. En ese punto exacto, la frontera cuántica de la mente, aún es posible pensar y actuar, pero conforme a reglas diferentes. Uno experimenta una expansión sin esfuerzo y una especie de creatividad «sin fricción» inalcanzable en el estado de vigilia ordinaria.

AROMATERAPIA: EL EQUILIBRIO MEDIANTE EL SENTIDO DEL OLFATO

Cada uno de los cinco sentidos está formado por una vibración diferente que se produce en el cuerpo mecánico cuántico. Las vibraciones de luz que inciden en la retina provocan una respuesta muy distinta que las vibraciones que perciben los dedos por medio del tacto. Es así como separamos la «sopa de energía» del universo en imágenes, sonidos, olores, etcétera. También los tres doshas están en absoluta armonía con la naturaleza. Cada uno prefiere responder a uno o más de los cinco sentidos:

Vata - oído y tacto
Pitta - vista
Kapha - gusto y olfato

Estas preferencias se detectan con gran facilidad en las personas cuyos tipos físicos están dominados por un solo dosha. Los Vata puros son sumamente sensibles al ruido fuerte, y su piel percibe hasta el contacto más leve. Los Pitta, sobre todo si son rubios y de piel clara, no soportan el sol fuerte, ni siquiera por poco tiempo, y son muy receptivos a la belleza visual. Quienes pertenecen al Kapha, el más terrenal de los tipos, aman los ambientes hogareños; para ellos, los sabores y aromas de la cocina son sumamente gratificantes.

Puesto que todos poseemos Vata, Pitta y Kapha en mayor o menor grado, estas preferencias son relativas. Cualquier tipo físico puede responder positivamente a la terapia marma, por ejemplo, que opera a través del sentido del tacto; no está restringida sólo a los Vata. Los antiguos textos ayurvédicos nos proporcionan listas muy largas de estímulos sensoriales que ayudan a equilibrar los doshas, desde contemplar la luna llena y pasear junto al agua (muy bueno para los Pitta) hasta escuchar el susurro del viento entre los árboles (muy bueno para los Vata). A partir de estos conocimientos, se ha desarrollado un tratamiento especial, llamado aromaterapia, que a nuestros pacientes les resulta absolutamente delicioso.

EL VOCABULARIO DE LOS AROMAS

Cada uno de los doshas es susceptible de equilibrarse por medio de aromas que se ajustan a él. El ajuste es obra de los *rasas*, o sabores, que se encuentran en los alimentos. En la parte III, al ocuparme de las dietas, trataré con todo detalle el tema de los rasas. Por el momento, señalaré que el Ayurveda distingue seis sabores: a los cuatro habituales (dulce, ácido, salado y amargo) añade el astringente (ese sabor seco, que nos hace fruncir los labios, propio de las judías, las granadas y la cúrcuma), y el picante. Se dice que los alimentos dulces equilibran tanto el Vata como el Pitta, al igual que el aroma de las rosas. Los sabores agrios exacerban el Pitta, y también los olores acres, así como los perfumes desagradables en general. Los olores húmedos y terrestres aumentan a Kapha. Los amargos y astringentes exacerban especialmente el Vata.

Mientras que el lenguaje del gusto se limita a los sabores dulce, agrio, salado, amargo, astringente y picante, la nariz, por el contrario, entiende un vasto vocabulario de olores, unos diez mil diferentes para quien tiene el olfato muy fino. A fin de que la nariz detecte los olores, éstos deben disolverse primero en la humedad del tejido nasal; luego las células olfativas especializadas los pasan directamente al hipotálamo, ubicado en el cerebro. (Estas células olfativas son, en realidad, nervios, los únicos de todo el cuerpo que están expuestos al aire, aunque protegidos por una delgada capa mucosa. También son los únicos nervios que se regeneran, pues se renuevan una vez cada tres semanas.)

El hecho de que el olor vaya directamente al hipotálamo es muy significativo, pues este órgano diminuto se encarga de regular decenas de funciones corporales, incluida la temperatura, la sed, el hambre, los niveles de azúcar en la sangre, el crecimiento, el sueño, el despertar, la excitación sexual y emociones tales como el enfado y la felicidad. Oler algo significa enviar un mensaje inmediato al «cerebro del cerebro», y de ahí al cuerpo entero.

Al mismo tiempo, el mensaje de un olor se transmite al sistema límbico del cerebro, que procesa las emociones, y a una zona llamada hipocampo, parte del cerebro responsable de la memoria. Por ese motivo, los olores evocan recuerdos de forma tan vívida. Los olores de la cocina, las flores y los perfumes activan siempre una sensación de experiencias ya vividas. Los jardines por los que alguna vez paseamos se han convertido en nosotros mismos, gracias a la impresión duradera de la fragancia en nuestro cerebro.

LA PRÁCTICA DE LA AROMATERAPIA

El Ayurveda utiliza los aromas para enviar señales específicas que equilibran los tres doshas. En líneas generales:

El **Vata** se equilibra con una mezcla de aromas cálidos, dulces y ácidos, como los de la albahaca, la naranja, el geranio de olor, el clavo y otras especias.

El **Pitta** se equilibra con una mezcla de aromas dulces y frescos, como los de sándalo, rosa, menta, canela y jazmín.

El **Kapha**, similar al Vata, se equilibra con una mezcla de aromas cálidos, pero con matices más especiados como los del enebro, el eucalipto, el alcanfor, el clavo y la mejorana.

Vierta unas diez gotas de aceite aromático en agua caliente y perfume la habitación con un aroma suave durante al menos media hora. Puede prolongarlo el tiempo que quiera. (Se pueden adquirir perfumadores que se calientan con una vela, pero una taza de té y un calentador de café en miniatura resultan igual de eficaces.) El momento de acostarse es ideal para inhalar el aroma, pues las imágenes y los sonidos del día tienden a encubrir los olores y paliar sus efectos. El aroma ayuda a muchas personas a conciliar el sueño, y se puede dejar toda la noche en la habitación.

La aromaterapia tiene también un aspecto médico. Cuando a un paciente se le diagnostica un desequilibrio específico, se le proporcionan aceites para el subdosha desequilibrado. En realidad, es posible curar un dolor con un aroma, si sabemos qué subdosha queremos equilibrar y qué aroma lo apacigua.

En pleno invierno, Betsy Allen contrajo una fuerte gripe que la mantuvo en cama durante una semana y se resistía a remitir. Aun cuando ella estuvo levantada y en circulación, la fastidiaba una tos seca e insistente. Esto se prolongó por un mes, luego por dos, y cuando llegó el tercero sin que se le pasara la tos, Betsy vino a que le realizáramos una evaluación ayurvédica.

La clasificamos como tipo Vata-Pitta, con un desequilibrio del Vata localizado en el revestimiento de los pulmones. Esto se puede tratar de diversos modos. Su médico eligió la aromaterapia, y le indicó que inhalase cada noche un aceite específico del Vata. Betsy volvió a su casa, sin saber qué pensar.

«No esperé a la hora de acostarme —recuerda—, porque me pudo la curiosidad. Herví una taza de agua, eché en ella unas gotas de ese aceite perfumado y me incliné para inhalar. La reacción de mi cuerpo fue positiva y totalmente inesperada. Era como si todas mis células, desde la coronilla hasta la punta de los pies, volvieran súbitamente a la vida. Me quedé así, aspirando profundamente aquel aroma una y otra vez. ¡No me cansaba de él!

»Aquella noche usé la fragancia como se me indicó,

tendida en la cama, y volvió la misma energía vigorizante. Mi mente me decía que era ridículo obtener un resultado tan extraordinario a partir de un simple olor, pero mi cuerpo estaba convencido.»

La tos de Betsy cesó muy pronto, y ella pudo dormir con una facilidad de la que no gozaba desde hacía meses.

Sin un diagnóstico preciso, la aromaterapia es muy general; puede aplacar un síntoma o simplemente producir una sensación grata y relajante. A veces nos hemos llevado la sorpresa de que una migraña, dolor de espalda, sarpullido o insomnio que se había resistido a otros tratamientos, a menudo durante largos períodos, responde positivamente a los aromas. Esto atestigua la veracidad del principio ayurvédico de que todo se puede usar como remedio, cuando se conoce bien al paciente.

EL APRENDIZAJE DE LA AROMATERAPIA

Esta técnica no tiene otro secreto que el de elegir el aceite aromático adecuado. Para quienes no pueden acudir a que le realicemos una evaluación médica, sólo es posible seguir el dosha dominante: generalmente, el que se trata de apaciguar. Se pueden pedir aceites para el Vata, el Pitta o el Kapha, así como perfumadores y sahumadores, en la página web que citamos en la página 456.

MUSICOTERAPIA: MELODÍAS PARA EQUILIBRAR LA NATURALEZA

Es probable que incluso en su infancia notase usted la influencia que puede tener la música en su cuerpo y su mente. La nana que le cantaba su madre a la hora de dormir le ayudaba a conciliar el sueño. Las canciones que entonaba en el campamento de verano le ponían en contacto con tradiciones que datan de generaciones atrás. Cantar en un coro navideño le resultaba inspirador.

Según el Ayurveda, la música puede utilizarse terapéuticamente para equilibrar cuerpo y mente. Los pacientes de nuestro centro dedican un rato cada día a escuchar música que equilibra sus doshas. La musicoterapia constituye un método sofisticado para cambiar la fisiología. La música no es sólo «sedante» o «excitante». Para empezar, ¿por qué la escuchamos? Por placer, desde luego, pero todos los placeres influyen en el cuerpo de un modo u otro. Habitualmente no nos medimos la tensión arterial con el fin de saber en qué medida la afectan Bach o Mozart, pero, para bajar nuestra presión sanguínea, se considera muy buen remedio escuchar música clásica suave y lenta.

LA MÚSICA COMO REMEDIO

Descubrí que la música puede utilizarse como terapia en Nueva Delhi, donde asistí a una conferencia para médicos sobre los usos clínicos de la música. En cierto momento, una doctora ayurvédica se levantó para anunciar que, en vez de hablar sobre ello, nos haría una demostración de lo que era la musicoterapia.

Nos pidió que la escucháramos durante algunos minutos cantar unas melodías específicas para equilibrar el Vata. Cerramos los ojos y oímos su voz, que entonó un estribillo palpitante y exótico que nos dejó hechizados. La médica cantante nos pidió luego que tomáramos el pulso a la persona sentada a nuestro lado. Cuando lo hicimos, todos informamos de un pronunciado descenso en el ritmo del pulso con respecto a la norma de entre setenta y ochenta pulsaciones por minuto. Luego ella cantó una melodía más rápida, basada en una *raga* (secuencia de tonos) diferente. Escuchamos otra vez durante algunos minutos y luego cada uno tomó el pulso a su vecino. El pulso de todos se había acelerado hasta quedar por encima de lo normal. A efectos prácticos, el sonido manipulaba nuestros cuerpos a voluntad de nuestra doctora. Esta técnica básica, con decenas de variantes ajustadas a diferentes partes del cuerpo, constituye el conocimiento médico de la musicoterapia. Lo que subyace en él es el concepto del sonido equilibrado, las vibraciones que aplacan a los doshas.

Como ocurre con los sabores, los colores y los olores, unos tonos equilibran los doshas, y otros los perturban. Tocar a ritmo lento o rápido, afinar los instrumentos más agudos o más graves de lo normal e idear pautas rítmicas intrincadas son técnicas que condicionan la reacción de quien escucha. Los textos musicales védicos especifican qué ragas son las apropiadas para la mañana, y cuáles para el mediodía, el atardecer y otras horas del día. Cuando el Vata se ve exacerbado al máximo por el ajetreo del trabajo, a las cuatro de la tarde, por ejemplo, la música puede iniciar la transición hacia el funcionamiento más relajado del anochecer. Se dice que, bien tocadas, algunas melodías tienen efectos universales. Nuestros cuerpos responden de maneras que reflejan los ritmos variables de la naturaleza.

Después de todo, no sólo nuestro pulso se aplaca al atardecer: todas las plantas y los animales reaccionan según sus propios ciclos vespertinos. La musicoterapia védica encarna las vibraciones fundamentales que palpitan en la naturaleza a cada momento.

La musicoterapia es uno de los programas consolidados de nuestro centro. Para uso doméstico, se pueden comprar por Internet cintas o CD (véase la página 456), con la finalidad de escucharlos a lo largo del día, en segmentos. Si le cuesta ponerse en marcha por las mañanas, puede escuchar música vigorizante. Si lo que le cuesta es reducir su actividad mental por las noches, los sonidos sedantes pueden serle de ayuda. Hemos descubierto que tanto la música clásica india como algunas adaptaciones contemporáneas resultan muy útiles para restablecer el equilibrio mente-cuerpo.

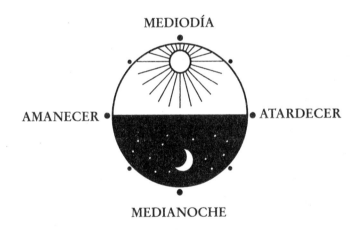

Del mismo modo que, en el período de cambio de una estación, los doshas son especialmente vulnerables al desequilibrio (lo que causa resfriados de primavera y alergias de verano), el cuerpo es también sensible a los cambios que se producen a lo largo del día. Las funciones corporales tienen puntos álgidos a ciertas horas y puntos bajos en otras. La musicoterapia los equilibra en una corriente continua de actividad creciente o menguante, eliminando las variaciones extremas y las transiciones bruscas. Si tratamos de dormir pero no podemos porque la mente todavía le da vueltas a los asuntos inconclusos de la jornada, esto puede deberse a la ausencia de una transición suave. Esto es lo que la musicoterapia puede corregir.

Diez minutos de terapia musical son beneficiosos:

- Para despertarnos suavemente por la mañana.
- Tras una comida, para facilitar la digestión.
- Antes de acostarnos, para inducir al sueño.
- Durante períodos de convalecencia.

Para escucharla, lo mejor es estar sentado y quieto, con los ojos cerrados. Deje que su atención siga la melodía sin esfuerzo. Si su mente se distrae, devuélvala suavemente a la música. Cuando esté listo para levantarse, apague la grabación y permanezca uno o dos minutos sentado, en silencio.

Si desea bajar de peso, escuchar cinco minutos de música equilibradora del Kapha varias veces al día le ayudará a aumentar su metabolismo. Si tiene problemas de irritabilidad o de acidez estomacal, pruebe a escuchar música sosegadora del Pitta. Cuando esté ansioso o preocupado, deje que su atención se centre natural y cómodamente en la música equilibradora del Vata para apaciguar este turbulento dosha.

Busque música que armonice con su naturaleza. Puede tratarse de música clásica occidental, ragas tradicionales indias, ritmos de los aborígenes australianos o música instrumental contemporánea. Encuentre las vibraciones que resulten más vitalizantes para usted y póngase en sintonía con los efectos que los sonidos tienen sobre su fisiología. Si se siente agradablemente descansado, liviano y alerta, es señal de que la música funciona.

8

Liberarse de las adicciones

La dura realidad es que nuestra sociedad cae en más adicciones año a año. Para resolver este preocupante problema social no han bastado la alta tecnología médica, las campañas contra las drogas ni el negocio multimillonario de la rehabilitación. Por cada tendencia positiva parece producirse un retroceso descorazonador. La proporción general de fumadores ha declinado en un quince por ciento con respecto a su punto máximo, alcanzado en 1960, pero más de cincuenta millones de norteamericanos continúan fumando, y hay segmentos de la población, sobre todo el de las adolescentes y el de los hombres de clase trabajadora, que baten todas las marcas. (Como resultado previsible, los casos de cáncer de pulmón entre las mujeres no dejan de aumentar.) Se calcula que el setenta por ciento de quienes empiezan a fumar en la adolescencia continúa haciéndolo durante cuarenta años.

El consumo de alcohol ha pasado de las bebidas fuertes a la cerveza y el vino, pero el alcoholismo en sí se ha extendido a edades terriblemente tempranas; muchos centros donde se imparte el ciclo básico secundario han tenido que poner en marcha campañas contra el consumo de alcohol. Los programas de tratamiento del alcoholismo y la drogadicción hacen enormes esfuerzos por mantener a sus participantes libres de adicciones, pero rara vez tienen éxito. Las drogas «duras» han proliferado de manera alarmante, y su relación con los crímenes violentos alcanza un máximo histórico. Esto afecta también a los más jóvenes: la venta de crack (cocaína sintética que se fuma) entre chicos en edad escolar es la última e inquietante moda.

ARRAIGADO EN LA MEMORIA

La esencia de la curación cuántica reside en que la memoria de la perfección no se pierde; sólo queda oculta. En el caso de un adicto al alcohol, el tabaco o las drogas, es evidente que sufre los efectos de una grave pérdida de equilibrio; en ellos los mensajes claros y saludables del cuerpo mecánico cuántico están sumamente distorsionados o no existen. ¿Qué puede hacer el Ayurveda para mejorar esta situación? En primer lugar, explicamos las adicciones de un modo distinto: como una distorsión de la inteligencia que existe en un plano muy profundo del adicto.

En vez de discutir si la adicción es física o mental, adquirida o heredada, señalamos que, en el nivel cuántico, todas estas influencias se fusionan. Lo que el Ayurveda llama *smriti*, «memoria», controla todos nuestros actos como organismos biológicos. A fin de que una célula cambie, debe consultar la información que tiene almacenada dentro de sí, y que incluye todos sus recuerdos, funciones y tendencias. Si esta información está distorsionada, el resultado será una célula distorsionada.

Uno de mis recuerdos más vívidos es el de Walter, un joven negro que se había criado en los barrios humildes del sur de Boston, en cuyas calles pasaba casi todo el tiempo. A los dieciséis años abandonó la escuela, y se alistó en el ejército el día que cumplió los dieciocho. Lo enviaron a Vietnam, donde entró en combate activo. Resultó ileso, pero cuando volvió a su país, dos años después, era adicto a la heroína, droga que muchos soldados consumían para soportar mejor la guerra. Sin embargo, a diferencia de la mayoría, Walter no tenía un buen motivo para abandonar el hábito una vez que regresó. Al final lo detuvo la policía y, por orden de los tribunales, ingresó como paciente en el hospital para veteranos de la zona.

En un principio, el principal objetivo de los médicos era simplemente desintoxicar a Walter. Normalmente, habría recibido poca atención adicional después. Pero mientras se estaba recuperando comencé a visitarlo como médico de la institución. Para mí era evidente que el caso de Walter era poco común. Pese a lo desesperado de la situación, él conservaba la esperanza y estaba valerosamente dispuesto a luchar contra su hábito. Cuando se sometió al tratamiento, progresó rápidamente; un año después de su desintoxicación tenía ya un empleo seguro y hablaba con entusiasmo de sus planes y sus sueños de futuro.

Esos sueños nunca se materializaron. Un día Walter tuvo una avería en el coche y se vio obligado a tomar el metro para ir al trabajo, cosa que no hacía desde hacía varios meses. Subió a un tren con destino a Dorchester, una línea anticuada, cuyos decrépitos vehículos chirriaban de forma estridente. El ruido le molestaba mucho a Walter, que no lograba abstraerse de él. Era un caluroso día de verano, y el ventilador no funcionaba. Al cabo de unos minutos, la sensación de estar encerrado en ese vagón sofocante le resultó insoportable. Al poco rato se puso extremadamente nervioso. Cuando bajó, se hallaba en un estado completamente irracional. Nada de cuanto hacía calmaba su nerviosismo. Al día siguiente, cuando lo llevaron al hospital, estaba más enganchado a la heroína que antes. Y esta vez no tenía voluntad de recuperarse.

Mis notas decían: «¿Qué pasó con este hombre? No basta una explicación química para el incidente del tren. No puedo dejar de recordarlo con su traje de rayas finas, que reflejaba su gran seguridad en sí mismo, y luego lo imagino subiendo al tren en que solía viajar cuando era un adicto con muchos problemas. Algún traicionero giro de la memoria hizo que volviese el pasado, y con él, su ansia de drogarse. ¿Dónde se había escondido esa ansia durante un año? Las células de nuestro cuerpo van y vienen, pero su desaparición no basta para romper el hechizo que pesa sobre los adictos. De algún modo que la medicina apenas comienza a desentrañar, la memoria de una célula es capaz de sobrevivir a la célula misma.»

Si esto es verdad, para deshacerse de la adicción es preciso cambiar el plan grabado en la memoria. No basta con librar las células de las toxinas físicas, asesorar al adicto o tratar de enseñarle diferentes modelos de conducta. Vale la pena dar estos pasos, pero la adicción está, en última instancia, arraigada en la memoria, y de allí es de donde debemos arrancarla.

UNA CURA DE NO INTERVENCIÓN

Hoy por hoy, los programas típicos para tratar a los adictos emplean métodos polémicos que hacen hincapié en la necesidad de no bajar la guardia frente a una posible recaída en el hábito todopoderoso. «Tienes un problema —se le dice al adicto—, y allí estará para el resto de tu vida.» El razonamiento detrás de esta insistencia es que los adictos compulsivos no se curarán jamás mientras no se conviertan en abstemios compulsivos.

En el Ayurveda ponemos énfasis exactamente en lo contrario. La premisa en que se basa nuestro programa es que el adicto abandonará automáticamente su hábito cuando se le ofrezca una fuente mayor de satisfacción. Nosotros sostenemos que la causa de la adicción es una búsqueda de satisfacción. El alcohol, los cigarrillos y las drogas provocan daños indecibles, pero quienes los consumen obtienen de ellos algún tipo de placer o, por lo menos, un alivio con respecto a las grandes tensiones que de otro modo sufrirían. Los adictos conservan el hábito por falta de una salida. Los ataques de culpabilidad, vergüenza y remordimiento no ayudan demasiado.

Pero al exponer las mentes a una fuente mayor de satisfacción, la tendencia natural sería a alejarse de la adicción, pues la satisfacción superior es más atractiva. Hace casi veinte años que existe apoyo para este nuevo enfoque. Unos estudios que se remontan a hace ya varios años, efectuados en Estados Unidos y Europa, han demostrado reiteradas veces que, cuando se enseña a los adictos a meditar, el nivel de ansiedad decrece, y con él el consumo de alcohol, cigarrillos y otras drogas. Si se ataja la adicción en una etapa temprana, una gran parte de los sujetos dejará de consumir por completo sustancias perniciosas. Este punto es muy importante, pues es en la primera fase cuando es posible lograr la mayor cantidad de curaciones.

Al eliminar las distracciones que supone el estrés, la meditación despierta el recuerdo que el sistema nervioso tiene del equilibrio. La meditación repetida, día tras día, estimula reiteradamente la memoria hasta que, con el tiempo, las células vuelven a un estado normal, cambiando sus receptores anormales por un modelo más normal. Una vez que se reparan las vías de la inteligencia, las células seleccionan automáticamente las señales saludables del cuerpo, del mismo modo que antes aceptaban automáticamente las distorsionadas. El círculo roto por la adicción ha sido reparado.

Los diversos estudios sobre la meditación y la adicción han llevado a las siguientes conclusiones:

- En 1972, el fisiólogo Robert Keith Wallace y sus colaboradores investigaron el uso de todo tipo de drogas en 1.860 meditadores, principalmente estudiantes universitarios. Después de comenzar a meditar, la cantidad de consumidores de drogas descendió significativamente en todas las categorías (marihuana, narcóticos, barbitúricos, alucinógenos y anfetaminas). Cuanto más tiempo practicaban la meditación, menor era la dependencia de los estudiantes con respecto a las drogas; al cabo de veintiún meses, la mayoría había dejado por completo de consumirlas. Un doce por ciento todavía fumaba marihuana «muy rara vez»; las otras categorías se habían reducido a entre el uno y el cuatro por ciento.

- Un estudio sobre la marihuana, realizado en 1974, cotejaba los datos de meditadores con los de no meditadores; se descubrió que, después de meditar entre uno y tres meses, más o menos la mitad de los practicantes había reducido o abandonado por completo el consumo de la droga; en cambio, menos de la sexta parte de los no meditadores había dejado de consumir marihuana o reducido su uso. Estos resultados mejoraban enormemente en los sujetos que continuaban con la meditación. Entre los meditadores con dos años de práctica, el consumo de marihuana disminuía en el noventa y dos por ciento; un setenta y siete por ciento la abandonó por completo. Un estudio similar obtuvo los mismos resultados con el alcohol.

- Un estudio realizado en escuelas secundarias y universidades analizaba encuestas hechas a ciento cincuenta meditadores y ciento diez no meditadores sobre su historial de consumo de drogas; se descubrieron significativas disminuciones en el consumo de marihuana, vino, cerveza y licores fuertes entre los meditadores, mientras que entre los no meditadores no se apreciaban reducciones.

Los sujetos de todos estos estudios eran personas que no habían participado en ningún programa de rehabilitación. Nadie les pidió que dejaran la adicción, nadie siguió de cerca sus progresos ni los recompensó por abstenerse. Y, lo que es más importante, ninguno fue seleccionado por tener alguna motivación para abstenerse; por el contrario, en un ambiente estudiantil la presión viene en dirección opuesta: de los compañeros que consumen alcohol, cigarrillos y drogas. La disminución del consumo detectada parece indicar que, simplemente con reducir el estrés y la ansiedad y elevar el nivel de satisfacción interior, se puede motivar a los adictos para que abandonen sus hábitos.

En ciertas instituciones este principio se pone a prueba de manera más rigurosa. Varios estudios se han centrado en el empleo de la meditación entre reclusos, que tienen poca o ninguna motivación para deshabituarse de sus adicciones. Un análisis de cinco estudios de ese tipo arrojó resultados tan significativos que justificaban la implantación de la meditación en las cárceles como tratamiento de la drogadicción. En Alemania se llevó a cabo un estudio con setenta y seis drogadictos inscritos en un programa de rehabilitación. Tras meditar durante doce meses, se registraron disminuciones en el consumo de drogas de toda clase, incluidos los barbitúricos, la heroína y las anfetaminas, cuyas adicciones figuran entre las más difíciles de abandonar.

Por su propia naturaleza, los estudios estadísticos tienden a ser impersonales. Me gusta volver a las anécdotas individuales, como la que me contó un asistente social veterano en Nueva York. Había estado tratando a una adolescente que bebía desde antes de los doce años y a los quince era ya una alcohólica. Demostró ser muy resistente a todas las técnicas convencionales de rehabilitación. Por fin, tras meses enteros de frustración, su asistente tuvo que declararse derrotado. Cuando se disponía a desapuntarla de su programa se le ocurrió comentar: «¿Por qué no pruebas con la meditación?» Ella demostró algún interés, pero el asistente no pudo seguir el caso.

Unos años después, en un centro comercial, él se fijó en una madre joven y atractiva. Sorprendido, cayó en la cuenta de que era la misma muchacha, que ahora parecía feliz, incluso radiante, de la mano de su hijita de dos años. Él se acercó para felicitarla y preguntarle qué era de su vida. Supo entonces que ella había comenzado a meditar poco después de abandonar su programa de rehabilitación; a los pocos meses dejó de beber por sí sola. Según ella, la meditación, que continuaba practicando, la había rescatado de su profunda adicción y, probablemente, le había salvado la vida. Desde entonces el asistente ha incorporado la meditación a su trabajo y ha guiado a muchos otros adictos por el mismo camino.

LA ADICCIÓN Y LOS DOSHAS

Todo esto indica que existe un mecanismo autocorrector dentro del adicto, que se activa con sólo permitir a la mente que entre en contacto con él. Este mecanismo también puede verse en funcionamiento en relación con los doshas. Las personas que fuman o beben en exceso, o aquellas que consumen drogas, se han apartado de la tendencia natural al equilibrio del cuerpo. En un principio, la capacidad de dominar los impulsos puede estar bastante intacta; en esa etapa, los adictos creen que aún controlan el hábito.

Luego sigue un período, que puede durar meses o años, en el que los tres doshas se exacerban de manera crónica. Cada adicción presenta su propio cuadro de síntomas, pero entre los adictos crónicos siempre se descubre que el Pitta está fuertemente exacerbado, lo que da origen a estados de violencia irracional, enrojecimiento de la piel, sudoración y sed anormales, así como diversos trastornos digestivos, entre otras cosas.

Al parecer, el dosha Vata desempeña un papel especialmente crucial, pues su desequilibrio es causante de la conducta impulsiva. Cuando el Vata está muy exacerbado, cualquier impulso de beber, fumar un cigarrillo o consumir una droga resulta imposible de contener. A medida que el control sobre los impulsos se va deteriorando, se acumula una enorme cantidad de sentimiento de culpa, pues la persona adicta se identifica con su falta de control. Al no saber que no hace sino obedecer las órdenes del Vata (como hacemos todos, aunque de maneras más saludables), la persona adicta se limita a constatar con impotencia que sus decisiones de abandonar el hábito fracasan miserablemente.

En esencia, el dosha Vata es adicto de por sí. Las etapas de esta adicción se asemejan a las de cualquier deterioro del sistema nervioso central. Por eso, para el ojo inexperto, un temblor de manos debido a la falta de sueño no difiere en mucho del originado por el mal de Parkinson, una enfermedad mental o el alcoholismo. En general, el Vata pasa por las siguientes etapas de deterioro:

Desequilibrio leve: inquietud; pensamientos dispersos; aumento de las preocupaciones; sobresaltos fáciles; lagunas de memoria y pérdida de la concentración; ausencia de frescura interior.

Desequilibrio moderado: insomnio; pérdida de la coordinación física; temblor en las manos; ansiedad; nerviosismo; pérdida de apetito; pensamientos inconexos; sensaciones pasajeras de debilidad física y vacuidad.

Desequilibrio grave: insomnio crónico; percepción anormal (las cosas parecen distantes e irreales); movimientos incontrolables de la cabeza y las manos; ausencia de apetito; apatía; pérdida general de todos los deseos; delirios y alucinaciones.

En la fase final de una adicción al alcohol o las drogas, el Vata suele estar tan descontrolado que los síntomas son casi imposibles de distinguir de los de una enfermedad mental. Un alcohólico terminal en las garras del *delirium tremens* y un esquizofrénico son dos ejemplos del Vata llevado al límite.

Las etapas primeras e intermedias de la adicción son las más fáciles de tratar, pues se puede encauzar el cuerpo de manera que se equilibre solo. La trampa de todas las adicciones radica en que tanto el hábito en sí como su abandono provocan los mismos síntomas de inquietud. La lógica de esto salta a la vista si estudiamos el dosha Vata, que ha sido habituado a aceptar la presencia de la droga. En cuanto interrumpimos el consumo de nicotina o alcohol, el Vata trata de sacudirse el hábito para volver a la normalidad. Sin embargo, cuando se encamina nuevamente hacia el equilibrio, lo que requiere que nos desprendamos del exceso de Vata acumulado, el cuerpo está más cargado de Vata que nunca; de ahí los temblores, el insomnio y la ansiedad que acompañan a la abstinencia.

Cuando el sistema nervioso está químicamente desequilibrado, el Vata no tiene ningún soporte, ningún ritmo diario normal de actividad y descanso con el que estabilizar los cientos de ritmos corporales que permanecen coordinados en una persona saludable. La meditación regular proporciona la estabilidad del descanso profundo alternado con la actividad. Por eso las personas que están en las primeras etapas de la adicción al tabaco y a la droga descubren que pueden desengancharse sin esfuerzo alguno.

DEJAR DE FUMAR

En el caso del fumador, mimar al cuerpo para que abandone el hábito es mucho más lógico que forzarlo a dejarlo. Hay quienes logran hacerlo «cortando por lo sano», pero la súbita privación de nicotina ocasiona muchísima tensión. Se cuenta que Sigmund Freud fumaba veinte cigarros al día, hasta que, como consecuencia, empezó a sufrir palpitaciones cardíacas al cabo de muchos años. Por consejo de su médico trató de abandonar el tabaco, pero en cuanto lo hizo las palpitaciones volvieron con renovada fuerza, por lo que él comenzó a fumar de nuevo. Freud dijo a su biógrafo que tratar de no fumar era «una tortura que ningún poder humano podía soportar».

En el Ayurveda aconsejamos a los fumadores que continúen enviando señales al cuerpo mecánico cuántico, indicándole que quieren dejar el hábito. Estas señales pueden ser de diversa índole. Un posible sistema es deshabituarse poco a poco. Muchos de los que lo consiguen, si no la mayoría, dejan de fumar temporalmente doce veces o más. Con la meditación se envía un mensaje más contundente al cuerpo mecánico cuántico. Aunque sea usted un fumador empedernido, quizás esto sea todo lo que se necesite. Un estudio retrospectivo, basado en cinco mil meditadores, demostró que sólo el uno por ciento de los hombres y el cuatro por ciento de las mujeres fumaban, aunque antes de practicar la meditación hasta un treinta y cuatro por ciento afirmaba que fumaba por lo menos de vez en cuando.

Hay maneras adicionales en que podemos ayudar. Cuando los pacientes acuden a las clínicas de Ayurveda para preguntar cómo pueden dejar de fumar de la manera menos dolorosa posible, esto es lo que les decimos. Antes de nada se establecen tres reglas básicas:

1. No intente abandonar el tabaco; una terca determinación sólo prepara el terreno para el fracaso. La nicotina es adictiva, al igual que la costumbre de alargar la mano hacia un cigarrillo. Para acabar con estos hábitos es preciso reeducarse de un modo tan inconsciente como cuando se cae en ellos.

2. Lleve cigarrillos consigo; la estrategia de tirarlos parece lógica, pero sólo conduce a frenéticas salidas en busca de otro paquete y al bochorno de mendigarlos a amigos y conocidos.

3. Tome nota de los momentos que le llevan a encender un cigarrillo automáticamente y disóciese de ellos.

El tercer punto es la clave y requiere explicación. Todos los fumadores encienden automáticamente un cigarrillo cuando hacen algo que les sirve de señal. Para algunos, esa señal es contestar al teléfono; para otros, encender el televisor, iniciar una conversación o terminar de comer. Probablemente usted conoce sus propias señales; de lo contrario, tómese un día para observarlas. Estos actos son las señales enviadas al Vata que nos hacen actuar por impulso. Uno no se da cuenta de que está encendiendo un cigarrillo, porque en realidad la mente ha quedado en blanco por ese momento. El Vata se ha hecho con el control. Es preciso apagar este piloto automático. El modo de lograrlo es asombrosamente simple: fume de manera consciente y prestando atención al acto de fumar. El mejor método, que ha ayudado a muchos de nuestros pacientes a abandonar el hábito en poco tiempo, es el siguiente:

- Cuando se sorprenda a sí mismo encendiendo un cigarrillo, deténgase por un segundo y pregúntese si de verdad desea ese cigarrillo.
- Si es así, salga y siéntese tranquilamente a solas. Fúmese el cigarrillo sin distracciones.
- Mientras lo hace, preste atención a su cuerpo. Sienta el humo en sus pulmones, perciba todas las sen-

saciones de la boca, la nariz, la garganta, el estómago o cualquier otra parte de su cuerpo.

- Tome una hoja de papel o una libreta pequeña y anote inmediatamente qué sintió mientras fumaba. Lleve un registro de cada cigarrillo fumado, consciente o automáticamente, y de lo que experimentó al fumarlo.

No se preocupe de llevar la cuenta de cuánto está fumando: sólo de registrar cada cigarrillo, aun si, al terminar esa conversación telefónica, no recuerda cómo aparecieron esas tres colillas en su cenicero. Si sigue este procedimiento a rajatabla, se convertirá en un fumador consciente y dejará de ser una máquina de fumar. Hemos descubierto que muchos pacientes reducen su consumo diario de dos paquetes a cuatro o cinco cigarrillos; esto refleja cuánto quieren fumar en realidad. Reducir el consumo es casi tan importante como cortarlo por completo: allana el camino para abandonarlo definitivamente y disminuye el riesgo directo para la salud.

PARA CURAR UNA ADICCIÓN EN CASA

Muchos adictos han preferido convivir con ese problema, por mucho que los atormentara, que revelarlo a extraños. Esta actitud es totalmente comprensible y creo que debería ser respetada, siempre y cuando se tomen medidas productivas para abandonar el hábito. Para seguir un tratamiento doméstico completo es necesario:

- Aprender a meditar.

- Desintoxicar el organismo, ya sea en casa o bajo la supervisión de un médico.
- Seguir una dieta adecuada al tipo físico (comenzando por alimentos apaciguadores del Vata hasta que desaparezcan las señales de desequilibrio de este dosha).
- Realizar ejercicios ayurvédicos regulares.
- Aplicarse masajes diarios con aceite (abhyanga) para serenar el Vata perturbado.

Para empezar, recomiendo al lector que aprenda a meditar en el centro de su localidad y luego visite a un médico ayurvédico, que le hará un examen físico completo y diagnosticará sus desequilibrios. Háblele, con franqueza y sinceridad, de su deseo de abandonar el vicio. Él le indicará cómo desintoxicar su cuerpo y equilibrar sus doshas mediante una dieta y una rutina diaria. En un principio es aconsejable que lo visite una vez por semana, pues el período inicial es el que provoca más tensión en el cuerpo. Pero esto es, esencialmente, una autocuración. Nadie le obliga a seguir el programa; no hay enfrentamientos ni presiones de ningún tipo.

No olvide, asimismo, darse todas las mañanas un abhyanga en todo el cuerpo; por la noche, un masaje más breve, con movimientos lentos y suaves, en la cabeza, los hombros y los pies. Y recuerde que, para abandonar cualquier hábito, la regularidad es esencial. Cuanto más regular sea todo cuanto hace durante el día, mejor y más pronto devolverá el Vata a la normalidad. No debe tratar de equilibrarlo por la fuerza, pues es imposible; conviene calmarlo suavemente y con mimos. El período dedicado a reequilibrar el cuerpo debe ser el más suave de su vida.

Hay, además, otros tratamientos complementarios:

- Musicoterapia
- Aromaterapia
- Suplementos alimenticios de hierbas (conocidos en el Ayurveda como *rasayanas*; véase la página 276)

Escuchar música resulta muy sedante para el sistema nervioso cuando estamos purificando el cuerpo. Se recomienda una sesión de quince minutos por la mañana, y otra por la noche, antes de acostarse. Perfumar el cuarto con los aromas apropiados para apaciguar los doshas también ayuda a relajarse a la hora de dormir. El empleo de suplementos alimenticios de hierbas rejuvenecedoras empieza a reparar la conexión mente-cuerpo a partir del nivel celular y fortalece los tejidos dañados por las drogas.

Creemos que ningún tratamiento contra la adicción tiene éxito a largo plazo sin compasión ni comprensión. Si usted decide pedir asesoramiento, busque esas cualidades en un psicólogo, un sacerdote, un médico o, simplemente, un buen amigo. Uno de los grandes inconvenientes de la rehabilitación convencional es que la observación constante trae consigo una tensión permanente. El problema continúa pesando para siempre sobre nuestros hombros. Nosotros, en cambio, pensamos que los adictos deben aprender a confiar en sí mismos y sentirse a gusto con su estilo de vida. Cualquier aumento del miedo y la ansiedad es totalmente improductivo, aun cuando se suponga que esa tensión ayuda a terminar con el hábito. Nuestro enfoque de no intervención se basa en la idea de que se puede confiar en la naturaleza. El cuerpo del adicto recuperará el equilibrio si se le aplica el tratamiento adecuado.

Si usted padece una adicción grave al alcohol o las drogas, tal vez piense que ha arruinado su vida; casi todos los adictos han hecho sufrir a la familia y a sí mismos. Es vital comprender que esa negatividad no es usted. Es resultado del ama físico y mental que se ha acumulado con el tiempo. Debe hacer con ella lo mismo que con la suciedad en la piel: lavarla y olvidarse de ella. Si otros se empeñan en recordarle lo destructivo que ha sido en el pasado, tómese la crítica lo más tranquilamente que pueda. Lo pasado, pasado. No se puede volver atrás, y no conviene recordarlo.

Es muy importante que usted se relacione, en la medida de lo posible, con gente saludable y normal. Tendrá que decidir si se inscribe o no en un grupo de rehabilitación (muchos adictos consideran que esto es importante para regresar a la vida normal), pero haga todo lo posible por hallar un asistente optimista y compasivo. Por su propio bien, evite a todo aquel que tenga una actitud agresiva o fanática con respecto a las adicciones.

Finalmente, es normal sufrir recaídas durante la recuperación. Esto le causará desilusión, desde luego, pero intente comprender que no se trata de un fracaso personal. El cuerpo necesita tiempo para normalizarse. Si siente la necesidad de beber otra copa, de fumar otro cigarrillo, de tomar otra píldora, son los doshas habituados los que le inducen a ello. Los doshas son poderosos, pero usted es mucho más poderoso que ellos. La adicción no ha afectado a su ser esencial. Éste permanece feliz, libre, por encima de todas las dificultades y en paz. Una vez que usted entre en contacto con ese verdadero ser suyo, todo se solucionará. Tenga paciencia y déjese llevar hacia la libertad.

El éxito, en estos casos, no se mide por los días que usted pase sin recaídas. Antes bien, debe buscar señales de autoaceptación: felicidad, momentos de alegría y placer; recuperación del apetito y del gusto por la comida; mejor dormir y sueños más tranquilos; ausencia de sabores desagradables en la boca y de malos olores en la piel; menos sudoración; mayor fuerza y resistencia físicas, y un funcionamiento orgánico (digestión, respiración, coordinación motriz, etcétera) más regular.

Todo esto llegará con el tiempo. La alegría que produce la purificación se debe a que al cuerpo le encanta estar así. No me gusta la palabra «rehabilitación». Lo que usted está haciendo es lavarse por dentro y por fuera. Es un proceso natural, que dará mejores resultados cuanto más se prolongue. Las recaídas pasajeras son poco más que obstáculos sin importancia, siempre que usted esté dispuesto a levantarse e intentarlo otra vez. Le espera una vida sana y bella, y usted se acerca a ella con cada paso que da.

9

Envejecer es un error

Aunque todo el mundo está sujeto al proceso de envejecimiento, nadie ha demostrado que sea necesario. Una de las grandes ventajas del cuerpo mecánico cuántico es que no envejece, cualidad que se aprecia en todo el nivel cuántico de la naturaleza. Los protones y los neutrones no se deterioran con el tiempo; tampoco la electricidad ni la gravedad. La vida, que está compuesta por estas partículas y fuerzas fundamentales, es asombrosamente duradera; nuestro ADN ha cambiado bastante poco en los últimos seiscientos millones de años. Un cangrejo que se arrastra por el cieno de antiguos lechos marinos no presenta semejanzas visibles con un dinosaurio, ni éste con un gorila, pero desde el punto de vista del ADN, sus diferencias no son sino variaciones ínfimas de un mismo e interminable tema.

Por lo que respecta a sus enlaces químicos, el ADN no está más cohesionado que una hoja o una mota de polen; cualquiera diría que un manojo de átomos tan débilmente unidos se desbarataría con el tiempo, como un viejo tapiz viejo y deshilachado. Por cierto, las fuerzas que operan contra la supervivencia del ADN son inmensas: el desgaste físico, mutaciones destructivas fortuitas, invasiones de microbios competitivos y, sobre todo, la entropía, la tendencia del universo físico a quedarse sin cuerda, como un reloj descuidado.

El ADN los ha sobrevivido a todos. Desde que este material genético existe, cordilleras enteras han sufrido los efectos de la erosión hasta quedar reducidas a colinas; el ADN, en cambio, nunca se ha desgastado una milésima de milímetro. El pegamento que mantiene unido el cuerpo mecánico cuántico es demasiado fuerte. Si la inteligencia interior del ADN es tan poderosa, capaz de desafiar al tiempo y los elementos a lo largo de milenios, cabe deducir que el envejecimiento no es natural en absoluto. En esta premisa se basa el Ayurveda. Dejando a un lado el hecho de que todo el mundo envejece, abordemos la pregunta que realmente importa: «¿Es necesario?» Los antiguos sabios, renombrados por su longevidad, achacaban el envejecimiento a un «error del intelecto» (llamado *pragya aparadh* en sánscrito).

Este error consiste en identificarnos solamente con el cuerpo físico. La prolongación de la vida requiere corregir el error del intelecto, para identificarnos en cambio con el cuerpo mecánico cuántico. Si llevamos la mente a un nivel de funcionamiento que está más allá de la edad, nuestro cuerpo empezará a participar de la misma cualidad. Envejecerá con mayor lentitud, porque así se lo ordena la mente, desde el plano más profundo. Al considerarnos libres del envejecimiento, lo seremos de verdad. Este principio, asombrosamente simple, aún no ha sido reconocido por la corriente principal de la medicina occidental, pero es válido, como veremos más adelante.

EL ENVEJECIMIENTO FRENTE
A LA CURACIÓN

El proceso de envejecimiento parece tan complejo que incluso resulta difícil determinar exactamente en qué consiste. Una típica célula del hígado realiza quinientas funciones diferentes, con lo que existen quinientas formas distintas en que puede fallar. Todas estas posibilidades constituyen los modos en que puede envejecer. Por otra parte, considerar que el envejecimiento es complejo puede ser una equivocación. La marea, pese a las mil olas que trae consigo, es un solo fenómeno, impulsado por una sola fuerza. Quizás ocurra lo mismo con el envejecimiento humano, aunque lo veamos como cientos de olas: dolores inconexos, aparición de arrugas alrededor de los ojos, líneas más profundas en las comisuras de la boca, un leve pero inexorable aumento de la tensión arterial, pérdida de la agudeza visual y de oído, entre otros muchos inconvenientes menores.

El Ayurveda nos dice que no nos dejemos engañar por este panorama tan complejo y preocupante. Envejecer se reduce a una sola cosa: la pérdida de la inteligencia. Y la curación, tal como hemos visto, es la capacidad de la inteligencia de repararse a sí misma. Envejecer es lo opuesto: olvidar gradualmente cómo recomponer lo que se ha deteriorado.

Fijémonos, por ejemplo, en las células de un recién nacido. Están frescas, llenas de vigor, exentas de las marcas del tiempo. Si las observamos al microscopio, junto a las de un anciano, comprobamos que el contraste es asombroso. El tejido viejo es inquietantemente feo; sus células parecen maltrechas y agotadas. A fin de cuentas, se trata de la visión microscópica de un cuerpo anciano: presenta manchas oscuras allí donde se han acumulado desechos y el tejido blando se ha tornado fibroso.

Este cambio tan drástico parece resultado del desgaste, pero el ADN, que controla todas las funciones de las células, es virtualmente invulnerable al paso del tiempo, como hemos observado. Por tanto, cabe concluir que existe algún tipo de daño invisible. Por ejemplo, cuando nacemos, todas nuestras arterias tienen un aspecto perfectamente liso, reluciente y blanco, como el de un tubo de goma para cirugía recién salido de la fábrica. Pero en el caso de las arterias, ese tubo es, en realidad, un cúmulo de células reunidas para formar un vaso sanguíneo y dominar las secuencias exactas que se necesitan para ello. Antes de que se juntaran todas en su puesto especializado, cada una de ellas era, en potencia, una célula del cerebro, el corazón o el estómago: todas las posibilidades estaban abiertas, pues toda célula contiene el mismo ADN.

Sin embargo, la evolución ha dictado que estas células en particular asuman sólo una función: la de formar parte de una arteria. Por muy especializado que sea su trabajo, no resulta simple. Un tubo de goma deja pasivamente que el líquido fluya a través de él. Las arterias, por el contrario, responden a cuanto nos ocurre, y esa respuesta tiene que ser, a un tiempo, activa e inteligente. Los textos de biología nos enseñan que toda célula se divide una y otra vez hasta que se le agota el tiempo, al cabo de unas cincuenta divisiones, y entonces muere. Pero esto es una visión drásticamente simplificada y hasta falsa. Toda célula tiene experiencias; recuerda lo que le ocurre. Es capaz de perder sus capacidades si se pierden o se dañan los eslabones con sus conocimientos innatos. Para una célula, la diferencia entre la vida y la muerte estriba en su smriti, o memoria. Esta premisa, llevada hasta sus últimas consecuencias, implicaría que la memoria perfecta lleva a la inmortalidad de la célula, pues no puede haber muerte mientras la renovación continúe sin fallos ni errores.

La ciencia nunca ha probado que el ADN tenga limitaciones en su capacidad de mantener una célula en perfectas condiciones de funcionamiento. Cada una de nuestras arterias contiene el mismo ADN que las de los humanos de la Edad de Piedra, que vivieron hace cincuenta mil años. Si el ADN se las ha arreglado para producir arterias perfectas durante quinientos siglos, cada una de ellas integrada por millones de células en perfecto estado operativo, no hay motivos intrínsecos por los que nuestro ADN deba malograr el trabajo al cabo de sesenta años.

Pero lo cierto es que el trabajo se malogra, y en mucho menos de sesenta años. A los doce años de edad, una arteria típica cambia notablemente de aspecto. Comienza a presentar irregularidades en forma de vetas de grasa amarilla. Con la ayuda del microscopio, uno descubre que esas irregularidades se iniciaron como resultado de diminutas grietas, casi invisibles, en la cara interior de la pared arterial. El biólogo, al estudiar una célula de esa arteria, aprecia las señales indiscutibles de la vejez. En las cinco décadas siguientes, las señales se tornan obvias hasta para el lego en la materia. Si asistimos a una cirugía a corazón abierto y tocamos un segmento de aorta vieja (es decir, la principal arteria que parte del corazón), nos parece un tubo tieso, con frecuencia rígido como un hueso, si la arterioesclerosis se encuentra en un estado lo bastante avanzado. Interiormente está llena de depósitos de grasa llamados placas. No hace falta ser un experto para comprender que, en algún punto, se ha cometido un error garrafal.

¿Cómo se franquea el abismo entre una realidad, la de la inmortalidad del ADN, y otra, la de la efímera duración de la vida humana? En realidad, ambas están muy próximas. No existe distancia física entre nosotros y nuestro ADN. Ese abismo se abre en el reino no físico del conocimiento.

Como ya he aclarado muchas veces, el Ayurveda se aleja de la idea que considera a la célula un conjunto físico de moléculas, y abraza en cambio el concepto de célula como conjunto de conocimientos. Tal como indica la ilustración siguiente, el conocimiento es dinámico. No se trata de un conjunto inerte, sino de una forma viva, de la interacción constante de tres elementos.

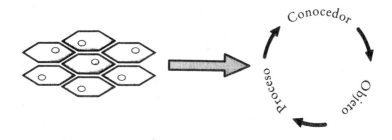

Para tener conocimiento viviente, debe existir un conocedor, un objeto que conocer y el proceso de conocimiento que los vincula a ambos. Los términos védicos que designan esta tríada básica son *rishi* (conocedor), *devata* (proceso de conocimiento) y *chhandas* (objeto del conocimiento); en conjunto forman la totalidad del saber o *Samhita*, el estado indiviso de la conciencia pura. La mente humana, por ende, es el producto de la fusión de tres elementos en uno. El cuerpo humano consta de los mismos ingredientes simples, repetidos incontables veces en diferentes niveles fisiológicos. Cada uno de nosotros es el conocedor; el cuerpo es el objeto que formamos con nuestro conocimiento; los millones de funciones celulares que se desarrollan en nuestro interior constituyen el proceso del conocer. También el ADN es un conocedor, pero a una escala diferente, pues divide su conocimiento en elementos bioquímicos. A otra escala, un glóbulo rojo es un conocedor que sabe cómo adherirse a los átomos de oxígeno para transportarlos a las demás células del cuerpo.

Este triple modelo de conocimiento nos permite comprender que una cosa (nuestra inteligencia interior) se diversifica en interminables combinaciones de cosas. Nuestros cincuenta billones de células, que integran una comunidad, ligadas por cientos de enzimas, proteínas, péptidos, aminoácidos, etcétera, representan un extraordinario ejemplo de la ramificación de uno en muchos. Sin embargo, es peligroso perderse en esta perspectiva. El «error del intelecto» se produce cuando la mente olvida su verdadera fuente, la inteligencia única que fluye por todas las células, y se pierde irremediablemente en la multiplicidad. Para demostrar que esto no es sólo un argumento filosófico, examinemos algunos experimentos innovadores que aportan una solución asombrosamente simple para el proceso de envejecimiento. A fin de comprender mejor estos experimentos, conviene familiarizarnos con algunas nociones de psicología.

La edad cronológica es sólo una medida del proceso de envejecimiento, en absoluto exacta, pues un cuerpo y otro difieren enormemente en los cambios que experimentan con el tiempo. Por eso los fisiólogos emplean un segundo concepto, el de la edad biológica, que mide el grado real de envejecimiento en las células de una persona. La edad cronológica coincide con la biológica sólo durante la juventud. Dos personas sanas de veinte años suelen ser casi idénticas, por lo que se refiere al corazón, el hígado, la piel, la vista, etcétera. Pero a partir de la madurez no hay dos personas que envejezcan del mismo modo. Dos personas de setenta años presentan perfiles drásticamente distintos: uno tendrá artritis, el otro sufrirá del corazón; uno será miope y el otro no, etcétera.

Esto significa que la edad biológica, aunque teóricamente sea una medida adecuada, es muy difícil de determinar, a menos que analicemos todos los órganos del cuerpo. Por fortuna, hay criterios generalmente aceptados para medir la edad biológica, como la visión de cerca, la agudeza del oído y la tensión sistólica (la presión de los vasos sanguíneos cuando el corazón bombea). Se sabe que estos tres aspectos se deterioran de modo regular con el paso del tiempo; por tanto, proporcionan una aproximación fiable a la edad biológica de todo el cuerpo a una edad cronológica dada.

Hace varios años, un equipo de investigadores hizo el fascinante descubrimiento de que los indicadores de envejecimiento biológico podían retrasarse o incluso revertirse por medio de la meditación. El estudio se realizó bajo la dirección del doctor R. Keith Wallace, fisiólogo que estudió a ochenta y cuatro meditadores cuya edad promedio era de cincuenta y tres años. Dividió a sus sujetos en dos grupos, según el tiempo que llevaban practicando regularmente la meditación. Un grupo llevaba meditando cinco años o más; el otro, menos de cinco años.

Wallace descubrió que la meditación confería a quienes la practicaban una edad biológica inferior a su edad cronológica: los meditadores principiantes eran cinco años más jóvenes de lo que les correspondía, y los meditadores veteranos, nada menos que doce años más jóvenes. En otras palabras: una mujer promedio de sesenta años que llevara practicando la meditación cinco años, por lo menos, tendría el cuerpo correspondiente a una de cuarenta y ocho, desde el punto de vista biológico. (Esto no incluye los cambios de apariencia del cabello y la piel, aunque muchos de los sujetos tenían un aspecto llamativamente juvenil.) El resultado no dependía de ningún otro factor; los sujetos fueron seleccionados según su dieta, sus ejercicios y otros hábitos. Curiosamente, los resultados de las pruebas revelaron que quienes no comían carne roja presentaban una edad biológica algo menor, lo que coincide con diversos hallazgos sobre la mayor longevidad de los vegetarianos.

Los descubrimientos de Wallace no tenían precedentes en aquellos tiempos. Pronto se realizaron en Inglaterra estudios complementarios que confirmaron sus conclusiones. En un grupo, los meditadores tenían una edad biológica siete años inferior a la cronológica. Un año y medio después se examinó de nuevo a esas mismas personas; su edad biológica había descendido en nada menos que un año y medio más, lo que parece indicar que la meditación resta un año a la edad biológica.

Más recientemente, el doctor Jay Glaser, médico con una sólida formación en meditación, decidió investigar una de las sustancias químicas que se presentan naturalmente en el cuerpo y que pueden estar relacionadas con la longevidad. Comenzó por medir el nivel de la hormona suprarrenal conocida como DHEA (dehidroepiandrosterona) en meditadores. Aunque la función exacta de esta hormona continúa siendo un misterio, se sabe que el nivel de DHEA alcanza su punto máximo hacia los veinticinco años de edad y luego desciende, prácticamente en línea recta, hasta que, hacia los setenta años de edad, queda reducida a sólo el cinco por ciento. El entusiasmo inicial por la DHEA surgió cuando fue inyectada en grandes dosis a animales de laboratorio y demostró poseer notables propiedades antienvejecimiento. Los animales más viejos presentaban un vigor renovado, un sistema inmunitario más eficaz, mayor tono muscular y mejor memoria.

Glaser descubrió que los niveles de DHEA eran significativamente más elevados en los meditadores de todas las edades que en un grupo equivalente de no meditadores. Esto se cumplía tanto en hombres como en mujeres, y las mayores diferencias se apreciaban en los sujetos de más edad. Por ejemplo, Glaser advirtió que los mayores de entre aquellos que meditaban tenían el mismo nivel de DHEA que los no meditadores entre cinco y diez años más jóvenes. Para él, estos datos indicaban que la meditación aumenta de alguna manera la producción natural de esta interesante hormona.

Los investigadores han estudiado los efectos que produce la DHEA administrada de forma artificial, y han obtenido resultados desiguales. Aunque los experimentos con la DHEA demuestran que ésta provoca cambios hormonales y puede mejorar el estado de ánimo del sujeto, no hay pruebas de que beneficie la memoria o la vitalidad humanas del mismo modo que beneficia la de los animales. Aun así, es interesante que una sencilla técnica de meditación pueda operar cambios en una hormona que, por lo visto, desempeña un papel en el proceso de envejecimiento. Esta pista bioquímica respalda los testimonios de personas que afirman que, cuando meditan, se sienten más jóvenes, tanto mental como físicamente.

RASAYANAS: HIERBAS PARA LA LONGEVIDAD

Las hierbas constituyen una parte importantísima de la medicina ayurvédica que aún no hemos tratado. El

Ayurveda prescribe muchos millares de hierbas medicinales, y los médicos ayurvédicos experimentados a menudo recetan hierbas a sus pacientes como parte del tratamiento. Esto se debe a que las hierbas difieren de los fármacos en que producen efectos más generales y suaves. La forma más sencilla de entender las hierbas es considerarlas alimento concentrado. Una de las maneras en que se clasifican tradicionalmente es por los seis rasas, o sabores (dulce, ácido, salado, amargo, picante y astringente), que se aplican a la comida.

Sin embargo, las hierbas son más potentes y de acción más específica. Una hierba amarga, como la quinina, puede reducir inmediatamente el Pitta, por lo que resulta útil para disminuir la fiebre y la inflamación. Un pimiento picante puede despejar de inmediato la nariz de la mucosidad excesiva, pues reduce el Kapha. Una especia astringente, como la cúrcuma, seca la flema de una garganta dolorida en cuestión de minutos. En la parte III, en la sección dedicada a dietas, menciono algunas de las hierbas domésticas comunes que sirven para equilibrar los doshas. El uso de hierbas en combinación con los alimentos es una práctica segura.

Para tratar enfermedades, se utilizan hierbas más potentes, que requieren supervisión médica. En nuestro centro empleamos hierbas específicas en el contexto de un enfoque holístico.

Las hierbas ayurvédicas se toman por lo general de la planta entera, lo que disminuye el riesgo de que se produzcan efectos secundarios. El principio en el que nos basamos establece que el componente activo de la hierba se encuentra en la planta junto con otras sustancias químicas que lo moderan, de modo que anulan los posibles efectos no deseados. En otras palabras, para el Ayurveda la planta entera forma parte de la farmacia natural. En cambio, la medicina occidental sólo considera útil el principio activo.

Cómo operan las hierbas ayurvédicas

En lo referente a la longevidad, los textos ayurvédicos enumeran algunas hierbas especiales, solas o combinadas, que clasifican como «rasayana». Esta palabra se podría traducir libremente como «alimentación de la esencia de vida». Las rasayanas no son pociones rejuvenecedoras, sino correctivos para la pérdida de memoria de las células. Cada hierba es un paquete de vibraciones que coincide específicamente con una vibración en el cuerpo mecánico cuántico.

El hígado, por ejemplo, se estructura a partir de una secuencia específica de vibraciones en el nivel cuántico. Si se produce una disfunción hepática, la causa está en algún fallo en la secuencia de estas vibraciones. Según el Ayurveda, existe una hierba con esa secuencia exacta; al administrarla, se restablece el funcionamiento adecuado del hígado.

El principio subyacente se llama complementariedad. La complementariedad se fundamenta en que «la naturaleza piensa por doquier de manera similar»; este dicho védico significa que la naturaleza emplea los mismos materiales para crear plantas, minerales, mantras o cuerpos humanos. No se trata sólo de moléculas similares (aunque es el mismo carbono el que compone el carbón, los diamantes, el azúcar y la sangre). Hay algo más básico aún: las sutiles vibraciones que mantienen las moléculas unidas; éstos son los verdaderos bloques de construcción de la naturaleza, según los sabios védicos. Son tan universales que algunas cosas que aparentemente no guardan entre sí relación alguna, como una palabra sánscrita y una hoja de laurel, pueden ser consideradas afines, si se observan con suficiente profundidad. Como la semejanza está presente en toda la naturaleza, el médico ayurvédico estima que las hierbas, los sonidos primordiales, las piedras preciosas, los colores, los aromas y los alimentos son igual de adecuados para obrar como remedios. Las hierbas, tal como las utiliza el Ayurveda, no causan en el cuerpo un efecto tan agresivo como los medicamentos occidentales. Nuestros fármacos alivian el dolor, relajan los músculos, reducen el déficit de insulina o de la hormona tiroidea, etcétera; las rasayanas introducen una señal sutil en la fisiología: «hablan» con los doshas e influyen directamente sobre el flujo de la inteligencia interior.

Las rasayanas están estrechamente vinculadas con la comida india; por eso en Estados Unidos se venden como complementos alimenticios, no como medicamentos. Algunas frutas dulces, como la grosella silvestre india (llamada *amla* o *amalaki*) se consideran rasayanas muy eficaces. (En realidad, esta fruta en especial constituye la base de casi todos los tónicos medicinales que se toman en India desde tiempos ancestrales, del mismo modo que el ginseng se consume en China.) Para quien esté interesado en las hierbas medicinales, la tradición de la rasayana es fascinante, aunque también sumamente compleja. Hay decenas de plantas a las que se atribuye la propiedad de rejuvenecer el cuerpo. Entre las que tienen nombre común en la herboristería occidental se encuentran:

- La gotu kola y el ajo, específicos para el Vata.
- El áloe vera y el azafrán, específicos para el Pitta.

- El helenio y la miel, específicos para el Kapha (aunque la miel no es una hierba, se considera el *shukra* o esencia más pura del mundo vegetal).

Sin embargo, esta lista no incluye las rasayanas más poderosas, que sólo tienen nombres indios; entre ellos, *amla*, *guggul* y *ashwaghanda*.

La complejidad de las rasayanas no sólo obedece al hecho de que se basan en frutas y hierbas. Para obtener el efecto deseado de un ingrediente, es preciso saber cuándo recoger la hierba o fruto, durante cuánto tiempo hay que cocerlo y por qué método, y en qué proporción hay que mezclarlo con otras hierbas. La receta para una sola rasayana puede requerir cincuenta ingredientes, cada uno de los cuales debe ser minuciosamente preparado.

REJUVENECEDORES A BASE DE HIERBAS

Después de varios años de investigación y pruebas, creemos que el estudio de las rasayanas es un campo valioso. Ha dado origen a abundantes fórmulas auténticas, trabajosamente recreadas a partir de las antiguas recetas. Aunque los médicos ayurvédicos llevan miles de años empleando las rasayanas para avivar la energía y mejorar el sistema inmunitario, apenas estamos empezando a investigar científicamente los supuestos beneficios para la salud de estos compuestos de hierbas. Las normas que regulan las hierbas medicinales en Estados Unidos permiten la distribución de rasayanas únicamente como complementos dietéticos; como tales, los recomendamos para uso general. No hay garantías de que curen o prevengan enfermedades, y no deben usarse como medicamentos. (Si no le han diagnosticado una enfermedad concreta, por favor, no consuma estas u otras hierbas sin antes consultar un médico capacitado en Ayurveda.)

Una de las rasayanas más conocidas es *Chavanprash*, hecha a base de una fruta originaria de India, una de las mayores fuentes naturales de vitamina C, conocida como Amla o *Dhatri* en sánscrito, lo que significa que posee las cualidades curativas de una enfermera o una madre. Desde antiguo se utiliza como sustancia rejuvenecedora de la sangre, el corazón, los pulmones y los tejidos reproductivos. Hemos elaborado una versión moderna de la Chavanprash llamada *Biochavan*.

Otra importante rasayana ayurvédica clásica es *Brahmi Rasayana*, hecha a base de la hierba gotu kola. Tradicionalmente se emplea como revitalizador para el cerebro y el sistema nervioso. Se dice que calma la inquietud y pone más alerta a quien la consume.

Fascinados por la vasta literatura clásica ayurvédica sobre los rasayanas, varios investigadores han iniciado estudios en Estados Unidos y Europa para determinar qué acciones farmacológicas tienen estos preparados. Los ingredientes de estos rasayanas poseen, al parecer, propiedades antioxidantes, y posiblemente inhiben la cascada de coagulación que se asocia a la secreción de hormonas como consecuencia del estrés.

Aunque es decididamente pronto para extrapolar estos estudios a animales o humanos, resulta alentador que la comunidad científica esté estudiando seriamente estos antiguos compuestos de hierbas. Su trabajo debe acabar por aclarar el papel que desempeñan estas fórmulas en el mantenimiento de la salud y la remisión de la enfermedad.

Una explicación de los beneficios potenciales que se desprenden de los estudios preliminares apunta a la posible relación de los radicales libres con una amplia gama de enfermedades. Los radicales libres son peróxidos dañinos que han estado implicados desde hace tiempo en la aceleración del proceso de envejecimiento; una de las principales razones de que las vitaminas E, C, y el betacaroteno sean tan populares como complementos contra el envejecimiento es su capacidad para adherirse a los radicales libres y los neutraliza antes de que dañen los tejidos vivos. Es de esperar que una mayor comprensión del mecanismo y la acción de los rasayanas ayude a confirmar las antiguas creencias en las cualidades beneficiosas de estos tónicos naturales para reforzar la vitalidad durante toda la vida.

En el Centro Chopra para el Bienestar de La Jolla, California, empleamos preparados de rasayana para incrementar la energía y el vigor de nuestros pacientes. Tenemos fórmulas distintas para hombres y para mujeres, y los informes subjetivos de nuestros pacientes son muy prometedores. Para más información sobre el modo de acceder a estas fórmulas, véase el apéndice A.

CUESTIONARIO: ¿ESTOY ENVEJECIENDO BIEN?

En el Ayurveda no existe un programa especial para «prolongar la vida», por la sencilla razón de que todos sus métodos (dieta, ejercicios, rutinas diarias y estacionales, meditación y las diversas técnicas curativas) están destinadas a potenciar la longevidad. Teniendo en cuenta la salud superior de que gozan hoy nuestros pacientes, albergamos muchas esperanzas de que se haya logrado un avance revolucionario con respecto al envejecimiento. Según los textos ayurvédicos clásicos, la vida normal debería durar cien años sin enfermedades ni padecimientos. Nosotros aspiramos como mínimo a eso.

¿Es posible comprobar que al seguir este programa estamos rejuveneciendo? Por simple que parezca, el sentirse feliz y saludable es un buen indicador; ser joven de espíritu se considera señal de longevidad. Con un criterio más objetivo, los investigadores de la Universidad de Duke han elaborado una breve lista de factores de salud relacionados con la longevidad. Estadísticamente, las personas que obtienen una buena puntuación en la evaluación de cada uno de estos factores tienen probabilidades superiores a la media de vivir más.

El siguiente cuestionario está basado en la lista de Duke. Para que los resultados sean más precisos, debe ir acompañado por un examen físico completo, pero hasta una valoración personal informal puede revelarnos muchas cosas. Con toda la franqueza y objetividad posibles, responda a todas las preguntas, anotándose:

10 puntos si la respuesta es «excelente».
5 puntos si la respuesta es «normal».
0 puntos si la respuesta es «por debajo de lo normal».

Una vez que haya calculado la puntuación final, siga el programa del Ayurveda durante seis meses y vuelva a responder al cuestionario. Hay grandes probabilidades de que usted detecte una mejoría asombrosa, probablemente mucho antes de que pasen los seis meses.

Los siguientes factores están enumerados en orden de importancia relativa.

Entre sus padres y abuelos, ¿cuántos casos ha habido de apoplejías o ataques cardíacos prematuros (sufridos antes de los sesenta años)?

Ninguno	10 puntos	
Uno o dos	5 puntos	
Tres o más	0 puntos	_____

La cifra de mi última medición del colesterol fue:

Excelente (inferior a 200 mg)	10 puntos	
Normal (de 220 mg)	5 puntos	
Mala (superior a 240 mg)	0 puntos	_____

La cifra de mi última medición de la tensión arterial fue:

Excelente (120/70)	10 puntos	
Buena (130/90)	5 puntos	
Mala (140/95 o más)	0 puntos	_____

(Para mayor exactitud, la tensión arterial debe medirse tres veces, en diferentes momentos del día.)

B. SATISFACCIÓN LABORAL

Cuando voy a mi trabajo me siento:

Deseoso de afrontar nuevos desafíos	10 puntos

Dispuesto a trabajar,
pero no entusiasmado   5 puntos
Sin interés; es sólo un trabajo   0 puntos   _____

C. TABAQUISMO

En los últimos cinco años:

No he fumado nunca   10 puntos
He fumado de vez en cuando   5 puntos
He fumado con regularidad   0 puntos   _____

D. FUNCIONES FÍSICAS

Esta categoría incluye una amplia variedad de indicadores, como la coordinación física, la eficiencia de la respiración, la rapidez de las reacciones, la fluidez de la circulación sanguínea, etcétera. Para evaluar su estado físico actual, compárelo con el rendimiento de su cuerpo hace diez años.

Me siento casi exactamente
igual   10 puntos
Noto algunas cosas que no
funcionan bien   5 puntos
Estoy en tratamiento por
una enfermedad   0 puntos   _____

E. FELICIDAD

En conjunto, mi vida ha sido últimamente:

Muy feliz	10 puntos	
Bastante buena, en general	5 puntos	
Como la de cualquiera	0 puntos	_____

F. AUTOVALORACIÓN DE LA SALUD

Este año, mi salud en general ha sido:

Excelente	10 puntos	
Buena	5 puntos	
Regular o mala	0 puntos	_____

G. INTELIGENCIA GENERAL

En los tests de coeficiente intelectual, obtengo un resultado:

Superior al promedio (120 o más)	10 puntos	
Normal (100-110)	5 puntos	
Inferior a lo normal (90 o menos)	0 puntos	_____

PUNTUACIÓN FINAL _____

Autovaloración: una puntuación perfecta (de 90 puntos) indica que usted tiene una esperanza de vida superior, quizá muy superior, al promedio de la gente (setenta y ocho años para las mujeres y setenta y dos para los hombres). Una puntuación por encima de la media (entre 65 y 90) puede indicar que su expectativa de vida será como mínimo tres años superior a la norma, si usted ya ha sobrepasado la mediana edad. Una puntuación promedio (45-65) refleja una esperanza de vida acorde con la media estadística. Si su puntuación está por debajo de 40, debe prestar más atención a su salud. No hay motivo para alarmarse, y si sigue los programas del Ayurveda probablemente experimentará muy pronto una mejoría.

Para tener una idea más exacta de su estado, puede afinar su puntuación teniendo en cuenta otros factores:

Edad: las puntuaciones altas tienen mayor importancia cuanto mayor sea su edad. Si usted tiene más de cincuenta años, una puntuación de 75-90 indica una mayor probabilidad de vivir mucho tiempo; la misma cifra no tiene tanto valor si usted sólo cuenta treinta años.

Hábitos y estilo de vida: en condiciones iguales, los hábitos regulares pueden traducirse en una mayor longevidad. Esto incluye comer tres veces al día, dormir ocho horas diarias, acostarse a sus horas, etcétera. Además, los casados tienen mayores expectativas de vivir muchos años que los solteros. El consumo de alcohol debe ser mínimo o nulo; se sabe que el alcoholismo reduce la expectativa de vida.

Peso: lo mejor es mantener un peso ideal, aunque un exceso de cinco a siete kilos no es perjudicial. La vida se acorta con la obesidad (un sobrepeso del quince por ciento o más) o cuando el peso ha fluctuado radicalmente a lo largo de unos cuantos años.

Como resultado de la exhaustiva investigación realizada sobre la meditación, podemos asegurar que nuestro programa ayurvédico potencia cada uno de los factores de longevidad establecidos por la Universidad de Duke. Si analizamos estos resultados en el contexto general del Ayurveda, se tornan aún más espectaculares.

- La investigación de las rasayanas parece indicar que contrarrestan varios aspectos nocivos del proceso de envejecimiento, tienen efectos positivos en la coagulación sanguínea y reducen la susceptibilidad a los carcinógenos. Estudios preliminares muestran que las rasayanas pueden ser eficaces para acabar con los radicales libres que sin duda incidirían en el proceso de envejecimiento.

- Un estudio piloto de los efectos del panchakarma parece indicar que este procedimiento de purificación potencia notablemente el proceso rejuvenecedor de la meditación (diez meditadores redujeron su edad biológica en un promedio de seis años, en el espacio de un año, con sesiones regulares de panchakarma, mientras que aquellos que sólo meditaban rejuvenecieron únicamente un año y medio).

Lo que se concluye de todo esto es que un programa completo de Ayurveda debería resultar aún más eficaz que la meditación por sí sola. De hecho, puede traer consigo todos los poderosos efectos rejuvenecedores que prometían los textos antiguos. Un programa básico debe incluir la meditación, una dieta ayurvédica adecuada para el tipo físico del sujeto, complementada con rasayanas, ejercicio regular, tratamiento de panchakarma por lo menos una vez al año y los principales puntos de la rutina diaria o *dinacharya*, expuesta en el capítulo 11.

TERCERA PARTE

VIVIR EN ARMONÍA CON LA NATURALEZA

10

El impulso de desarrollarse

La frase «vivir en armonía con la naturaleza» significa, para el Ayurveda, algo muy preciso: tener deseos saludables, que coincidan con nuestras auténticas necesidades. Tal como nos creó la naturaleza, lo que necesitamos no debería entrar en conflicto con lo que deseamos. Esto es así porque todo deseo se origina en el nivel cuántico, en forma de leves vibraciones cuya interacción dinámica está siempre equilibrada. Si el cuerpo o la mente pierden el punto de equilibrio, desde el cuerpo cuántico se envía un impulso corrector, que uno percibe como un deseo.

En este mismo instante, por nuestro sistema nervioso fluyen millones de impulsos que dan lugar a todos los actos que ejecutamos diariamente. Desear un sorbo de agua, por ejemplo, satisface la necesidad individual de los cincuenta billones de células de nuestro cuerpo, cada una de las cuales envía un mensaje al diminuto órgano del cerebro llamado hipotálamo. A su vez, el hipotálamo efectúa la conexión mente-cuerpo mediante la elaboración de los neurotrasmisores específicos, o moléculas mensajeras, que nos hacen pensar: «Tengo sed.»

Cualquier deseo natural sigue un camino parecido.

Surge una necesidad en algún punto del cuerpo mecánico cuántico, se efectúa en el cerebro la conexión mente-cuerpo y entonces experimentamos un impulso a la acción. Mientras las necesidades y los deseos coinciden, vivimos en armonía con la naturaleza; el camino del deseo no está obstruido. Lo ideal es que cada bocado de comida nos parezca delicioso y, al mismo tiempo, satisfaga una necesidad precisa de nutrientes. La piel puede pedirnos una dosis adicional de vitamina C para reparar el daño causado por una quemadura de sol, del mismo modo que una cadera debilitada nos exige más calcio, o un músculo del brazo flexionado requiere más potasio.

Lamentablemente, es muy fácil obstruir este sendero; cuando lo hacemos, dejamos de estar en armonía con la naturaleza. En vez de confiar en que el cuerpo equilibrado nos indique qué nutrientes necesita, con demasiada frecuencia tomamos vitaminas indiscriminadamente, nos excedemos al comer o cedemos a la tentación de tomar dulces o comida basura. La moda actual de «prolongación de la vida» se basa en la desconfianza hacia el cuerpo y en ideas poco rigurosas sobre cuáles son nuestras debilidades, de manera que se intenta solucionar todo con megadosis de vitamina E, betacaroteno, selenio o cualquiera que sea la nueva panacea que se haya incorporado a la lista.

Nunca se ha demostrado que el consumo de vitaminas y minerales complementarios prolongue la vida. Por el contrario, ciertos estudios que se efectuaron por separado en el sur de California demostraron que los ancianos obsesionados por tomar vitaminas y consumir sólo «alimentos saludables» no vivían más que el promedio, mientras que quienes llevaban una vida metódica (dormían a sus horas, comían tres veces al día, bebían alcohol sólo con moderación, etcétera), superaban la media en once años.

No hace falta llegar a extremos para obtener del cuerpo el máximo rendimiento. El cuerpo es inteligente. En el nivel cuántico sabe exactamente qué necesita, hasta el último átomo y la última molécula de comida, el más leve de los alientos, la más insignificante de las acciones. En los capítulos siguientes enumeramos los alimentos, ejercicios y rutinas diarias o estacionales que el Ayurveda considera en armonía con la naturaleza. Aunque muy específicas, estas directrices no son reglas rígidas, sino sugerencias para contactar con el cuerpo mecánico cuántico. Una vez que estamos nuevamente en contacto con él, la acción se torna mucho más fácil, las decisiones acertadas se vuelven más automáticas y los errores, menos frecuentes. Sin embargo, antes de entrar en detalles, querría decir algo más sobre el camino del desarrollo en sí.

LAS ELECCIONES CORRECTAS

Para continuar desarrollándonos y progresando en la vida es preciso que tomemos las decisiones acertadas día tras día, minuto tras minuto, por nosotros mismos. Estas elecciones son interminables, porque interminables son los desafíos de la vida; por tanto, evitar toda equivocación parece imposible. Pero el Ayurveda sostiene que, en realidad, es fácil... una vez que empezamos a escuchar a nuestra naturaleza más profunda.

Por cada decisión que tomamos, importante o trivial, nuestro cuerpo mecánico cuántico ve sólo una opción correcta, aunque la mente pueda reconocer varias. Esta confusión da origen al conflicto interno. ¿Por qué el fumador recurre compulsivamente a otro cigarrillo, aunque es consciente del mal que eso puede hacerle? ¿Por qué el comilón compulsivo se sirve una segunda porción si ya no tiene hambre? Batallar con estos conflictos es inútil: nuestros actos se basan en muchos procesos individuales que cambian constantemente. Derrotar a un virus o una bacteria letales es juego de niños comparado con el intento de vencer los hábitos autodestructivos de la gente. Por ejemplo: todos conocemos a alguna persona crónicamente excedida de peso que ha buscado soluciones por doquier: en fármacos, en la psiquiatría, en la modificación de la conducta y hasta en la cirugía, con exiguos o nulos resultados.

En el Ayurveda proponemos una solución más simple. En vez de combatir todas las decisiones equivocadas que toma la gente cuando sucumbe a deseos enfermizos, ponemos a nuestros pacientes en contacto con la fuente de sus deseos. En la fuente, todos nuestros deseos son saludables. En sánscrito esto se denomina *sattva*, palabra que con frecuencia se traduce como «pureza». Una mejor traducción sería «el impulso de evolucionar»; demostraré por qué.

En el Ayurveda existen tres impulsos naturales que intervienen en cualquier situación. Uno es el sattva, el impulso de evolucionar, avanzar y progresar. El segundo es el *tamas*, un impulso totalmente opuesto, que nos incita a permanecer donde estamos o incluso a retroceder. Fijo entre estos dos contrarios está el *rajas*, un impulso más neutral, que dicta la acción por la acción misma. Aquí vemos un diagrama de los tres:

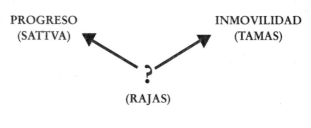

PROGRESO (SATTVA) — INMOVILIDAD (TAMAS) — ? (RAJAS)

Como vemos, el rajas plantea la pregunta: «¿Cómo debo actuar en esta situación?» El sattva prefiere la elección progresiva; el tamas, la estable. Los tres impulsos son necesarios para la vida. Si pasa de medianoche y seguimos levantados, con ganas de ver la película de madrugada por televisión, un impulso nos induce a acostarnos y el opuesto, a permanecer sentados allí. Se trata del sattva y el tamas, que están en conflicto, mientras el rajas nos aguijonea y nos insta a decidir.

La naturaleza nos ha hecho de modo tal que nuestra mente opera instintivamente de acuerdo con estas tres gunas o tendencias (también se las llama a veces «doshas mentales»). Se puede clasificar a una persona en función de cuál de las gunas sea la que domina en general.

> *A las personas rajásicas les gusta actuar.* Su mente funciona sin pausa y tiende a la impaciencia, la impulsividad y los desahogos cinéticos de todo tipo.
>
> *Las personas sáttvicas desean progresar.* Su mente no busca la acción por la acción misma, sino sólo la acción creativa, saludable y vivificante.
>
> *Las personas tamásicas prefieren permanecer igual.* A su mente no le gusta actuar; disfrutan con la rutina establecida y tienden a mantener el *statu quo*.

No se trata de tipos muy definidos, pues cada uno de nosotros contiene elementos de los tres. Pero todos conocemos alguna persona de tipo puramente rajásico: extrovertida, siempre llena de energía y dispuesta a correr allí donde nadie ha osado ir. También conocemos algún tipo tamásico puro: lento para moverse, refractario a las ideas nuevas, un tradicionalista recalcitrante para quien lo mejor de la vida está siempre en el pasado. (Los médicos ayurvédicos que vienen a Estados Unidos desde India suelen sacudir la cabeza y decir que somos un pueblo rajásico sin remedio, cuya creatividad y ambición requieren algo más del elemento suave y purificador del sattva.) Con independencia de cómo nos haya creado la naturaleza, la meta más recomendable es tornarse más sáttvico, ya que es esta guna la que hace a una persona más creativa, sana y feliz.

El secreto de las personas sáttvicas reside en que tienen deseos saludables por naturaleza. Cualquiera puede concebir deseos malsanos debido al ama mental. El lector recordará que «ama mental» es la expresión que designa las impurezas o tendencias negativas de la mente. El sattva es la fuerza de la pureza que las combate. Los sabios ayurvédicos dicen que el ama mental es producto de:

- Emociones negativas: enfado, miedo, autocrítica, codicia, resentimiento.
- Tensiones psicológicas: problemas familiares o laborales, pérdida de dinero o del empleo, divorcio, muerte de un familiar.
- Letargo, inercia mental.
- Ambiente nocivo.
- Contacto con la negatividad de otra persona.
- Libros u otras formas de entretenimiento violentas, crudas o chocantes.

Según el Ayurveda, la polémica respecto a si es moralmente correcto mostrar actos violentos por televisión no viene al caso. Lo que nos interesa es la salud. Los espectáculos violentos se traducen en sustancias químicas insalubres en el cuerpo, lo que lleva a la acumulación de ama en nuestros pensamientos y en nuestras células. Todo el mundo tiene derecho a exponerse al tipo de influencia que prefiera, pero la función del médico consiste en advertir que determinadas influencias perjudican nuestro bienestar. Evitar el ama mental se considera, por tanto, una medida preventiva contra los desequilibrios que desembocan en la enfermedad.

No podemos obligar al cuerpo a tomar decisiones progresivas. Si comemos alimentos inadecuados, fumamos un cigarrillo tras otro, bebemos en exceso o tomamos cualquier otro tipo de decisión nociva en nuestra vida diaria, es señal de que existe algún obstáculo en el camino de nuestro deseo. Alguna impureza nos mantiene apartados de nuestro ser cuántico. Ya he descrito muchas técnicas para remover esos obstáculos. Todas ellas, desde el panchakarma hasta la meditación, pasando por la técnica de la felicidad, eliminan cantidades tremendas de impurezas cada vez que las ponemos en práctica.

Al cabo de cierto tiempo de emplear las técnicas ayurvédicas, vemos cómo emerge nuestro lado más sáttvico, por muy bloqueado que estuviera en un principio. Cuando esto ocurre, no cabe duda de que nos acercamos al sitio llamado salud perfecta. El sattva es lo que está más cerca del corazón de la naturaleza, pues todo en ella se expande, evoluciona y crece. Existe dentro de nosotros en forma de instinto de equilibrio, de actitudes favorables para la vida, de dignidad innata y de respeto hacia los demás; existe como amor. Al aumentar nuestro sattva, pasamos a vivir sin esfuerzo en la pureza y avanzamos hacia un desarrollo superior. Sólo entonces la frase «vivir en armonía con la naturaleza» cobra su verdadero significado.

CÓMO INCREMENTAR EL SATTVA

El Ayurveda dice que existen muchos tipos de influencias diferentes capaces de incrementar el sattva, manteniendo al mismo tiempo el ama en un nivel mínimo. Algunas recomendaciones nos resultan familiares: consumir agua y alimentos puros, evitar toxinas obvias, como los pesticidas, y dormir bien toda la noche. El descanso adecuado es imprescindible para hacer aflorar la cara límpida y feliz de la mente.

Pasemos algún tiempo al aire libre, en la naturaleza, caminando por los bosques y las montañas o a la orilla del mar, junto a lagos y arroyos; escuchemos el sonido del viento, el susurro de los árboles y el canto de los pájaros. Todo esto purifica los sentidos y los devuelve a su fuente natural. En el Ayurveda consideramos que todo lo que favorece la vida es sáttvico; por eso es vital alimentar emociones positivas y cultivar relaciones firmes; la ausencia de amor y de atenciones perjudica el sattva mucho más que cualquier dieta poco sana.

Como complemento de lo dicho, las siguientes sugerencias, consignadas hace milenios en los textos védicos y repetidas en las tradiciones más puras de toda cultura, sirven como directrices de la sabiduría secular para aumentar el sattva en la vida cotidiana.

- Sea amable y tolerante con todos.
- Actúe tras la debida reflexión, no por impulso.
- Evite los enfados y las críticas, aun cuando los considere justificados (las personas sáttvicas no señalan las debilidades ajenas «por su propio bien»).
- Dedique todos los días un rato al ocio, el humor, la relajación y la buena compañía.

- Despierte con el sol, contemple el ocaso y pasee a la luz de la luna, sobre todo en plenilunio.

- Coma alimentos ligeros y naturales; preferentemente leche, azafrán, arroz y *ghee* (mantequilla clarificada). En la página 380 encontrará una lista completa de alimentos sáttvicos, junto con razones más profundas para seguir una dieta pura.

- Sea generoso con el prójimo en todos los sentidos: obsequiando con regalos y cumplidos a quienes le rodean, señalando lo mejor de cada uno, permitiendo que otros le engrandezcan, en vez de tratar de engrandecerse solo. Para una persona sáttvica, todas las relaciones son, ante todo, oportunidades de dar. Esta actitud básica se complementa con el hecho de que la naturaleza provee siempre lo necesario para satisfacer las necesidades propias. Cuando este tipo de generosidad y confianza florece realmente, la persona sáttvica no tiene nada que temer de la vida y sí mucho que recibir de ella; puede permitir que la existencia transcurra con naturalidad, sin forzarla.

11

La rutina diaria: surcar las olas de la naturaleza

Todos los días el sol sale y se pone, y entretanto, ocurren cientos de cosas diferentes. La naturaleza está organizada de modo tan bello que, por muy grandes que sean las diferencias entre estas cosas, todas se ajustan a un mismo ritmo. En realidad existen muchos ritmos anidados unos dentro de otros, ruedas que giran dentro de ruedas. La medicina moderna ha desentrañado los secretos de muchos de los ciclos más evidentes de nuestro cuerpo: el latido del corazón, que se produce cada tres cuartos de segundo, la aspiración de aire a razón de entre diez y catorce veces por minuto. Pero muchos de los cambios del cuerpo siguen siendo un misterio. ¿Por qué es habitual que una persona pese más a las siete de la tarde, según ha descubierto la ciencia? ¿Por qué tenemos las manos más calientes a las dos de la madrugada?

La respuesta del Ayurveda es que en nosotros existen «ciclos maestros», regidos por el cuerpo mecánico cuántico. Diariamente nos atraviesan dos oleadas de cambio, cada una de las cuales trae consigo un ciclo: primero el Kapha, luego el Pitta y finalmente el Vata. Estas tres fases se suceden desde el amanecer hasta el ocaso y se repiten nuevamente entre el ocaso y el amanecer. Los horarios aproximados son los siguientes:

PRIMER CICLO	SEGUNDO CICLO
de 6 a 10 h: Kapha	de 18 a 22 h: Kapha
de 10 a 14 h: Pitta	de 22 a 2 h: Pitta
de 14 a 18 h: Vata	de 2 a 6 h: Vata

Uno de los principales requisitos para vivir en armonía con la naturaleza es respetar estos ciclos maestros que sustentan nuestra existencia física. Debemos seguir los ritmos naturales en vez de luchar contra ellos. En realidad, nuestro cuerpo ya los sigue..., o hace lo posible por seguirlos, pese a que no se lo ponemos fácil con nuestros hábitos desordenados.

Al alba, el día se inicia en un período Kapha. Es fácil comprender por qué se considera que las primeras horas de la mañana son Kapha: al despertar, el cuerpo se siente lento, pesado, relajado y tranquilo, todas ellas cualidades propias del Kapha. El momento en que el organismo está más activo coincide con el de mayor apetito: el mediodía, en medio del primer período Pitta. El Pitta es el encargado de metabolizar los alimentos, distribuir la energía y velar, en general, por un funcionamiento físico más eficiente. Esto contribuye a explicar el hecho de que, en toda fábrica, el trabajo alcance su eficiencia máxima a mediodía. Este primer ciclo termina con un período Vata, que se inicia a las dos de la tarde. El Vata controla el sistema nervioso; de hecho, los investigadores han descubierto que la gente obtiene mejores resultados en los tests de inteligencia durante la tarde. Este período Vata comprende las horas en que somos capaces de sumar con mayor celeridad (las 15 h) y en que presentamos una mayor habilidad manual (las 16 h).

El segundo ciclo del día repite la misma secuencia de Kapha, Pitta y Vata, pero con matices diferentes. Las horas del atardecer son relajadas y lentas, al igual que la primera etapa de la mañana, pero el ocaso devuelve el cuerpo a un descanso estable. Entonces el Kapha tiende a la inercia. De modo similar, el apetito del Pitta no es tan voraz por la noche como a mediodía. El Pitta digiere la cena cuando ya estamos acostados, pero como el cuerpo duerme, el calor se destina al mantenimiento de la temperatura corporal y la reconstrucción de tejidos, que se lleva a cabo principalmente durante la noche. El período Vata de la madrugada se manifiesta a través del sistema nervioso, pero en vez de tener la mente despierta, como por la tarde, entramos en la fase de sueño REM (siglas en inglés para «movimientos oculares rápidos»); es el momento de la noche en que los impulsos cerebrales son más enérgicos. Y así se completa el ciclo del día.

UN DÍA CON RITMO PERFECTO

Si aprendemos a dejarnos llevar por estas grandes oleadas de Vata, Pitta y Kapha, nuestro cuerpo ajustará instintivamente a ellas sus subciclos, esas múltiples ruedas que giran dentro de otras ruedas. ¿Cómo sería pasar un día con un ritmo perfecto? El Ayurveda proporciona un programa ideal, llamado *dinacharya*, «rutina diaria», que nos permite averiguarlo.

DINACHARYA: LA RUTINA DIARIA

Cuatro momentos fundamentales determinan el ritmo de todo el ciclo diario:

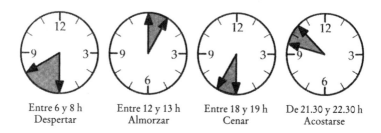

Entre 6 y 8 h	Entre 12 y 13 h	Entre 18 y 19 h	De 21.30 y 22.30 h
Despertar	Almorzar	Cenar	Acostarse

Este horario (propio de países como Estados Unidos) muestra los momentos en que se inicia una actividad: la mañana se inicia entre las seis y las ocho, el almuerzo comienza entre el mediodía y la una de la tarde, etcétera. Estos horarios son aproximados y cambian con las estaciones. El Ayurveda preferiría que siguiésemos al sol y nos levantáramos una hora antes del amanecer todos los días del año. Al levantarnos durante un período Vata, aprovechamos las cualidades propias del Vata, tales como la ligereza, el entusiasmo y la frescura, que inundan el cuerpo justo antes del amanecer y duran todo el día.

Si despertamos ya bien entrado el período Kapha siguiente (entre 6 y 10 h), nos sentiremos más torpes, más pesados y menos frescos. Estas cualidades nos acompañarán también durante todo el día; de hecho, quien se levanta tarde año tras año habitúa sus doshas a estas cualidades Kapha, por lo que se siente crónicamente «soñoliento».

La distribución ideal del día se estructura en torno a los siguientes cuatro ejes.

Levantarse: entre 6 y 8 h

- Despierte sin necesidad de que suene la alarma
- Beba un vaso de agua caliente (para favorecer una evacuación matutina regular)
- Orine y evacue (sin forzarse)
- Lávese los dientes
- Límpiese la lengua, si la tiene pastosa
- Masajéese el cuerpo con aceite de sésamo (abhyanga)
- Lávese (con agua tibia; ni demasiado caliente, ni demasiado fría)
- Haga el ejercicio saludo al sol (página 402)
- Adopte las posturas de yoga (página 414)
- Practique la respiración equilibrada (Pranayama, página 438)
- Medite
- Desayune
- Dé un paseo de media mañana (durante media hora)

Almorzar: entre 12 y 13 h (horario estadounidense)

- Almuerce temprano (debe ser la principal comida del día)
- Permanezca tranquilamente sentado durante cinco minutos después de comer
- Camine para facilitar la digestión (de cinco a quince minutos)
- Medite a primera hora de la tarde

Cenar: entre 18 y 19 h (horario estadounidense)

- Cene moderadamente
- Permanezca tranquilamente sentado durante cinco minutos, después de comer
- Camine para facilitar la digestión (de cinco a quince minutos)

Acostarse: entre 21.30 y 22.30 h

- Al atardecer, realice actividades ligeras
- Acuéstese temprano, pero, de ser posible, tres horas después de cenar
- No lea ni coma ni mire la televisión en la cama

Naturalmente, éste es un programa muy apretado, pero me apresuro a decir que cientos de nuestros pacientes (y familiares) observan las reglas del dinacharya y disponen de tiempo de sobra para llevar una vida activa. Si el lector no está muy seguro de que le convenga modificar sus horarios, puede quedarse tranquilo: podrá mantenerse tan ocupado como un médico si sabe surcar las olas de la naturaleza. La finalidad de ordenar la jornada es que toda la actividad se torne más saludable, grata y eficiente. Se gana más tiempo del que se pierde, y es tiempo bien aprovechado.

Notará el lector que los principales ejercicios recomendados se reducen a caminar y a adoptar las suaves posturas del yoga, acompañadas por la meditación. La mayor parte de los otros puntos se explican por sí mismos. Sólo quiero hacer algunas aclaraciones adicionales sobre cada período del día.

Para el Ayurveda, la mañana es un período especial en el que la naturaleza nos envía sus mensajes más sutiles y en el que somos más sensibles a ellos. El sistema nervioso está constituido de tal modo que el espectáculo de la aurora, la sensación del aire sereno en la piel, los sonidos casi imperceptibles de animales y pájaros al despertar, preparan el escenario para una renovación. Todo el cuerpo, atento a la más leve influencia, está en silencio y en delicado equilibrio. Cuando despertamos deberíamos sentirnos alerta y despejados, libres de preocupaciones del día anterior, lo que indicaría que nuestro sistema nervioso está listo para renovarse. Es perjudicial malgastar esta oportunidad única de dejar que la naturaleza nos regenere. La escritora Joan Mills ha expresado de un modo muy bello la especial sensación de quien madruga: «Desde las simplicidades de la aurora surgen momentos de una profundidad que escapan a toda explicación y de un poder que está más allá del sentimiento. Hay mañanas en que alguna alegría pequeña y aislada resulta más convincente que todo un mes de dolor.»

Desde el punto de vista médico, el cuerpo calibra con exactitud el equilibrio bioquímico necesario para un día lleno de actividades. También expulsa del organismo los residuos del día anterior; por eso es importante evacuar por la mañana, antes de iniciar el ciclo del nuevo día. Esto se puede facilitar suavemente bebiendo un vaso de agua caliente; después pasamos cuatro o cinco minutos en el cuarto de baño, para intentar evacuar. Si no lo conseguimos, no hay por qué preocuparse. Con el tiempo, si se lleva a cabo esta práctica con regularidad, en la mayoría de la gente se desarrolla un instinto de evacuación matutina.

El Ayurveda indica que, cuando nos lavemos los dientes, raspemos la capa blanca que suele recubrir la lengua durante la noche. Se trata del residuo de ama de la cena o se debe a un desequilibrio más profundo. Este paso es opcional, pues no todo el mundo despierta con la lengua recubierta de esta capa. Conforme mejora la dieta y alcanzamos un equilibrio superior, dicha capa tiende a desaparecer.

El dinacharya nos pide que hagamos muchas cosas diferentes al comenzar la mañana. Se requiere disciplina para cumplirlas todas. Esto implica prolongar la rutina en una hora, aproximadamente, lo que representa un gran cambio. Por otro lado, también las recompensas son grandes. Aquellos de nuestros pacientes que se han adaptado a la rutina matinal completa nos aseguran que gozan de una salud y un vigor sin igual entre quienes la practican de forma poco regular o descuidada.

Trate de agregar algunos elementos nuevos a sus horarios actuales, para comprobar si se siente cómodo con ellos. En orden de importancia, los pasos que puede añadir son:

1. Levantarse temprano (al alba)
2. Meditación
3. Ejercicios ayurvédicos: saludo al sol, posturas del yoga
4. Masaje con aceite

De la meditación ya hemos hablado; en cuanto a los ejercicios ayurvédicos, los describiremos más adelante, en otra sección. Queda pendiente el masaje con aceite (abhyanga), una de las partes más gratas del dinacharya, pero sobre todo un buen medio para equilibrar el dosha Vata.

Si masajeamos levemente todo el cuerpo con una fina película de aceite, antes de lavarnos, la piel queda cálida y suave, en perfecto equilibrio para la fría sequedad del Vata. Nuestros pacientes de tipo Vata afirman que, cuando se aplican el masaje matutino regularmente, suelen sentirse menos ansiosos o distraídos durante el día. En realidad, equilibrar el Vata al comenzar el día es un beneficio enorme para todo el mundo. En la piel hay miles de nervios cutáneos que están conectados con todas las partes del cuerpo. La ciencia reconoce también que es una gran productora de hormonas endocrinas.

En términos científicos, el masaje matinal funciona porque calma los dos grandes sistemas del cuerpo: el nervioso y el endocrino. No es de extrañar que, en los tiempos antiguos, Charaka alabara tanto la práctica del abhyanga, sosteniendo que rejuvenece la piel, tonifica los músculos, elimina impurezas y confiere un aire juvenil. Además, aplicarse el masaje es un buen modo de empezar la mañana relajados, cosa que el Ayurveda juzga muy importante. Las personas que encaran la jornada como si fuera una carrera contra el tiempo no tienen muchas posibilidades de lograr un equilibrio perfecto.

He aquí cómo se practica el abhyanga:

MASAJE CON ACEITE (ABHYANGA)

Puesto que se trata de un masaje muy leve, sólo requiere un cuarto de taza de aceite caliente. Utilice un aceite refinado de frutos secos o de semillas, que se puede adquirir en tiendas de productos naturales. También puede comprar aceites con hierbas (véase la página 456). A los Vata les da mejor resultado el aceite de sésamo o de almendras; los Pitta responden al aceite de oliva o de coco, y a los Kapha les hacen bien los aceites ligeros o tibios como el de girasol o sésamo.

Para calentar el aceite ponga de tres a cuatro cucharadas en una taza de plástico transparente o una botella de presión y sumerja el recipiente en un cuenco de agua muy caliente. Espere uno o dos minutos, hasta que alcance la temperatura de la piel. También puede poner el aceite en una taza de vidrio y calentarla durante diez o quince segundos en el horno de microondas, con mucho cuidado de no calentarlo demasiado.

Técnicamente, lo mejor es usar aceite que haya sido sometido a temperaturas muy elevadas por un período muy breve. Se puede calentar cuidadosamente hasta los cien grados centígrados, con suma precaución para evitar un posible incendio.

El mejor sitio para hacer el masaje es el baño. Aunque muy beneficioso para el cuerpo, no cabe duda de que el abhyanga es sucio. Por mucho cuidado que tengamos, las salpicaduras son inevitables. Para reducirlas al mínimo, cubra el suelo con una lámina de plástico (una bolsa de basura cortada y desplegada). También puede poner un banquillo de plástico en la bañera para aplicarse el masaje allí sentado. Por otro lado, el minimasaje descrito al final de esta sección es más limpio.

MASAJE DE CUERPO ENTERO
(DE 5 A 10 MINUTOS)

Comience por la cabeza. Vierta sobre el cuero cabelludo una cucharada de aceite caliente. No use la punta de los dedos, sino la palma de la mano para friccionar el aceite vigorosamente. Realice pequeños movimientos circulares sobre toda la superficie del cuero cabelludo, como si estuviera aplicándose un champú. Pase a la cara y las orejas, masajeando con más suavidad. Friccionarse suavemente las sienes y la parte trasera de las orejas es muy eficaz para aplacar el dosha Vata.

Échese un poco de aceite en las manos para masajearse el cuello, por delante y por detrás, y luego, los hombros. Use para ello la palma de las manos y los dedos.

Frótese vigorosamente los brazos, con un movimiento circular en los hombros y codos, y con pasadas largas, hacia delante y hacia atrás, en las partes alargadas.

Es importante no friccionar demasiado enérgicamente cuando lleguemos al tronco. Con movimientos circulares, amplios y suaves, masajéese el pecho, el estómago y la parte inferior del abdomen. (Tradicionalmente, el Ayurveda aconseja hacerlo en el sentido de las agujas del reloj.) Sobre el esternón se aplica un movimiento recto, hacia arriba y hacia abajo.

Póngase de nuevo un poco de aceite en las manos y estire el brazo hacia atrás, sin forzarse, para masajearse la espalda y la columna con movimientos hacia arriba y hacia abajo, o como buenamente pueda. Masajéese vigorosamente las piernas tal como lo hizo con los brazos: con movimientos circulares en las rodillas y los tobillos, y pasadas rectas en las partes largas.

Con el resto del aceite, friccciónese enérgicamente el empeine y los dedos y la planta de los pies.

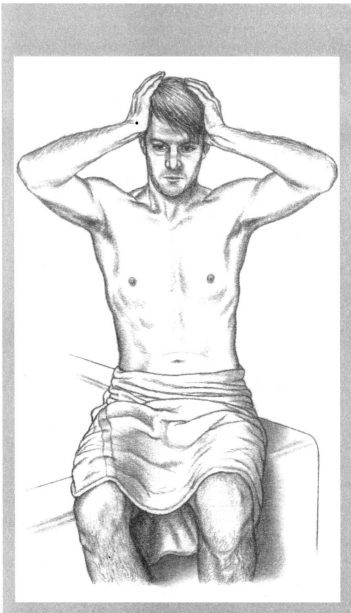

Comience el abhyanga con un masaje en el cuero cabelludo.

Para quitarse el aceite: conservar sobre la piel una película de aceite casi imperceptible se considera muy útil para tonificar la piel, equilibrar el Vata y mantener los músculos calientes durante el día. Por tanto, debemos lavarnos con agua tibia y un jabón suave. Si le gusta lucir un cabello lustroso, déjese un poco de aceite también en el cuero cabelludo, pero en general conviene lavarse con champú.

MINIMASAJE (DE 1 A 2 MINUTOS)

El abhyanga de cuerpo entero requiere a veces más tiempo del que uno puede dedicarle, pero resulta tan beneficioso que es preferible reemplazarlo por un masaje corto a eliminarlo por completo. Las partes más importantes que este masaje debe cubrir son la cabeza y las manos. Se las puede masajear sentado en el borde de la bañera durante un minuto, por la mañana. Este minimasaje sólo requiere unas dos cucharadas de aceite.

Tome una cucharada de aceite caliente y frótese con ella el cuero cabelludo; realice los mismos movimientos circulares descritos anteriormente. Hágalo con la palma de la mano y las yemas de los dedos.

Masajéese la frente de lado a lado con la palma de la mano.

Fricciónese suavemente las sienes, con movimientos circulares, y haga lo mismo con el exterior de las orejas.

Masajéese el cuello tanto por delante como por detrás.

Utilice la segunda cucharada de aceite para masajearse ambos pies con la palma de la mano. Extienda el aceite entre los dedos del pie utilizando los de la mano. Frótese vigorosamente la planta, con movimientos de la palma hacia delante y hacia atrás. Permanezca sentado y quieto durante algunos segundos, para relajarse y absorber el aceite. Luego lávese como de costumbre.

ALMORZAR: ENTRE 12 Y 13 H
(HORARIO ESTADOUNIDENSE)

Para aprovechar el momento culminante del Pitta durante el día, lo mejor es almorzar temprano, al mediodía o unos minutos antes. El Pitta alimenta el agni, el fuego digestivo, y a esta hora le da su mayor potencia; por tanto, el Ayurveda recomienda que el almuerzo sea la comida más importante del día. Puesto que la mayoría de la gente no realiza trabajos físicos pesados, la comida no tiene por qué ser demasiado sustanciosa ni abundante. Simplemente, coma lo que consumiría como cena en circunstancias normales.

Para evitar que le entre somnolencia por la tarde, no beba alcohol a mediodía; el agua tibia es la bebida que más favorece una buena digestión. En todo caso, no beba demasiado té helado, agua con hielo ni refrescos muy fríos. Todo esto apaga el agni y dificulta la digestión.

Hay otros dos pasos que ayudan al cuerpo a recordar su ritmo diario. El primero consiste en permanecer cinco minutos sentado a la mesa una vez que ha terminado de comer, tranquilo y preferiblemente en silencio. El segundo, dar un breve paseo por el exterior o recostarse durante cinco minutos después de comer. Ambos estabilizan el organismo y ayudan a iniciar la digestión.

CENA: ENTRE 18 Y 19 H
(HORARIO ESTADOUNIDENSE)

El momento en que se llega a casa del trabajo es el más adecuado para la meditación de la tarde. Podemos prepararnos con una serie de posturas de yoga y con cinco minutos de respiración equilibrada, como por la mañana. Recostarse algunos minutos antes de hacerlo también calma el nerviosismo fruto de una larga jornada de trabajo y permite que la meditación sea mucho más profunda.

Como en el caso del almuerzo, la cena debe tomarse temprano, a fin de aprovechar un buen momento en el ciclo diario. En este caso, las seis de la tarde marcan el comienzo de un período Kapha, en que el cuerpo quiere relajarse. No es conveniente repostar demasiado combustible en el organismo a esta hora, pues el Pitta no estará allí para digerir la cena hasta las diez de la noche, cuando usted ya esté acostado. La máxima potencia digestiva se presenta por la tarde, espacio de tiempo más que suficiente para completar la digestión. El Ayurveda insiste en que la digestión sea completa, ya que la comida a medio digerir es lo que genera ama.

La cena debería ser menos sustanciosa que el almuerzo. Para muchas personas es suficiente un plato de sopa caliente con tostadas, una infusión de hierbas y fruta fresca. Aunque es posible que usted no esté acostumbrado a que su cena sea más ligera que su almuerzo, inténtelo. Se llevará una agradable sorpresa al comprobar que su cuerpo se siente a gusto y relajado cuando no se lo obliga a digerir grandes raciones por la noche. El Ayurveda desaconseja comer alimentos fermentados durante la noche, como queso, crema agria y yogur; también es mejor evitar las carnes rojas, pues resultan algo indigestas.

La bebida para la cena debe ser, preferentemente, el agua caliente o la infusión de hierbas. El Ayurveda no vacila en considerar el alcohol una toxina que no tiene cabida en una vida sana, pero yo reconozco que son muchos quienes beben algún licor después del trabajo. La regla básica es no tomar bebidas alcohólicas solas ni heladas. Lo mejor es eliminar por completo la hora de los cócteles y cenar más temprano. El consumo de alcohol a la hora de comer debe ser muy ligero: una copa de vino diluido en agua, por ejemplo, o un solo vaso de cerveza.

Una breve caminata después de cenar facilita la digestión y prepara el organismo para pasar unas últimas horas de la tarde tranquilas, dedicadas a la lectura, a escuchar música o a conversar con amigos y familiares. Evitemos por la noche las películas de acción, pues no conviene recibir demasiados estímulos antes de acostarse.

ACOSTARSE: ENTRE 21.30 Y 22.30 H

A fin de levantarse al alba es preciso acostarse temprano. Los Kapha, en consonancia con el ciclo Kapha que cierra el anochecer, suelen preferir acostarse alrededor de las diez; es el ideal ayurvédico para todos. Esto permite que los ritmos del cuerpo se ralenticen de forma natural, proporciona un sueño más profundo y relajado y da tiempo al cuerpo para que genere tejidos nuevos, actividad que se desarrolla principalmente por la noche. (Ya he mencionado que dormir bien hasta el amanecer es un factor que se relaciona con la longevidad.)

Si nos acostamos mucho después de las diez, el siguiente período Pitta nos infundirá el deseo de volver a la actividad; por eso muchos se sienten soñolientos a última hora de la tarde, y en cambio los invade una nueva oleada de energía hacia la medianoche, momento culminante del período Pitta. Acostarse temprano es, en esencia, una propuesta de todo o nada, en lo que a los ritmos físicos se refiere. Por tanto, insto al lector a que pruebe a acostarse a la hora ayurvédica. Un día de autodisciplina puede resultar muy revelador, según cómo se sienta a la mañana siguiente. Para experimentar un día con un ritmo perfecto, se necesita una noche de sueño perfecto.

12

Dieta: comer para un equilibrio perfecto

En el Ayurveda, la dieta equilibrada no gira en torno a las grasas, los hidratos de carbono ni las proteínas. Tampoco se presta atención directa a calorías, vitaminas y minerales. Estos nutrientes se conocen de forma intelectual, no por experiencia directa. No podemos detectar la vitamina C en el zumo de naranja que tomamos, y menos aún las cualidades que la distinguen de la vitamina A. En su mayor parte, el estudio de la nutrición en Occidente surge del laboratorio de análisis. En cambio, el del Ayurveda procede directamente de la naturaleza. Cuando las papilas gustativas reciben un bocado, trasmiten a los doshas una enorme cantidad de información útil. El Ayurveda, basándose únicamente en dicha información, nos permite seguir una dieta equilibrada de modo natural, guiándonos por nuestros propios instintos, sin convertir la nutrición en un quebradero de cabeza intelectual.

Cuando los alimentos se comunican con nuestros doshas les dicen muchas cosas, porque en ellos están presentes las diferentes gunas: pesadez y liviandad, sequedad y oleosidad, calor y frío. Sin embargo, la información principal está comprendida en el sabor. El Ayurveda reconoce seis sabores o rasas: dulce, ácido, salado y amargo son los cuatro que ya conocemos; hay dos más: picante y astringente. Toda la comida especiada es picante, en el sentido que da el Ayurveda a esta palabra. Astringente es el gusto que nos hace contraer la boca. Los taninos del té son astringentes, así como el sabor seco y harinoso de las judías.

En el Ayurveda, una dieta equilibrada debe contener los seis rasas (sabores) en todas las comidas. El siguiente sería un menú equilibrado:

Ensalada de lechuga (sabores amargo y astringente)
Pollo a la parrilla con arroz al vapor (sabores salado, ácido, picante y dulce)
Helado de vainilla (sabor dulce)

Incluso si elimináramos el helado del postre, esta alimentación seguiría siendo equilibrada, pues seguiría teniendo los seis sabores. Si reemplazáramos el pollo a la parrilla por pollo al horno, faltarían los rasas picante y ácido; podríamos incorporar agregando unas cuantas rodajas de tomate (dulce y ácido) y rábano (picante) a la ensalada. No es necesario sobrecargar un alimento con cada uno de los sabores. Basta con una pizca de hierbas y especias para añadir un componente picante y amargo. Tampoco es bueno dejar que los mismos sabores predominen siempre. La regla básica consiste, simplemente, en proporcionar al cuerpo los seis rasas todos los días, para que pueda beneficiarse al máximo de los alimentos.

El sabor también se puede utilizar para equilibrar un dosha exacerbado, puesto que cada dosha está atento a los gustos que le devuelven el equilibrio.

El **Vata** se equilibra con *lo salado*, lo ácido y lo dulce.
El **Pitta** se equilibra con *lo amargo*, lo dulce y lo astringente.
El **Kapha** se equilibra con *lo picante*, lo amargo y lo astringente.

(El sabor escrito en cursiva es el más eficaz para reducir el dosha correspondiente.)

Esta información básica nos abre la puerta a extensos conocimientos sobre lo que debería comer cada tipo físico. En las secciones siguientes ampliaremos la información sobre este vasto campo. Nuestro análisis cubre estos temas:

DIETAS PARA CADA TIPO FÍSICO:

DIETAS PARA CADA TIPO FÍSICO

La guía más fundamental de lo que debemos comer es el tipo físico al que pertenecemos. Si usted es Vata, este dosha se equilibra con sabores diferentes de los que equilibran a un Pitta o a un Kapha. Digamos que dos personas están comiendo en la terraza de un café y ambas piden una ensalada del chef, té helado y sorbete de limón. Si una de las personas es Pitta, esta comida será excelente para ella, pues el sabor dulce y la frescura de la alimentación ayudan a equilibrar el dosha Pitta. Pero si la otra persona es Vata, esto no le conviene en absoluto. Las verduras crudas, sobre todo las amargas, así como las bebidas frías y la falta de alimentos sustanciosos, desequilibran el Vata. Cuando hayan terminado la comida, ambos se marcharán con una sensación muy diferente, aunque hayan ingerido lo mismo: el Pitta se sentirá animado y como nuevo; el Vata, insatisfecho y sin energías.

Por eso mismo es importante ajustar la dieta a nuestro prakruti, nuestra constitución natural. Ésta es una tabla de cualidades alimenticias y el efecto que causan en los doshas.

EQUILIBRA EL VATA		EXACERBA EL VATA	
Dulce	Pesado	Picante	Liviano
Ácido	Oleoso	Amargo	Seco
Salado	Caliente	Astringente	Frío

EQUILIBRA EL PITTA		EXACERBA EL PITTA	
Dulce	Frío	Picante	Caliente
Amargo	Pesado	Ácido	Liviano
Astringente	Seco	Salado	Oleoso

EQUILIBRA EL KAPHA		EXACERBA EL KAPHA	
Picante	Liviano	Dulce	Pesado
Amargo	Seco	Ácido	Oleoso
Astringente	Caliente	Salado	Frío

Como puede apreciarse, cada sección contiene tres sabores y tres gunas o cualidades. Los seis sabores ya nos resultan conocidos: dulce, ácido, salado, amargo, picante y astringente. Las seis gunas, que se presentan en pares, son:

- Pesadez o liviandad: el trigo es pesado, la cebada es liviana, la carne roja es pesada, el pollo es liviano, el queso es pesado, la leche desnatada es liviana.
- Oleosidad o sequedad: la leche es oleosa, la miel es seca, la soja es oleosa, las lentejas son secas, el coco es oleoso, el repollo es seco.
- Calor o frío (que calienta o enfría el cuerpo): la pimienta es caliente, la menta es fría, la miel es caliente, el azúcar es frío, los huevos son calientes, la leche es fría.

Estas cualidades se comunican directamente con la lengua y el estómago, en virtud del principio operativo que dice que los elementos semejantes influyen unos en otros. Si usted desea equilibrar el Pitta, evite los alimentos que compartan sus cualidades. Un pimiento picante, caliente y oleoso, naturalmente exacerbará el Pitta.

No es necesario memorizar estas cualidades. Aunque los textos ayurvédicos ofrecen largas listas de alimentos ordenados según sus sabores y sus gunas, nuestro cuerpo ya lleva este conocimiento incorporado. Si estamos equilibrados, nos apetecerá tomar comida caliente cuando sintamos frío y platos ligeros cuando nos sintamos pesados. Lo mismo es válido para el sabor. Si usted pertenece al tipo Kapha y le agradan las ensaladas verdes, está en equilibrio, pues las verduras de hoja son, en general, amargas y astringentes (sabores ambos que son convenientes para usted).

En pocas palabras, eso es lo que significa vivir en armonía con la naturaleza; lo que deseamos comer es lo que el cuerpo necesita para su equilibrio. Por el contrario, si usted pertenece al mismo tipo Kapha y sólo tiene ganas de comer patatas fritas (salado), helado (dulce) y queso (ácido), sus instintos no están equilibrados y tampoco lo estará su dosha Kapha. El remedio más sencillo consiste en probar de nuevo los seis sabores, sin ceder a sus antojos. Esto nos acercará otra vez al equilibrio; cuando esto ocurra, recobraremos naturalmente los instintos perdidos. Usted no abandonará el helado ni las patatas fritas, pero una ensalada verde le resultará igualmente gratificante, pues satisfará su dosha dominante.

CÓMO ELEGIR LA DIETA ADECUADA A SU TIPO FÍSICO

Ahora que el lector conoce los principios generales en los que se basa la dieta ayurvédica equilibrada, podemos analizar los detalles específicos de cada tipo físico. Elegir qué dieta nos conviene seguir es bastante fácil.

1. *Elija la dieta que equilibre su dosha dominante.* Si usted es un tipo Vata puro, por ejemplo, debe seguir en general una dieta apaciguadora del Vata. Lo mismo ocurre si es usted un Vata-Pitta, aunque puede tender a la dieta Pitta cuando lo necesite (durante las temporadas calurosas o si presenta señales de un exacerbamiento del Pitta, por ejemplo).

   Si no está seguro de cuál de los dos doshas debe apaciguar, reflexione sobre cuáles de los alimentos que prefiere por naturaleza le hacen sentir saludable y equilibrado. Esto le indicará, generalmente, la dirección de la dieta correcta. Si usted pertenece a uno de los poco frecuentes tipos de tres doshas, puede inclinarse, seguramente, por cualquier clase de dieta ayurvédica y conservar el equilibrio. Pero también en este caso debe dejar que el instinto, la estación del año y su estado de salud le orienten.

2. Si un médico capacitado en Ayurveda le ha recomendado que equilibre un dosha en particular, siga esa dieta.

3. Varíe su dieta en función de la estación del año. Los cambios de estación requieren ciertas modificaciones en la dieta básica (nadie bebe té helado en invierno, por ejemplo, ni siquiera quienes tienen un tipo Pitta especialmente fuerte). Analizamos estos cambios estacionales en el capítulo 14, «Rutina estacional».

Dieta apaciguadora del Vata

Opte por:
Los platos calientes, moderadamente pesados
Mantequilla y grasa añadidas
Sabores salado, ácido y dulce
Alimentos relajantes y satisfactorios

El Vata es un dosha frío y seco; los platos calientes y nutritivos que asociamos con el invierno (guisos y sopas suculentos, pucheros preparados a fuego lento, pan recién horneado, pasteles de fruta) constituyen una buena dieta para aplacar este dosha. En el lado opuesto del espectro, los alimentos que tendemos a preferir en verano (ensaladas frescas, bebidas heladas, verduras y hortalizas crudas) no armonizan demasiado con el Vata. Quienes pertenecen a este dosha suelen tener una digestión irregular, por lo que les hacen bien los platos suaves, bien cocidos y fácilmente digeribles. El dosha Vata es también muy sensible a la atmósfera en la que se toma la comida. El mejor alimento del mundo no le caerá bien si alrededor de la mesa reina una tensión que le revuelve el estómago. Todo lo que contribuya a hacer de la cena una experiencia más serena y tranquila ayudará a moderar el dosha Vata.

La dieta apaciguadora del Vata que presentamos aquí es la opción preferente para todos los Vata, a menos que un médico ayurvédico especifique lo contrario. A los pocos días de seguir esta dieta, el lector notará claramente que su nivel de energía se ha estabilizado, y se sentirá más equilibrado, sereno y feliz. Si presenta síntomas leves de desequilibrio del Vata, como insomnio, nerviosismo o preocupación, esta dieta es la opción más natural para usted. Pruebe a seguirla durante dos semanas y compruebe si se alivian sus síntomas.

Hemos descubierto que las siguientes sugerencias son útiles para iniciar una dieta apaciguadora del Vata.

- Todos los alimentos relajantes son, en general, adecuados para calmar el Vata perturbado: leche (preferiblemente caliente), crema, mantequilla, sopas y guisos calientes y de cocción prolongada, cereales calientes y pan recién horneado. Todos contienen el sabor dulce, el más sedante para el cuerpo; en su mayor parte, son también calientes y pesados.
- Un desayuno nutritivo, cuanto más sustancioso mejor, mejora el Vata para el resto del día. La cre-

ma de trigo o arroz es el mejor cereal caliente para el Vata, pero cualquier alimento caliente, lechoso y dulce resulta beneficioso.

- Muchos Vata experimentan una drástica disminución de energía a media tarde. Es bueno tomar un té caliente con galletas o cualquier otro alimento dulce. Pensemos en el té que toman por la tarde los ingleses. La infusión de hierbas es más relajante que el té común, cuyo alto contenido en cafeína perturbaría a los tipos Vata. Se puede probar una infusión de té de gotu kola; esta hierba india, considerada excelente para calmar los nervios, se puede comprar en las tiendas de productos naturales. También se puede adquirir té ayurvédico en bolsitas (véase la página 456). Si nos tomamos cinco minutos para beber nuestro té en un lugar tranquilo, antes de emprender el regreso a casa desde el trabajo, el final del día nos parecerá mucho menos agotador.

- El picante no figura entre los sabores preferidos por el Vata, pero los platos muy condimentados suelen resultar satisfactorios a quienes pertenecen a este dosha, pues en general, la comida mexicana o india es caliente y está preparada con abundante aceite. La mejor especia picante para el Vata es el jengibre, que se utiliza con frecuencia para facilitar la digestión (véase la página 373). Asimismo, las especias dulces, como la canela, el hinojo y el cardamomo, son un buen remedio para la falta de apetito, problema habitual en los Vata.

- Los platos calientes y húmedos son muy recomendables para el Vata. Los granos y los cereales cocidos son, en este caso, la mejor opción. Cuando uno se siente nervioso, preocupado o presionado, un cuenco de avena caliente o una taza de crema de verduras nos hará sentir mucho mejor que una tableta de chocolate o una copa.

- Aunque lo dulce es bueno para el Vata, el azúcar, por sí solo, proporciona una inyección de energía que puede poner nerviosos a los Vata. La leche caliente es dulce de por sí, y beneficia enormemente el Vata, sobre todo si se le añade un poco de azúcar o de miel. Las cosas azucaradas deben consumirse en combinación con alimentos nutritivos, como la leche.

- Los aperitivos secos y salados no son tan beneficiosos para el Vata como los frutos secos con sal, que tienen mayor pesadez y oleosidad, dos cualidades que apaciguan el Vata. Lo más conveniente son las almendras. El Ayurveda recomienda quitarles siempre la piel antes de comerlas; habitualmente se aconseja remojar diez o doce almendras enteras durante toda la noche para pelarlas y comerlas por la mañana, a fin de equilibrar el Vata. Como los frutos secos y las semillas son difíciles de digerir, los Vata necesitan consumirlos en pequeñas cantidades, preferiblemente reducidas a puré. El tahín (puré de sésamo) es una excelente fuente de aceite de sésamo, uno de los mejores alimentos para calentar y equilibrar el Vata.

- Todas las frutas dulces son buenas para el Vata; las mejores, las uvas verdes y los mangos. Las frutas astringentes, como las peras y las manzanas, deben cocerse antes de su consumo. Conviene evitar la fruta sin madurar, pues es muy astringente, sobre todo los plátanos verdes.

- Cualquier comida liviana, fría y baja en calorías incrementa el Vata y le hace sentir insatisfecho. Si a usted le gustan las ensaladas, tómelas a temperatura ambiente, aliñadas con un aderezo oleoso para que sean más equilibrantes. Lo mismo es válido para las hortalizas crudas. Cómalas en cantidades moderadas, y nunca demasiado frías. Lo más aconsejable es freír todas las hortalizas en un poco de aceite en vez de hervirlas. Esto hará que muchas verduras «inadecuadas» sean más aceptables para el dosha Vata.

- Cuando salga a cenar, pida agua caliente para beber en vez de agua helada, sopa en lugar de ensalada y consuma pan con mantequilla a placer, así como postre (es preferible un postre caliente, como el pastel de manzana, al helado, cuya temperatura dificulta la digestión del Vata).

- Cenar un plato de cereal caliente, aunque no sea lo acostumbrado, es lo adecuado para quien sufra un ataque de Vata. El arroz con lentejas a la mantequilla también es muy bueno, así como una suculenta sopa tipo minestrone. La pasta, en cualquiera de sus formas, es muy relajante. Tomar leche caliente antes de comer es buena idea, pero no conviene cenar muy tarde: aunque quizás eso le ayude a conciliar el sueño, su cuerpo se sentirá peor por la mañana.

- El *lassi*, una bebida tradicional de India, es beneficiosa, pues libera al cuerpo del exceso de Vata. Para prepararla, bata ligeramente media taza de yogur natural con media taza de agua; condimente con una pizca de jengibre en polvo, sal o comino. El *lassi* de mango dulce, preparado con partes iguales de yogur y pulpa de mango (fresco o en lata) es especialmente delicioso y también equilibra el Vata. Si desea una bebida más ligera, añada entre media y una taza de agua al *lassi*. Una manera eficiente e instantánea de calmar el Vata es esparcir sobre nuestro plato una especia en polvo llamada Vata churna. En la página 456 encontrará la dirección de un sitio web en el que puede adquirir churnas.

Alimentos apaciguadores del Vata

Verduras y hortalizas

ACONSEJABLES	DESACONSEJABLES
espárragos	brécol
remolachas	coles de Bruselas
zanahorias	col
pepinos	coliflor
judías verdes	apio
quingombós	verduras de hoja verde
ajo y cebolla (cocidos)	setas
rábanos	guisantes
boniatos	pimientos
nabos	patatas
	brotes
	calabacines (son aceptables fritos en aceite)

Fruta

ACONSEJABLES	DESACONSEJABLES
albaricoques	manzanas
aguacates	arándanos
plátanos	peras
bayas	granadas (son más aceptables cocidas)
cocos	
dátiles	frutas pasas en general; fruta verde (en especial, plátanos)
higos	
uvas	
mangos	
melones	
nectarinas	
naranjas	
papayas	
melocotones	
piña	
ciruelas	
fruta en compota	
fruta dulce y madura en general	

Cereales

ACONSEJABLES	DESACONSEJABLES
avena (cocida, no seca)	cebada
arroz	alforfón
trigo	maíz
	avena seca
	mijo
	centeno

Lácteos

Todos los productos lácteos son aceptables, salvo en caso de déficit de lactasa.

Carnes

ACONSEJABLES	DESACONSEJABLES
pollo	carnes rojas
pescados y mariscos	
pavo	

Leguminosas

ACONSEJABLES	DESACONSEJABLES
garbanzos	leguminosas de todo tipo,
judías mungo	excepto las nombradas
lentejas rojas	
tofu	

Aceites

Todos los aceites son aceptables; se recomienda especialmente el de sésamo.

Edulcorantes

Todos los edulcorantes son aceptables.

Semillas y frutos secos

Todos son aceptables en pequeñas cantidades; las más recomendables son las almendras.

ACONSEJABLES	DESACONSEJABLES
Casi todas, con moderación, pero sobre todo las hierbas y especias dulces y/o que aportan calor, tales como:	Todas las especias en grandes cantidades; reduzca al mínimo las hierbas y especias amargas y astringentes, tales como:
pimienta de Jamaica	cilantro
asafétida	alholva
albahaca	perejil
laurel	azafrán
pimienta negra	cúrcuma
carvi	
cardamomo	
clavo	
comino	
hinojo	
jengibre	
enebrinas	
raíz de regaliz	
mejorana	
nuez moscada	
orégano	
salvia	
estragón	
tomillo	

Dieta apaciguadora del Pitta

Opte por:
Comidas frías o calientes, pero no humeantes
Consistencias moderadamente pesadas
Sabores amargo, dulce y astringente
Menos mantequilla y grasa

Los Pitta gozan por naturaleza de una digestión fuerte y eficiente, que permanece así, a menos que se la perturbe. Quienes pertenecen a este dosha son los que más se acercan al ideal de poder comer un poco de todo. Por tanto, deben tener cuidado de no abusar del estómago. El uso excesivo y continuado de sal, la excesiva preferencia por los alimentos agrios y picantes y la glotonería son las más de las influencias agravantes.

Por ser el único dosha caliente, el Pitta aprecia los alimentos frescos, sobre todo en verano. Es especialmente acertado incluir sabores amargos y astringentes en las comidas (sobre todo por medio de ensaladas y leguminosas). Estos dos rasas aplacan el apetito, eliminan el exceso de humedad y mantienen sensible el paladar. También contrarrestan el efecto embotador del exceso de sal y azúcar en las papilas gustativas, lo que ayuda a los Pitta a ser moderados en sus deseos, tal como previó la naturaleza. Todo lo que contribuya a convertir una cena en una experiencia más relajante y ordenada ayudará también a apaciguar este dosha.

La dieta apaciguadora del Pitta que recomendamos más adelante es la elección natural para los Pitta, a menos que un médico capacitado en el Ayurveda indique lo contrario. Nuestros pacientes Pitta aseguran sentirse más equilibrados con esta dieta, siempre activos, aunque llenos de una energía «más suave». La dieta calma también el apetito voraz de este tipo. Si usted presenta leves síntomas de desequilibrio del Pitta, como acedía, irritabilidad o sed excesiva, esta dieta también le resultará conveniente. Pruébela durante un mes y observe si se alivian sus síntomas.

Las siguientes sugerencias generales le ayudarán a seguir esta dieta:

- En verano, a los Pitta les convienen los alimentos fríos y refrescantes, con menor cantidad de sal, aceite y especias, que aportan calor al cuerpo. Las ensaladas contienen dos sabores, el amargo y el astringente, que equilibran el Pitta además de ser fríos y livianos. La leche y el helado también son recomendables.
- El exceso de Pitta da demasiada acidez al cuerpo; para contrarrestar esto se deben evitar, en general, los encurtidos, el yogur, la crema agria y el queso. El zumo de limón fresco es una excepción: se puede usar con prudencia para aderezar las ensaladas, en lugar del vinagre. Los alimentos fermentados y las bebidas alcohólicas exacerban el Pitta, debido a su acritud, al igual que los ácidos del café. Para calmar los ánimos suele ser muy útil habituarse a las infusiones, ya sean de menta, de regaliz o la infusión especial apaciguadora del Pitta que se puede adquirir por Internet (véase la página 456).
- Un desayuno consistente en cereales fríos, tostadas con canela y zumo de manzana es un buen sustituto del café con rosquillas y zumo de naranja, todo lo cual perturba el Pitta.
- La grasa de las carnes rojas, que también calienta el

cuerpo, no es necesaria para los Pitta. Aunque a éstos les gusta comer carne, sobre todo si son personas muy activas y dinámicas, la dieta vegetariana los beneficia más que a otros. Si usted no es vegetariano, asegúrese de que su dieta incluya abundantes cantidades de leche, cereales y verduras. Todo esto proporciona un gran bienestar a los Pitta. Una vez que se han habituado a la comida naturista, los Pitta la prefieren a las parrilladas, pues al levantarse de la mesa se sienten más serenos y satisfechos.

- Los platos fritos son oleosos, calientes, salados y pesados, cualidades que los Pitta deben evitar. En cambio, los alimentos feculentos (hortalizas, cereales y leguminosas) sacian el hambre devoradora de los Pitta. La energía estable que proporciona una dieta rica en hidratos de carbono contrarresta la tendencia a comer demasiado en momentos de tensión.

- Los alimentos envasados y la comida rápida contienen demasiada sal y sabores agrios; para los Pitta es mejor evitarlos en lo posible. Puesto que los Pitta son afectos al lujo, un restaurante de elegancia sobria hace aflorar lo mejor de ellos. Las cocinas japonesa y china, que emplean relativamente poca grasa y carne, son ideales para los Pitta. Cuando usted coma fuera de casa, no pida agua helada, sino fría; elija ensalada en lugar de sopa, unte el pan con escasa mantequilla y no se prive del postre. La comida muy condimentada resulta muy intoxicante para el Pitta; si usted prefiere la cocina mexicana, reduzca al mínimo el queso y la crema agria y pida una ensalada fresca de aguacate para contrarrestar el fuerte exacerbamiento de Pitta causado por el picante.

- Los Pitta responden favorablemente a las dietas bajas en sal, pero si se los obliga a comer platos insípidos no tardarán en rebelarse. Un buen término medio consiste en mantener la sal lejos de la mesa y usarla sólo en la cocina, al preparar los alimentos. La hora del aperitivo, con sus tentempiés salados, es más perjudicial para los Pitta que para quienes pertenecen a otros tipos. Los alimentos secos y salados, en combinación con el alcohol, inflaman el apetito y la pared estomacal.

- Para reducir el Pitta exacerbado, la recomendación habitual es tomar dos cucharadas medianas de *ghee* (mantequilla clarificada) en un vaso de leche caliente. Esto también actúa como laxante, lo que ayuda a expulsar el exceso de Pitta del organismo. Tome esa leche con *ghee* en vez de cenar o dos horas después de una cena muy ligera. También puede tomarla en lugar del desayuno. (Sin embargo, no se debe consumir *ghee* si se tiene un nivel de colesterol alto.)

- Una manera eficiente e instantánea de calmar el Pitta es esparcir en el plato una especia en polvo llamada Pitta churna, que puede adquirirse en el sitio web mencionado en la página 456.

Alimentos apaciguadores del Pitta

Verduras y hortalizas

ACONSEJABLES	DESACONSEJABLES
espárragos	ajo
brécol	pimiento picante
coles de Bruselas	cebollas
col	rábanos
coliflor	tomates
apio	
verdura de hoja verde	
lechuga	
setas	
quingombós	
guisantes	
patatas	
brotes	
pimientos dulces	
boniatos	
calabacines	

Fruta

ACONSEJABLES	DESACONSEJABLES
manzanas	albaricoques
aguacates	bayas
cerezas	cerezas (ácidas)
cocos	arándanos
higos	pomelos
uvas	limones
mangos	caquis

Fruta (continuación)

ACONSEJABLES

melones
naranjas
peras
ciruelas
ciruelas pasas
uvas pasas
(Todos deben ser dulces y estar maduros.)

Evite también toda fruta que llegue al mercado agria o verde; las uvas, naranjas, piñas y ciruelas deben ser dulces.

Cereales

ACONSEJABLES	DESACONSEJABLES
cebada	arroz integral
avena	maíz
trigo	mijo
arroz blanco	centeno

Lácteos

ACONSEJABLES	DESACONSEJABLES
mantequilla	suero de la leche
clara de huevo	queso
ghee (mantequilla	crema agria
clarificada)	yogur
helado	
leche	

Carnes

ACONSEJABLES	DESACONSEJABLES
pollo	carnes rojas, pescados y ma-
gambas	riscos en general
pavo	

Leguminosas

ACONSEJABLES	DESACONSEJABLES
garbanzos	lentejas
judías mungo	
tofu y otros productos	
de soja	

Aceites

ACONSEJABLES	DESACONSEJABLES
coco	almendra
oliva	maíz
soja	cártamo
girasol	sésamo

Edulcorantes

Todos los edulcorantes son aceptables, excepto la miel
y la melaza.

Frutos secos y semillas

ACONSEJABLES	DESACONSEJABLES
coco semillas de calabaza semillas de girasol	Todas, salvo las nombradas.

Hierbas y especias

ACONSEJABLES	DESACONSEJABLES
Generalmente conviene evitar las especias por aportar demasiado calor, pero se pueden consumir algunas dulces, amargas y astringentes, como: cardamomo cilantro canela coriandro eneldo hinojo menta azafrán cúrcuma comino y pimienta negra en poca cantidad	Todas las hierbas y especias picantes, excepto las nombradas; también, en cantidades mínimas: salsa barbacoa ketchup aderezos ácidos para ensalada mostaza

Dieta apaciguadora del Kapha

Opte por:
Comidas calientes y ligeras
Platos secos, preparados sin demasiada agua
Un mínimo de mantequilla, aceite y azúcar
Sabores amargo, picante y astringente
Alimentos estimulantes

El dosha Kapha es lento para acusar los efectos de la comida, pero con el tiempo quienes pertenecen a él sufren un desequilibrio por comer demasiados alimentos dulces y suculentos. Pueden aparecer otros problemas, pero en la sociedad occidental, en la que más de la mitad de las calorías consumidas por una persona promedio proceden del azúcar y la grasa, los Kapha tienen que estar en guardia contra esta influencia. Asimismo, conviene vigilar la cantidad de sal, pues también se suele consumir en exceso y favorece en muchos individuos de este tipo la retención de líquidos.

Debe preferirse todo lo que aumente la liviandad: una comida frugal a la hora del desayuno y la cena, alimentos cocidos de manera ligera (nunca fritos en aceite), frutas crudas y hortalizas. Los platos muy condimentados facilitan la digestión y calientan el cuerpo; los amargos y astringentes ayudan a dominar el apetito. En general, todo lo que haga del comer un estímulo ayudará a equilibrar el Kapha y evitará el peligro, siempre presente en casi todos los que pertenecen a este tipo, de excederse en la mesa.

La dieta apaciguadora que proponemos más adelante es la elección natural para los tipos físicos Kapha, a menos que un médico capacitado en el Ayurveda recomiende lo contrario. Esta dieta ayuda a muchos de nuestros pacientes Kapha a sentirse más equilibrados, enérgicos, ligeros y satisfechos consigo mismos. Si usted padece síntomas leves de desequilibrio del Kapha, como el de tener la nariz siempre tapada o abundante secreción nasal, tardar mucho en ponerse en marcha por las mañanas o dormir demasiado, esta dieta también es conveniente para usted. Pruébela durante seis semanas y comprobará si se alivian sus síntomas.

Las siguientes sugerencias le ayudarán a seguir una dieta apaciguadora del Kapha.

- Los platos calientes son preferibles a los fríos en todas las comidas: tome un plato fuerte caliente en vez de un sándwich, pastel de manzana caliente en lugar de helado y pescado a la plancha en vez de ensalada de atún. Calentar la fría digestión de los Kapha siempre es bueno para el equilibrio. Los platos preparados en seco (al horno, a la plancha, a la parrilla, salteados en muy poco aceite) es mejor para los Kapha que los platos preparados con cocción húmeda (al vapor, hervidos o escalfados).

- Antes de comer, estimule el apetito con sabores amargos o picantes, en vez de salados o agrios. El gusto amargo de la lechuga romana, las endivias o el agua tónica despertará las papilas gustativas sin necesidad de comer más de la cuenta. La infusión de jengibre y hasta una pizca de raíz de jengibre fresca son también muy recomendables. En general, conviene asegurarse de que los sabores amargo y astringente estén presentes en todas las comidas. Para ello no es necesario consumir alimentos amargos en cantidad. Basta con el leve sabor amargo de una ensalada o la astringencia de las hierbas.

Entre las especias que hay en toda casa, el comino, la alholva, el ajonjolí y la cúrcuma son a un tiempo amargos y astringentes.

- Una de las mejores maneras de equilibrar el Kapha consiste en agregar a la dieta sabores picantes con especias. Todos los alimentos especiados resultan convenientes, incluidos esos platos mexicanos o indios tan picantes que hacen lagrimear, pues limpian las membranas mucosas. Contrariamente a lo que solemos pensar, la comida picante y condimentada es mejor, no en verano, sino en invierno; compensa el frío húmedo que tanto afecta al Kapha.

- Las personas Kapha necesitan desayunar para ponerse en movimiento por la mañana, no tanto porque necesiten alimento. En vez de recurrir a la cafeína, despierte al cuerpo con alimentos ligeros, reductores del Kapha, como zumo de manzana caliente con especias, tortitas de alforfón con mantequilla de manzana, panecillos de maíz y chocolate amargo, preparado con leche desnatada y un toque de miel. En general, todo lo caliente y liviano está bien; en cambio, lo frío, pesado o dulce no es tan conveniente. Los cereales fríos, los zumos o la leche fríos y los pasteles azucarados tienden a producir congestión, sobre todo en el clima húmedo del invierno. El tocino y los embutidos exacerban el Kapha, debido a la sal y la grasa. Si usted no tiene hambre por la mañana, puede suprimir el desayuno tranquilamente; el Ayurveda lo considera opcional, sobre todo para los Kapha.

- Si usted despierta sintiéndose congestionado por la mañana, lo que indica un exceso de Kapha, lo mejor es tomar miel, agua caliente, zumo de limón y jengibre. La infusión de jengibre muy caliente (véase la página 373) es excelente para los Kapha en general, pues estimula el organismo y elimina el exceso de Kapha. Si usted se salta una comida de vez en cuando (cosa recomendable para muchos Kapha), una cucharada de miel en agua caliente le ayudará a mantener la energía.

- Reducir el consumo de dulces es difícil para muchos Kapha, pero una dieta baja en azúcar durante una semana suele ayudar a que uno se sienta más liviano y activo. La miel es muy recomendable para los Kapha, pero no se debe tomar más de una cucharada al día; tampoco es adecuada para cocinar, pues, según el Ayurveda la cocción la torna perniciosa.

- Los Kapha desequilibrados tienen antojos muy fuertes de leche, mantequilla, helado y dulces azucarados, pero estos alimentos están entre los menos indicados para ellos, pues predisponen al organismo a estar más frío y congestionado. Lo mejor es tomar leche desnatada, preferiblemente hervida para facilitar la digestión, y sólo un mínimo de otros productos lácteos. Las semillas de sésamo, en el pan y los panecillos, ayudan a contrarrestar el dulzor y la pesadez del trigo, que no son lo más recomendable para el Kapha. Una hamburguesa con batido de leche e incluso un bocadillo con leche combinan demasiada pesadez con excesiva dulzor, por lo que más vale comerlos sólo de vez en cuando.

- Las frutas crudas, las hortalizas y las ensaladas son muy convenientes, pues sus fibras tonifican el conducto intestinal, y sus sabores astringentes resultan beneficiosos. En líneas generales, el Ayurveda prefiere que los alimentos no se ingieran crudos, pero ésta es una excepción que ayuda a casi todos los tipos Kapha.

Los alimentos fritos en abundante aceite, cualesquiera que sean, exacerban el Kapha; figuran entre las pocas cosas que usted debería tratar de eliminar de su dieta. No hay necesidad de prescindir de todas las grasas, pero se puede hacer un esfuerzo por emplear menos mantequilla y aceite al cocinar. El aceite de maíz aporta calor al cuerpo; se puede utilizar en pequeñas cantidades, al igual que el aceite de almendra o de girasol. Las hortalizas apenas cocidas al vapor, con el agregado de un poco de *ghee* (mantequilla clarificada) son ideales para una comida liviana; todo lo seco, fresco y estimulante equilibra el Kapha.

- Las personas Kapha tienen que elegir con cuidado lo que piden en el restaurante. La comida rápida es demasiado aceitosa, salada y dulce; diríjase al mostrador de ensaladas y aderece lo menos posible. Para quienes pueden permitirse ir a buenos restaurantes, la cocina oriental es la más liviana, sobre todo si uno se concentra más en las hortalizas que en las carnes. Vaya a donde vaya, pida agua caliente en vez de bebidas heladas, ensalada en lugar de sopa (salvo si hace frío), evite los panecillos y la mantequilla, y elija un postre frugal y no demasiado suculento; lo mejor suelen ser los pasteles de fruta calientes.

- Una manera eficaz e instantánea de calmar el Kapha consiste en esparcir sobre el plato de comida una especia en polvo llamada Kapha churna, que se vende en el sitio web mencionado en la página 456.

Alimentos apaciguadores del Kapha

Verduras y hortalizas

ACONSEJABLES	DESACONSEJABLES
En general, todas, entre ellas:	Hortalizas dulces y jugosas, como:
espárragos	boniatos
remolachas	tomates
brécol	calabacines
coles de Bruselas	
col	
zanahorias	
coliflor	
apio	
berenjena	
ajo	
verduras de hoja verde	
lechuga	
setas	
quingombós	
cebollas	
guisantes	
pimientos	
patatas	
rábanos	
espinacas	
brotes	

Frutas

ACONSEJABLES	DESACONSEJABLES
manzanas	aguacates
albaricoques	plátanos
arándanos	cocos
peras	dátiles
granadas	higos frescos
	mangos
Frutas pasas en general	melones
(albaricoques, higos,	naranjas
ciruelas, uvas).	papayas
	melocotones
	piñas

En general, frutas dulces, agrias o muy jugosas.

Cereales

ACONSEJABLES	DESACONSEJABLES
cebada	avena
alforfón	arroz
maíz	trigo
mijo	
centeno	

Lácteos

ACONSEJABLES   DESACONSEJABLES

leche desnatada y   Todos, salvo los nombrados.
semidesnatada
leche entera en
pequeñas cantidades

Carnes

ACONSEJABLES   DESACONSEJABLES

pollo   carnes rojas y mariscos en
gambas   general.
pavo

Leguminosas

ACONSEJABLES   DESACONSEJABLES

Todas las leguminosas   Reduzca el consumo de
son aceptables.   judías secas y tofu.

Aceites

ACONSEJABLES   DESACONSEJABLES

almendra   Todos, salvo los nombrados.
maíz
cártamo
girasol

Edulcorantes

	ACONSEJABLES	DESACONSEJABLES
	miel cruda, sin calentar	Todos, salvo los nombrados.

Frutos secos y semillas

	ACONSEJABLES	DESACONSEJABLES
	semillas de girasol semillas de calabaza	Todos, salvo los nombrados.

Hierbas y especias

	ACONSEJABLES	DESACONSEJABLES
	Todas; el jengibre es la mejor para favorecer la digestión.	sal

LOS SEIS SABORES

Cada uno de los seis sabores se comunica directamente con el cuerpo mecánico cuántico, y cada uno transmite un mensaje diferente. La lengua lo sabe por instinto. La voluptuosa dulzura de un flan de vainilla contrasta con la acidez de la cáscara de limón; la primera es sedante; la segunda, en cambio, produce una impresión fuerte. Todo el cuerpo reacciona ante el contraste, que se inicia en la lengua pero se extiende a todo el cuerpo. El sabor deja una estela de reacciones desde la boca hasta el destino final del alimento: las células.

Las culturas aborígenes de todo el mundo, sin saber nada de alimentación equilibrada por lo que se refiere a grasas, hidratos de carbono y proteínas, han comprendido que la dieta debe ser dinámica. Necesitan sabores que despierten el cuerpo, como el amargo y el astringente, y otros que lo calmen, principalmente el dulce. Unas veces necesitamos avivar la digestión con sabores «calientes»: picante, ácido y salado; otras, necesitamos apaciguarla con sabores «fríos»: amargo, astringente y dulce.

Todo esto fue comprendido por instinto. En México, la limitada ración de maíz y frijoles no habría bastado, por sí sola, para sustentar una existencia equilibrada y saludable, pero con el agregado de los chiles picantes, ha alimentado a la población nativa durante muchos siglos. Los chiles rojos aportan a la dieta vitamina C, pero su contribución más importante son los sabores dulce y picante, que completan los seis rasas. En India, el curry cumple la misma finalidad; sin dichas especias, la dieta básica de arroz, lentejas y pan de trigo sería dramáticamente exigua.

MENSAJES DE LA NATURALEZA

Cada alimento tiene su propio perfil de sabores. Los simples, como el azúcar blanco o el vinagre, tienen un solo sabor, pero casi todos presentan dos como mínimo: el limón es ácido, pero también dulce y amargo; las zanahorias son dulces, amargas y astringentes; el queso es dulce y ácido. La leche se considera un alimento completo, pues en ella se encuentra la presencia sutil de los seis rasas, además de su obvia dulzura; por este motivo, el Ayurveda recomienda beber leche sola, en vez de usarla para acompañar una comida. (Sin embargo, mezclar la leche con otros alimentos dulces como frutas, cereales y azúcar es conveniente; en realidad, la leche es el alimento que mejor palía los efectos del azúcar blanco refinado, que el organismo asimila muy de golpe si lo digiere solo.)

Los grandes grupos de alimentos giran alrededor del rasa dulce, pero cuidadosamente mezclados con los otros seis sabores:

Frutas: esencialmente dulces y astringentes; los cítricos aportan la acidez.

Hortalizas: esencialmente dulces y astringentes; las verduras de hoja verde aportan el sabor amargo.

Lácteos: esencialmente dulces; el yogur y el queso aportan los sabores agrio y astringente.

Carnes: esencialmente dulces y astringentes.

Aceites: esencialmente dulces.

Cereales y frutos secos: esencialmente dulces.

Leguminosas: esencialmente dulces y astringentes.

Hierbas y especias: esencialmente picantes, con todos los otros sabores agregados de manera secundaria.

Así como casi todos los alimentos son dulces, también lo es el dosha Kapha, constructor de tejidos; por tanto, el cuerpo humano en conjunto también es dulce. Las hierbas y las especias completan el espectro de sabores, pero lo más importante es que provocan una variedad completa de respuestas físicas. La pimienta negra ocasiona que la boca se llene de agua; la alholva la seca; la mostaza calienta el cuerpo, y la menta lo refresca. La única laguna es la del sabor salado, pero la misma sal la llena.

Basándonos en este perfil de sabores, es posible clasificar cualquier alimento en función de si incrementa o reduce uno o más de los doshas, como ya hemos visto. Puesto que los tres doshas están relacionados entre sí, el aumento de uno de ellos es tan importante que el Ayurveda, al describir todos los alimentos, especifica si incrementan o disminuyen un dosha en especial. La col, por ejemplo, incrementa el Vata; las zanahorias, el Pitta; todos los aceites, el Kapha.

Teniendo en cuenta que un alimento cualquiera trasmite simultáneamente al cuerpo cinco o seis mensajes, puede resultar tan complicado calcular la proporción de los seis rasas como tratar de computar cada gramo de grasa, hidratos de carbono y proteínas que ingerimos. Esta compleja labor corresponde al médico ayurvédico. Para él, la comida es un remedio, y sus propiedades deben ser analizadas con tanta atención como las de cualquier medicamento. Él necesita saber que la col es dulce y astringente, seca y refrescante y, por tanto, un potente exacerbador del Vata (por eso la col tiende a producir gases en el colon, asiento del Vata). Esto le permitirá prescribir un alimento reductor, como el hinojo, para contrarrestar el exacerbamiento del Vata.

El doctor especialista en Ayurveda también sabe que todos los alimentos dejan un «sabor residual» (*vipak*) que afecta al cuerpo una vez digerida la comida. El sabor residual de la col, por ejemplo, es picante. El vipak es un elemento fundamental para prescribir una dieta terapéutica, pues el médico necesita conocer todos los aspectos del alimento que afecten a los doshas de su paciente. En casa no hace falta hilar tan fino. El sabor residual de la comida, una vez digerida, es algo que dejaremos a cargo del médico, pero para no dejar el tema incompleto cabe señalar que el vipak se clasifica como sigue:

Los sabores dulce y salado conducen a un vipak dulce.
El sabor ácido tiende a un vipak agrio.
Los sabores picante, amargo y astringente conducen
a un vipak picante.

De este modo, los seis sabores se reducen a tres, una vez efectuada la digestión.

En las páginas siguientes profundizaremos en los seis rasas y en los mensajes que transmiten a nuestros doshas. Es aconsejable que lea usted esta sección aunque sea sólo una vez, pero no hace falta que la memorice. Son sus papilas gustativas y no su mente las que deben erigirse en juez último de los sabores.

Dulce

Alimentos dulces:

Azúcar, miel	Aumentan el Kapha
Arroz	(excepto la miel)
Leche, crema, mantequilla	Reducen el Pitta y el
Pan de trigo	Vata

El sabor dulce incrementa fuertemente el Kapha. Los alimentos dulces confieren al cuerpo cualidades Kapha: frío, pesadez (al agregar grasa), estabilidad y energía física. Del mismo modo que las personas Kapha son, por naturaleza, las que más fácilmente se sacian, el sabor dulce es el más satisfactorio. Es muy propio de los Kapha poseer un carácter dulce y maternal: de la infancia en adelante, dos alimentos Kapha, la leche y el azúcar, representan la maternidad. Cualquier comida que resulte nutritiva y satisfaga tiene, en general, un componente dulce. Por ejemplo: todas las carnes, los aceites y la mayor parte de los cereales se consideran dulces. El Ayurveda considera que el arroz y el trigo, dos cereales que constituyen la dieta básica en Oriente y Occidente, son de sabor dulce. El *ghee* (mantequilla clarificada), al ser derivado de la leche, es otro alimento dulce; está considerado el mejor remedio para equilibrar el Pitta.

Las comidas dulces son también sedantes y alivian la sed. Si usted está nervioso e inquieto, señal de que tiene el Vata elevado, un sabor dulce lo calmará; el dulzor apaga asimismo el fuego del Pitta (a los bebés irritados se los tranquiliza con leche o azúcar). Sin embargo, el exceso de azúcar no es estabilizador; vuelve la mente torpe y soñolienta. Del exceso de dulce provienen la complacencia, la codicia y la dependencia emocional.

El exceso de dulce empalaga, lo que lleva a cualidades negativas, que obedecen a una potenciación exagerada del Kapha: aletargamiento, sobrepeso, embotamiento mental, exceso de mucosidad, congestión y somnolencia. Las personas Kapha están dotadas de cualidades de satisfacción y bienestar que los Vata y los Pitta deben buscar a través de los sabores dulces. Sin embargo, en caso de desequilibrio del Kapha, se considera que los alimentos dulces son perjudiciales, por lo que conviene reducir o evitar su consumo. La miel es la única excepción a esta norma. Para equilibrar el Kapha es más recomendable que cualquier otro alimento dulce.

Salado

Alimentos salados:
Sal de mesa   Incrementan el Kapha
y el Pitta
Reducen el Vata

La sal aumenta tanto el Pitta como el Kapha. Activa la digestión, función propia del Pitta. Su sabor realza el de los alimentos, despierta el apetito e inicia el flujo de saliva y jugos estomacales. Es caliente, como el Pitta (todos los procesos digestivos elevan el calor del cuerpo). Sin embargo, si la utilizamos en exceso, domina los otros sabores y todo nos sabe igual. La conexión con el Kapha se efectúa a través de otras dos cualidades que el Ayurveda asocia con la sal: la oleosidad y el peso. Al adherirse a las moléculas de agua, la sal hace más pesados los tejidos. Un exceso de sal conduce a problemas del Kapha. El exceso de sal hace que sean más difíciles de resistir los antojos de comida, cosa que conviene a los Kapha si quieren mantener una dieta equilibrada. La sal, puesto que nos hace comer demasiado, aporta grasas y provoca sobrepeso.

En Occidente, la relación entre la sal y la hipertensión se da por sentada hasta tal punto que se prohibía a muchos hipertensos el consumo de sal, salvo en pequeñísimas cantidades. Esto daba a entender que la sal era, en cierto modo, un enemigo. Ahora se sabe que esas restricciones eran demasiado severas: una persona normal puede comer cantidades moderadas de sal sin perjudicar su presión arterial. El motivo básico para no exagerar es que una dieta moderada favorece la salud en todos los sentidos, no sólo porque evita la hipertensión. El Ayurveda señalaría que no es la sal la que eleva la presión sanguínea, sino los doshas. Hace falta un desequilibrio de los doshas para que la sal pueda ocasionar daños.

El exceso de sal lleva también a inflamaciones de la piel, acné y sofocos por causa del calor, todo ello relacionado con el Pitta. Si hay un desequilibrio del Pitta o el Kapha en el cuerpo, los alimentos salados son desaconsejables.

Desde el punto de vista emocional, la sal da gusto a la vida, pero en exceso anula este efecto, del mismo modo que comer muchas patatas fritas mata el apetito en vez de estimularlo. Si abusamos de la sal, necesitamos agregar cada vez más para percibirla; por eso los alimentos salados son tentadores. El exceso de sal, en general, se asocia a las ansias y los deseos compulsivos.

Ácido

Alimentos ácidos:
Limón
Queso, yogur
Tomates, uvas, ciruelas y otras frutas agrias
Vinagre

Incrementan el Pitta y el Kapha
Reducen el Vata

Como el salado, el ácido es un sabor Pitta-Kapha que activa la digestión y da sabor a la comida. Resulta refrescante comer alimentos ácidos, pero eso aumenta la sed, que está vinculada con el Pitta: el calor generado por un exceso de Pitta debe paliarse con una buena cantidad de agua. Los alimentos ácidos, por tanto, pueden provocar retención de líquidos, lo que hace que el cuerpo aumente de peso (más Kapha). Las cualidades agudas del Pitta, como su ingenio y su intelecto afilados, se potencian con los alimentos agrios, pero éstos también pueden «agriar el carácter», ya que el exceso de Pitta guarda relación con el resentimiento y la envidia.

El queso y el yogur son agrios debido a la fermentación. En pequeñas cantidades, los alimentos ácidos hacen correr los fluidos digestivos. Sin embargo, el Ayurveda está totalmente en contra de la ingestión de alimentos ácidos por fermentación en general: se considera que el vinagre y el alcohol fermentado son tóxicos y reflejan la cualidad Pitta-Kapha de este sabor. El Pitta desequilibrado provoca toxicidad en la sangre. El Kapha desequilibrado llena los tejidos de ama (toxinas).

El exceso de alimentos agrios produce trastornos ácidos en el cuerpo, como úlceras, alteraciones en la composición química de la sangre, irritaciones de la piel y acedía. Si existe ya en el cuerpo un desequilibrio del Pitta o del Kapha, los alimentos agrios son desaconsejables. Los alimentos fermentados tampoco son recomendables, salvo en pequeñas cantidades.

Amargo

Alimentos amargos:	
Verduras amargas (endivia, achicoria, lechuga romana)	Incrementan el Vata Reducen el Pitta y el Kapha
Pepinos amargos	
Agua tónica	
Corteza de limón	
Espinacas y verduras de hoja verde en general	
Cúrcuma, alholva	

El gusto amargo es el más Vata de los sabores, pues produce efectos livianos, fríos y secos en el cuerpo. Es un sabor correctivo, que devuelve el equilibrio a quien ansía comer alimentos dulces, ácidos y picantes. Lo amargo estimula el paladar, despertándolo en vez de saciarlo, propiedad muy característica del Vata, ya que este dosha es el responsable del estado de alerta. Un poco de licor amargo o un vaso de agua tónica ayudan a poner en marcha la digestión, cuando la tenemos lenta; el sabor amargo hace que el paladar exija inmediatamente los sabores más saciantes.

El gusto amargo tonifica los tejidos, propiedad que da su nombre al agua tónica. Es el mejor de los sabores, junto con el dulce, para refrescarse cuando hace calor. Si en el cuerpo hay toxicidad, inflamación, acaloramiento o escozor como resultado de un exacerbamiento del Pitta, el sabor amargo se considera el mejor correctivo. (Por ejemplo, la amarga corteza de la quinina calma la fiebre.)

En exceso, el sabor amargo exacerba el Vata, lo que provoca los trastornos típicos de este dosha: falta de apetito, pérdida de peso, dolores de cabeza, inestabilidad, piel seca y una sensación de vacuidad y debilidad. El estado alerta que se asocia con lo amargo da lugar, en exceso, a sentimientos amargos, asociados con la falta de satisfacción: todo lo que es demasiado Vata resulta insatisfactorio, pues la búsqueda del cambio constante forma parte de la naturaleza de los Vata. La pena, que destruye el equilibrio del Vata y hace que la vida parezca completamente carente de satisfacciones, es amarga.

Picante

Alimentos picantes:
Pimientos picantes y cayena	Incrementan el
Cebollas y ajo	Vata y el Pitta
Rábanos	Reducen el Kapha
Jengibre	
Alimentos picantes en general	

En el Ayurveda, la comida fuerte y especiada tiene un sabor aparte, denominado picante. Lo picante se reconoce inmediatamente porque provoca una sensación de ardor (debido al aumento del Pitta) y sed (el efecto desecador del Vata aumentado). El sabor picante calienta el cuerpo y favorece la evacuación de fluidos. Como resultado, se potencia la digestión y se limpian los tejidos congestionados. El sudor, las lágrimas, la saliva, la mucosidad y la sangre empiezan a fluir cuando se presenta un sabor picante.

Como drena las cavidades sinusales, la comida picante es la mejor para equilibrar el Kapha, que al exacerbarse ocasiona la congestión de las membranas mucosas. La medicina occidental consideró durante mucho tiempo que los alimentos picantes debían de ser perjudiciales para quien tuviera las membranas mucosas irritadas, pero el efecto de abrir y limpiar los tejidos se considera ahora sumamente beneficioso; a veces los médicos recomiendan a los enfermos de bronquitis crónica y asma una dieta de comida mexicana cargada de chile picante. El efecto antitóxico del picante, según se dice, ayuda a limpiar la piel, aunque incrementa el Pitta: la sequedad del Vata limpia los poros aceitosos que agravan el acné.

En exceso, el picante causa dolor: comer un pimiento picante crudo provoca hinchazón en los labios y los ojos, ardores en la piel y un sudor caliente. Si comemos platos demasiado especiados tendremos mucha sed y estaremos mareados e inquietos, lo que refleja la influencia del Vata (el exceso de Vata explica los mareos y la sequedad). Si exageramos en la ingestión de picante, éste deja de estimular el cuerpo y pasa a irritarlo.

Lo mismo es válido para las emociones. El humor punzante es vigorizador, pero también puede ser mordaz. Las personas excitables y extrovertidas ya tienen una tendencia a lo punzante; si ésta se lleva al extremo, se tornan febriles. Cuando hay en el cuerpo un desequilibrio del Vata o del Pitta, los platos picantes no son aconsejables.

Astringente

Alimentos astringentes:

Judías secas	Incrementan el Vata
Lentejas	Reducen el Pitta y el
Manzanas, peras	Kapha
Col, brécol, coliflor	
Patatas	

El sabor astringente, que nos hace fruncir los labios y seca la boca, es el menos familiar de los seis rasas. Se trata de un gusto alcalino, equivalente, aunque opuesto, al efecto que producen los limones agrios. Al igual que lo amargo, lo astringente es propio del Vata: los gases causados por la col hervida y el sabor seco y harinoso de las judías son efectos típicos del Vata. La astringencia es ligera, como el sabor amargo, pero más apetitosa; culturas de todo el mundo han subsistido a base de legumbres, y, en la Edad Media, la col era un plato fundamental en toda Europa. La astringencia relaja; las patatas, las zanahorias y otros tubérculos causan este satisfactorio efecto.

Lo astringente es refrescante y constrictivo; interrumpe el flujo de secreciones como el sudor y las lágrimas (por lo que las leguminosas son buena compañía para los pimientos picantes, puesto que se anulan entre sí). En exceso, su efecto constrictivo puede provocar trastornos del Vata como el estreñimiento o sequedad en la boca, además de gases o distensión de la parte baja del abdomen.

Las personas que tienen un humor seco y cáustico son astringentes. La astringencia es una cualidad que frena el entusiasmo y nos devuelve a la normalidad. Sin embargo, llevada a sus extremos, tiende a marchitar lo que toca. La brusca opresión que sentimos cuando nos asalta el miedo y la sequedad que notamos en la boca cuando estamos nerviosos son propiedades astringentes negativas. Las emociones astringentes carecen de calor, en general; las personas ajadas, frías y marchitas suelen acabar la vida como viejos cascarrabias. Si hay en el cuerpo un desequilibrio del Vata, los platos astringentes no son recomendables.

AGNI: EL FUEGO DIGESTIVO

Son pocos los que consultan al médico sobre su digestión. Como sociedad habituada a la buena salud, damos por sentada nuestra capacidad de procesar los alimentos y, a menos que se presente un problema grave, como la colitis o la úlcera péptica, pasamos por alto ese malestar estomacal ocasional o la noche desagradable que pasamos después de una comilona.

El Ayurveda, por el contrario, considera que la mala digestión es un factor importante del proceso de la enfermedad y alaba la buena digestión como proveedora de salud. Cada célula se crea a partir de la alimentación. Si el alimento se aprovecha debidamente, las células se generan bien; si se usa mal, el proceso de la enfermedad comienza de inmediato. Los sabios ayurvédicos decían que si pudiéramos digerir bien el veneno, éste nos haría bien, mientras que una mala digestión puede ocasionar que alguien muera por beber néctar.

Según el Ayurveda, no existen alimentos absolutamente buenos ni absolutamente malos; sólo alimentos buenos o malos para cada uno de nosotros.

Ser capaces de extraer todo el valor vital de lo que comemos es sumamente importante. En este aspecto no nacemos iguales; los tres tipos físicos principales tienen capacidades de digestión muy distintas.

La digestión de los **Vata** tiende a ser variable y delicada.

La digestión de los **Pitta** tiende a ser fuerte e intensa.

La digestión de los **Kapha** tiende a ser lenta y pesada.

Como todo aquello en lo que intervienen los doshas, cada estilo de digestión tiene sus ventajas e inconvenientes. Tal vez a los Vata no les entusiasme enterarse de que tienden a experimentar una digestión delicada y no muy confiable, pero eso los hace más selectivos en lo que comen, y rara vez los atormenta el apetito desenfrenado de los Pitta o la frustrante propensión a la obesidad de tantos Kapha. Lo importante es aprovechar al máximo la digestión con la que nacimos y mejorarla en lo que sea posible.

El tracto digestivo no sólo extrae elementos nutritivos para el cuerpo, sino que también es muy sensible a las emociones. Eso que sentimos «desde dentro» ha sido puesto allí por la naturaleza, para que mente y cuerpo se comuniquen entre sí. El desequilibrio del Vata con frecuencia se presenta en forma de sensaciones perturbadas que provocan dolor en los intestinos. El dosha Pitta es responsable del buen funcionamiento del metabolismo y de la «pureza de la sangre» (ausencia de toxinas); también controla el ritmo de la digestión. Esto se llama agni, o «fuego digestivo».

El agni es, junto con los doshas, uno de los principios más importantes del Ayurveda. Un signo primordial de buena salud es que el agni arda con fuerza, es decir: que estemos digiriendo eficientemente la comida, distribuyendo todos los nutrientes necesarios hasta la última célula y quemando los desechos sin acumular depósitos de toxinas. Por tanto, al equilibrar el agni mantenemos al mismo tiempo todo esto en equilibrio.

La naturaleza ha organizado todos los cuerpos de tal manera que el agni siga un ciclo a lo largo del día; si el ritmo diario del agni no está correctamente regulado, la digestión se resiente. Uno de los conocimientos más valiosos que podemos adquirir es el de cómo regular y reencauzar un agni vacilante.

CÓMO SE REGULA EL AGNI

El ritmo diario del agni sube y baja, lo que ocasiona que nuestra hambre sea leve por la mañana, intensa al mediodía y moderada al atardecer. Entre estos horarios, el agni aplaca el apetito al máximo para proceder a digerir lo que ya hemos comido. Cuando el estómago está otra vez vacío, el agni renueva el apetito.

Si se altera este ciclo básico, el organismo se confunde; apetito y digestión empiezan a superponerse. Si esto ocurre, nuestro agni nos lo indica por medio de una amplia variedad de síntomas:

- Acidez estomacal
- Estómago revuelto
- Pérdida de apetito a la hora de comer
- Estreñimiento o diarrea
- Falta de interés por la comida
- Peso excesivo o deficiente
- Graves trastornos digestivos: síndrome del colon irritable, úlceras, diverticulitis, etcétera.

Si aparecen estos síntomas, lo primero y más importante es regular nuevamente el agni para devolverlo a su ciclo natural. También es aconsejable hacerlo aunque no tengamos problemas digestivos, para tonificar la digestión.

Los Vata pueden regular el agni una vez al mes.

Los Pitta pueden regular el agni dos veces al mes (también conviene hacerlo cada vez que, por exceso de apetito, hemos empezado a comer de más).

Los Kapha pueden regular el agni hasta una vez por semana, excepto si padecen trastornos digestivos graves. El Kapha se beneficia más que el resto de los doshas de esta rutina, pues su digestión tiende a ser pesada y lenta.

Con independencia de su tipo físico, no intente regular su agni si se siente indispuesto. Habitualmente, si sentimos malestar es porque el agni está bajo (o al menos no funciona correctamente), y por tanto no es buen momento para perturbarlo. *Si usted tiene una úlcera, colitis o cualquier otro trastorno digestivo grave*, no trate de regular el agni sin supervisión médica.

El método para regular el agni es el siguiente:

PROGRAMA DE FIN DE SEMANA

Hacen falta aproximadamente dos días para regular el agni. Puesto que el descanso es uno de los requisitos del día en que no comemos, lo más recomendable es llevar a cabo el programa durante el fin de semana.

RUTINA DEL VIERNES

Coma normalmente a la hora del desayuno y el almuerzo. No tome ninguna merienda ni pruebe alcohol después de mediodía. La cena debe ser ligera y nutritiva; asegúrese de que sea saciante, pero no pesada; excluya el queso y los alimentos picantes. Justo antes de acostarse tome un laxante: tres pastillas de sen (Senokot ©) seguidas de un vaso pequeño de agua caliente. Acuéstese temprano. Algunas personas se despiertan por la noche para evacuar; otras esperan hasta la mañana siguiente; ambas reacciones son normales.

RUTINA DEL SÁBADO

Para regular el agni es necesario apagarlo primero. Esto se consigue consumiendo sólo líquidos y no alimentos sólidos durante el día. Tanto los Vata como los Pitta deben beber zumos de frutas diluidos en agua caliente. Los zumos de manzana o uva son convenientes; el de naranja no, pues resulta demasiado ácido. Beba un vaso de zumo a la hora del desayuno, a la hora del almuerzo y a la hora de la cena; puede beber tres o cuatro más entre comidas; por lo demás, sólo agua. El objetivo es calmar el apetito y digerir sólo un mínimo de calorías. Los Kapha pueden seguir esta rutina o bien beber sólo agua caliente, si se sienten a gusto con ello.

Dedique el día a leer, ver la televisión o encargarse de tareas ligeras. Es bueno dar un breve paseo por la mañana y otro por la tarde. No recorra grandes distancias ni realice tareas físicas pesadas. Si corre o se excita mucho, deje el programa por un día y descanse.

Si se siente debilitado por el hambre, tómese una cucharada de miel diluida en un vaso de agua caliente y recuéstese durante cinco minutos.

Es normal sentir las extremidades livianas, pero si le atacan temblores o se marea, acuéstese y descanse. Si la sensación persiste, tome una merienda frugal. Puede estar perturbado a causa de un estrés demasiado alto que le ha desequilibrado.

RUTINA DEL DOMINGO

Ahora es el momento de reencender el agni y dejar que se ajuste a su ciclo normal. Para ello, tome un desayuno ligero a base de cereal caliente (avena, crema de arroz o crema de trigo) con un poco de mantequilla, leche y azúcar. La infusión de hierbas por la mañana es conveniente para calmar el estómago: raíz de regaliz para los Vata, menta para los Pitta y los Kapha. Si usted cumplió debidamente con el programa el sábado, no necesitará más desayuno que éste. Si aún tiene mucha hambre, sírvase más cereal o un vaso de zumo. El café, el té y los cigarrillos alterarían el ritmo del agni, echando por tierra todo el programa. (Los Kapha, que son lentos para arrancar por la mañana, pueden beber una infusión de gotu kola como estimulante; esta hierba se vende en tiendas naturistas.)

No vuelva a comer hasta el mediodía.

Justo al mediodía, tome una buena comida que le satisfaga sin ser pesada o excesiva. Es preferible no excitar la digestión con alimentos salados o picantes ni con alcohol, pero tampoco conviene conformarse con una ensalada y agua pura. Es recomendable acompañarla con infusión de jengibre. Si usted es Vata y no tiene apetito, bébala antes de la comida; de lo contrario, tan beneficiosa es durante la comida como después de ella. Si no tiene jengibre, beba un vaso de agua caliente mientras come.

No vuelva a consumir alimentos hasta la hora de la cena.

Cene temprano (tres horas antes de acostarse), de ser posible alimentos nutritivos adecuados para su tipo físico y en menor cantidad que los que comió para almorzar. El arroz, las lentejas y las hortalizas cocidas al vapor le sentarán bien. Para la mayoría de los Kapha y los Pitta, así como para los que comen demasiado, una simple repetición del desayuno puede ser beneficiosa.

Ahora que el agni está regulado, el ciclo del apetito tenderá naturalmente a hacer que usted desee tomar:

- un desayuno ligero
- un almuerzo sustancioso, todos los días a la misma hora
- una cena liviana, temprano y a la misma hora todos los días

Lo siguiente desequilibraría otra vez el agni, por lo que debe ser evitado.

- *Picar entre horas.* Lo más indicado es no estimular el apetito si no vamos a comer. Al agni le gusta terminar lo que empieza; por tanto, se desequilibra con la vacua estimulación que supone mascar chicle, comer caramelos o pastillas de menta durante el día. Sin embargo, un té con galletas por la tarde es bueno para los Vata o para quienes llegan fatigados al final de la jornada de trabajo.
- *Estimulantes fuertes.* La cafeína, la sal y el alcohol son estimulantes fuertes y deben ser consumidos con moderación. La indigestión que casi todos sentimos en un cóctel proviene de la mezcla de alimentos, alcohol y ruido. Si a usted le gusta el café, no lo beba solo, sino siempre con algún alimento. Lo mismo es válido para la sal y el alcohol. La adicción a cualquiera de estos estimulantes imposibilita el equilibrio de la digestión.
- *Saltarse comidas.* El agni desea tener algo que hacer tres veces al día y se resiente si uno no come. Los Kapha pueden suprimir comidas porque su agni actúa con lentitud y arde con poca intensidad; aun así es buena costumbre comer tres veces por día.

EL AGNI Y EL AMA

El ideal ayurvédico es que se mantenga la eficiencia del agni en cualquier estado; éste no debe enfriarse hasta el punto de que los alimentos no sean digeridos por completo. Los alimentos digeridos a medias se convierten en ama, un residuo frío y maloliente cuya «pegajosidad» impide a los doshas circular tan libremente como deberían. También existe el peligro opuesto de que el agni arda demasiado, en cuyo caso los nutrientes de la comida no se asimilan, sino que se queman. En ese caso la digestión se torna febril, lo que debilita el organismo en vez de fortalecerlo.

El agni y el ama forman el par de opuestos más importante del cuerpo, pues marca la diferencia entre un estado de salud dinámica y otro de lento deterioro. La diferencia más obvia entre los dos es que el agni nos hace sentir bien, mientras que el ama nos hace sentir enfermos. Existen también algunas señales específicas. El agni nos proporciona las siguientes cualidades:

- Cutis radiante y ojos luminosos
- Digestión fuerte, sin estreñimiento ni diarrea
- La capacidad de comer todo tipo de alimentos
- Orina clara, de color pajizo
- Heces normales, que no despiden olores fuertes

La presencia de ama en el cuerpo puede variar de un estado sin importancia a otro grave. Entre las primeras señales que se aprecian están las siguientes:

- Piel y ojos apagados
- Mal sabor de boca y lengua pastosa por la mañana
- Mal aliento intenso
- Orina turbia, oscura o de color anormal
- Digestión débil, estreñimiento y/o diarrea crónicas
- Falta de apetito (la comida sabe mal)
- Dolor en las articulaciones.

Una vez que el fuego digestivo ha vuelto a la normalidad y el ama acumulado se elimina, el agni continuará purificando el cuerpo por sí solo. La digestión se corrige a sí misma, pues la naturaleza ha dispuesto las cosas de manera que el agni queme ama. Es otra prueba de que debemos confiar en el cuerpo, pues éste sabe lo que tiene que hacer.

PARA MEJORAR EL AGNI

Hay ciertos alimentos, especias y hierbas efectivas para mejorar la calidad del agni en todas las personas, según el Ayurveda. Se emplean para estimular el apetito, aumentar la eficacia de la digestión y eliminar el ama.

JENGIBRE

En polvo o fresco, el jengibre es la especia que más ayuda al agni de todos los tipos físicos. El jengibre en polvo, que se vende en las tiendas de comestibles comunes, es más fuerte, más desecador y más picante que la raíz de jengibre, que se vende fresca en algunos supermercados o en las tiendas de productos naturales. Se considera que el jengibre fresco es la mejor ayuda para la digestión.

Se puede utilizar de diversas maneras:

Como infusión. Hierva una pizca de jengibre seco en una taza de agua, a fuego lento, hasta que se haya consumido la cuarta parte del agua; luego fíltrelo. Esta infusión se bebe antes de la comida para estimular el apetito. Se puede sorber un vaso pequeño durante las comidas o después para facilitar la digestión.

Para preparar la infusión de jengibre fresco se hierve

primero el agua y, una vez apagado el fuego, se añaden algunas rodajas finas de la raíz sin pelar (más o menos una cucharada por taza de agua). Deje reposar durante cinco minutos y filtre. Si desea una infusión mucho más fuerte, hierva las rodajas de raíz de jengibre, pero esto ya se consideraría una tisana medicinal, que no debe tomarse todos los días.

Como especia. El Ayurveda recomienda varias maneras de utilizar el jengibre al cocinar. El polvo o la raíz pueden agregarse a las recetas de hortalizas hervidas, curry, pan de jengibre, pasteles y galletas. Se puede esparcir ligeramente sobre el plato o masticar una rodaja de jengibre fresco durante la comida. Aunque tal vez sea demasiado fuerte para algunos, también vale la pena esparcir su raíz picada sobre el plato, como condimento, como se hace con el perejil. Sin embargo, no se debe probar más de una manera cada vez; no hace falta mucho jengibre para avivar el agni.

Es aconsejable que cada tipo físico tome el jengibre de un modo levemente distinto: los Vata pueden mezclar la raíz picada con sal. Los Pitta, que necesitan menos picante, tienen suficiente con una infusión liviana, endulzada con azúcar para que sea menos especiada. Los Kapha (y cualquiera que sufra sobrepeso) lo necesitan para eliminar el exceso de Kapha del organismo, por lo que pueden tomar una buena cantidad de infusión de jengibre endulzada con miel.

Si el apetito o la digestión se debilitan como resultado del nerviosismo, la tensión, o una enfermedad, una excelente manera de restaurarlos es seguir la siguiente rutina.

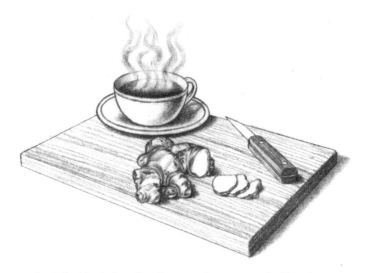

La infusión de jengibre fresco es buena para la digestión.

Rutina de jengibre

En un pequeño cuenco de vidrio, metal o cerámica, machaque jengibre en polvo con azúcar moreno y *ghee* (mantequilla fundida y clarificada; véase la página 377) a partes iguales: cuatro cucharadas de cada uno. Mezcle hasta obtener una consistencia uniforme, cubra y guarde en lugar fresco.

Beba todos los días un poco de esta mezcla por la mañana, y asegúrese de tomar después un buen desayuno (cereal caliente, mosto, panecillos e infusión de hierbas con canela, por ejemplo). Consuma la mezcla de jengibre según la siguiente tabla:

Primer día: 1/2 cucharadita
Segundo día: 1 cucharadita
Tercer día: 1 1/2 cucharaditas

Cuarto día: 2 cucharaditas
Quinto día: 2 1/2 cucharaditas
Sexto día: 2 1/2 cucharaditas
Séptimo día: 2 cucharaditas
Octavo día: 1 1/2 cucharaditas
Noveno día: 1 cucharadita
Décimo día: 1/2 cucharadita

Al terminar la rutina del jengibre, su digestión debería estar normalizada. Si aún experimenta problemas digestivos, consulte a un médico; si nota la menor señal de retortijones o dolores estomacales, no trate de someterse a esta rutina; antes bien, acuda al médico.

Rutina de jengibre complementaria

Para curar un desequilibrio del Vata que se arrastra desde hace tiempo o mantener la digestión en estado óptimo, es bueno tomar un poco de jengibre fresco todos los días. También se considera la mejor prevención contra la acumulación de ama debida a una digestión inadecuada.

Corte una rodaja fina como una moneda del extremo de una raíz fresca; quite la corteza y pique muy fino. Agregue algunas gotas de zumo de limón y una pizca de sal. Tómese esta mezcla media hora antes del almuerzo y de la cena para estimular la digestión. Si esto no le es posible, puede hacerlo un momento antes de comer o cenar.

GHEE

El *ghee* o mantequilla clarificada es un alimento muy preciado porque incrementa el agni sin avivar simultáneamente el Pitta. En realidad, el *ghee* se considera excelente para equilibrar el Pitta. Los Kapha generalmente necesitan evitar cualquier tipo de grasa, pero también para ellos el *ghee* es lo mejor. Se utiliza:

Para cocinar. En pequeñas cantidades, es bueno para rehogar los alimentos (no para freírlos). No da tan buenos resultados como la mantequilla cuando se trata de repostería: los panes y los postres necesitan la humedad y los sólidos lácteos de la mantequilla común.

Como condimento, en lugar de la mantequilla. Dado que el *ghee* es un alimento preparado, utilizar mantequilla no es lo mismo que usar *ghee*. Si usted acostumbra a agregar mantequilla a sus cereales, hortalizas o patatas horneadas, es preferible que utilice *ghee*.

Como digestivo. En el momento de servir, vierta en su plato una cucharadita de *ghee* (no más, puesto que nunca es saludable el exceso de grasa de cualquier tipo).

Cómo se prepara el ghee

Ponga medio kilo de mantequilla sin sal en una cacerola pequeña, a fuego lento. Cuando se haya fundido por completo, suba la llama a fuego medio. Retire la espuma a medida que se levante. Cuando empiece a hervir y a despedir el agua que contiene, baje nuevamente la llama y deje cocer la mantequilla a fuego lento durante diez minutos, aproximadamente. Sabrá que el *ghee* está listo cuando toda la humedad se haya evaporado y los sólidos lácteos, depositados en el fondo de la cacerola, hayan adquirido un color marrón dorado y claro (también notará un aroma a nueces, pero no a quemado). Retire la cacerola del fuego, deje enfriar y vierta el contenido en un recipiente de vidrio limpio. El *ghee* dura indefinidamente en la nevera, pero también se puede almacenar durante varias semanas en un sitio fresco e incluso a temperatura ambiente.

OTRAS ESPECIAS SALUDABLES PARA EL AGNI

Las hierbas y las especias pueden seleccionarse según el tipo físico, tal como hemos hecho con las dietas apaciguadoras del Vata, el Pitta y el Kapha. Pero hay algunas que sirven para mejorar, en general, la calidad del agni.

Pimienta negra	Clavo
Cardamomo	Rábano picante
Cayena	Mostaza
Canela	

(Los Pitta deben procurar usarlas en pequeñas cantidades, pues tienden a incrementar el dosha Pitta.)

El exceso de Kapha dificulta la digestión al reducir el agni; también favorece la acumulación de ama, pues ambos son fríos, pesados y viscosos. El uso de hierbas amargas y picantes reduce el Kapha y «raspa» el ama adherido a los tejidos. El Ayurveda recomienda específicamente el sabor amargo para la purificación. Entre las especias más comunes para atacar el ama figuran las siguientes:

Pimienta negra	Clavo
Cayena	Jengibre
Canela	

Como apreciará el lector, algunas de estas especias se recomiendan también para estimular el agni. El uso regular, pero moderado, de estos condimentos en la cocina, impedirá que se forme el ama. Masticar semillas de hinojo después de la comida y endulzar la infusión de hierbas con miel cruda son también prácticas habituales para equilibrar el agni.

UNA DIETA PARA LA FELICIDAD

Si la felicidad es esencial para la vida, debería tener su equivalente en el organismo. Y lo tiene, por cierto. Según el Ayurveda, el equivalente físico de la alegría pura es una sustancia sutil llamada *ojas*, que se extrae de los alimentos una vez que éstos han sido perfectamente digeridos. Como los doshas, la ojas está en el límite del mundo físico; se podría decir que es una sustancia etérea, que actúa tanto en la mente como en el cuerpo. El objetivo final y más sutil de una buena dieta es extraer de la comida hasta la última gota de dicha sustancia. Esto permite a las células sentirse «contentas», experimentar el equivalente celular de la felicidad.

Hace veinte años, la idea de que una célula pudiera ser feliz habría tenido muy poco sentido desde el punto de vista científico. Ahora sabemos que, de hecho, el cuerpo es capaz de generar una compleja red de sustancias químicas (neurotrasmisores, neuropéptidos y moléculas afines) que el cerebro utiliza para comunicar emociones a todo el cuerpo. También se sabe que una sola comida puede cambiar la bioquímica del cerebro de manera bastante radical. Las sustancias químicas cerebrales relacionadas con la sensación de bienestar, como la serotonina, aumentan y disminuyen en respuesta al alimento que se está digiriendo en el tracto intestinal. Esto ha abierto la excitante posibilidad de recurrir a una «farmacia alimenticia» para corregir la depresión, la ansiedad y otros trastornos mentales, del mismo modo que el salvado de avena ayuda a regular el nivel de colesterol.

En el Ayurveda podemos obviar la desconcertante complejidad de la química cerebral. La naturaleza nos ha dado la ojas, una sola sustancia para la felicidad, y el cuerpo la fabrica sin cesar.

LA DIETA SÁTTVICA

Idealmente, todo lo que comemos se convierte en ojas. El lactante transforma de manera natural la leche de su madre en ojas, pero sería necesario un aparato digestivo extraordinario para producir ojas a partir de unas sobras de pizza de hace tres días. Se puede diseñar una excelente dieta equilibrada a partir de los alimentos que se convierten en ojas con menos esfuerzo por parte del cuerpo. El Ayurveda denomina a estos alimentos sáttvicos o puros.

Dieta sáttvica

Leche	Arroz
Ghee (mantequilla clarificada)	Semillas de sésamo, almendras
	Sabores dulces en general
Fruta y zumos de fruta	

A esta lista se agregan con frecuencia trigo, judías mungo, cocos, naranjas, dátiles y miel. No hace falta alimentarse compulsivamente de estas pocas cosas ni excluir todo lo demás. Basta con que las incluyamos en nuestra dieta de manera regular. En un plano más general, una dieta sáttvica contiene:

- Comida ligera, relajante y fácil de digerir
- Productos frescos
- Agua de manantial
- Equilibrio de los seis sabores
- Porciones moderadas

Según el Ayurveda, esta dieta es la mejor para conseguir fortaleza física, una mente clara, buena salud y longevidad. Conduce a la alegría y a emociones afectuosas, pues está a tono con la naturaleza en su totalidad. La lista de alimentos sáttvicos es corta y no cubriría los requisitos alimentarios de una persona normal, aunque una dieta bien administrada que contase sólo de leche, hortalizas, arroz y frutas, sería excelente para la salud. La famosa dieta del arroz de la Universidad de Duke, basada en arroz hervido y frutas, se reconoce como un régimen terapéutico efectivo para cardíacos, diabéticos y obesos.

Actualmente, la leche no está de moda entre quienes se interesan por la salud, pues tienden a relacionarla con problemas digestivos, alergias y un nivel de colesterol elevado. El Ayurveda sostiene que la mayor parte de estas objeciones se deben a que la gente la consume indebidamente. Es necesario hervir la leche antes de beberla, para hacerla más digerible. Se puede beber caliente, tibia o fría, pero nunca helada, recién sacada de la nevera. No es conveniente mezclarla con sabores que choquen con ella (picantes, ácidos, salados), pero sí con otros alimentos dulces (como cereales y frutas dulces).

Dejando a un lado los alimentos dulces, se recomienda beber la leche sola y no con las comidas, pues esto le facilita las cosas al aparato digestivo. Para los Kapha es preferible la leche desnatada, pero para los demás es mejor la leche entera (salvo que exista un problema de colesterol elevado, en cuyo caso es mejor consumir leche desnatada). Si aun hirviéndola persisten las dificultades para digerirla o si produce congestión de las mucosas, pruebe a agregar dos pizcas de cúrcuma o jengibre seco antes de hervirla (un poco de azúcar o miel contrarrestará el sabor amargo de la cúrcuma). Estas medidas eliminan casi todos los inconvenientes que hoy en día se atribuyen al consumo de leche, un alimento que el Ayurveda, por tradición, considera excelente para la fortaleza física, la longevidad y la tranquilidad. La leche de vaca se prefiere a la de otros animales, por ser la más sáttvica.

Para avanzar hacia una dieta más sáttvica, pruebe a condimentar el próximo plato de pasta que coma con mantequilla, crema y queso rallado en vez de hacerlo con una salsa de tomate que contenga carne, cebolla y ajo. Si lleva a cabo este cambio, aunque sólo sea por un par de comidas, comprobará que la dieta sáttvica facilita la digestión, nos hace sentir más llenos de energía después de comer e infunde en el cuerpo una sensación alegre y optimista. (Si quiere apreciar esta diferencia en toda su plenitud, no beba alcohol con las comidas cuando pruebe esta dieta.) Si tiene un nivel de colesterol elevado, no se exceda con la mantequilla y la nata; un sustituto delicioso para añadir a la pasta es el aceite de oliva con albahaca fresca y una pizca de queso rallado.

Otro ejemplo de comida sáttvica es el *lassi* dulce, un excelente digestivo que se puede beber en épocas templadas o calurosas (en el frío del invierno tiende a favorecer el exceso de Kapha).

Lassi *dulce*

Para cuatro personas, eche en la batidora un cuarto de cucharadita de cardamomo, una pizca de hebras de azafrán y tres cucharadas de agua caliente. Bata durante diez segundos. Agregue dos tazas de yogur natural, dos tazas de agua fría y dos cucharadas de azúcar; bata hasta que la mezcla quede suave. Si le parece demasiado ácida, añada un cuarto de taza de nata espesa. Es muy sáttvico agregar al final unas cuantas gotas de agua de rosas, que refresca el Pitta (el agua de rosas se consigue en las tiendas de productos indios y de Oriente Medio, así como en muchas tiendas de productos naturales).

SUGERENCIAS SOBRE LA INTELIGENCIA DEL CUERPO

En el Ayurveda, la manera y las circunstancias en que se come son tan importantes como lo que se come en sí. El motivo es, una vez más, la ojas, el producto final de todas las señales recibidas por el cuerpo durante una comida. Aunque ingerir alimentos de buen sabor es importante, los otros sentidos (vista, oído, tacto y olfato) también envían señales que hacen feliz al cuerpo; es el único modo de aprovechar del todo la conexión mente-cuerpo. Un plato de comida atractivo, humeante y recién traído de la cocina, envía las señales correctas para alimentar a los doshas. Pero si se deja ese mismo plato en la mesa durante cinco horas no será apto para el consumo, aunque sus nutrientes no hayan cambiado de manera significativa.

Mientras comemos, todo el cuerpo está muy alerta. Las células del estómago tienen conciencia de la conversación; si oyen palabras duras, se formará un nudo en el estómago, a causa de la inquietud. Esto afectará a todo lo que digiramos en esa comida, porque hemos asimilado sonidos indigestos. Las células del estómago no pueden oír, literalmente, pero el cerebro, tras recibir la información que percibe el oído, envía mensajes químicos al estómago y a todos los órganos. No es posible engañar a ninguna parte del aparato digestivo, haciéndole creer que una comida tensa es alegre. Según el Ayurveda, tenemos para con nuestro cuerpo el deber de alimentar todas sus células en todos los sentidos; ése es el objetivo principal de una dieta sáttvica. Si nos cuidamos de nutrir completamente nuestras células, ellas nos recompensarán con ojas, la expresión perfecta de su satisfacción. Con este fin enumero a continuación dieciséis sugerencias sobre la inteligencia del cuerpo, cada una de las cuales ayuda a aumentar la satisfacción que el organismo obtiene de la comida.

Si sigue estas sugerencias le sorprenderá comprobar cuánto más placer le proporciona cada comida. Su cuerpo puede rebosar de alegría después de cada desayuno, comida y cena, una vez que haya aprendido el secreto para transformar la comida en ojas.

SUGERENCIAS SOBRE LA INTELIGENCIA DEL CUERPO

1. Coma en un ambiente tranquilo.
2. Nunca coma en estado alterado.
3. Siéntese siempre para comer.
4. Coma sólo cuando tenga hambre.
5. Evite los alimentos y las bebidas helados.
6. No hable mientras mastica.

7. Coma a un ritmo moderado, ni demasiado lento ni demasiado rápido.

8. Espere a haber digerido una comida antes de consumir la siguiente (es decir, deje pasar de dos a cuatro horas tras una comida ligera y de cuatro a seis tras una comida completa).

9. Beba agua caliente durante las comidas.

10. En la medida de lo posible, coma platos recién preparados.

11. Reduzca al mínimo los alimentos crudos; la comida cocida (sobre todo si está bien cocida) es mucho más fácil de digerir.

12. No cocine con miel; se cree que la miel, una vez calentada, produce ama.

13. Beba leche, ya sea sola o con otros alimentos dulces, pero no durante las comidas.

14. Experimente los seis sabores en cada una de sus comidas.

15. Deje entre una cuarta y una tercera parte del estómago vacío, para facilitar la digestión.

16. Permanezca sentado y quieto durante algunos minutos después de comer.

Esta concisa lista le ayudará a sacar el mayor provecho de cualquier dieta. El principio en que se basa se reduce a que la comida más fácil de digerir es la mejor; esto explica por qué se prefieren los alimentos cocidos a los crudos, lo caliente a lo frío, lo fresco a lo procesado. También para facilitar la digestión se bebe agua caliente con la comida, en lugar de leche; si permanecemos sentados un rato al terminar de comer, es para que el cuerpo se ajuste a sus ritmos digestivos.

Otro principio importante es el de la moderación. Se ingieren cantidades moderadas a horarios regulares; los textos ayurvédicos consideran que dos puñados de alimentos constituyen la porción ideal. Sírvase esta cantidad de entrada y repita una vez si aún tiene hambre. Es aconsejable dejar entre una tercera y una cuarta parte del estómago vacío al terminar la comida. El aparato digestivo funciona con mayor eficacia si las porciones son más pequeñas, y al cuerpo le resulta mucho más fácil controlar automáticamente su peso. No tema quedarse con hambre cuando se levante de la mesa. Estar satisfecho no es lo mismo que estar harto. Si deja un poco de espacio vacío en el estómago, una hora después de comer se sentirá alegre, optimista, enérgico y mucho más fresco. Así se siente uno después de una comida tomada en condiciones correctas, lo que se traduce, naturalmente, en una digestión correcta.

Sugerencias para bajar de peso

Si usted tiene problemas de sobrepeso, pruebe estas sugerencias antes de someterse a cualquier tipo de dieta baja en calorías. Le sorprenderá descubrir que ese sobrepeso no se debe únicamente a lo que usted come, sino también a las condiciones en que come: descuidada o compulsivamente, a toda prisa y de pie, entre comidas y no a horas regulares. Son detalles simples, por supuesto, pero trascendentales.

Excepto la ínfima minoría que en verdad tiene un problema metabólico u hormonal, casi todos los que engordan son víctimas del condicionamiento: malas costumbres que se han inculcado al cuerpo inconscientemente con el tiempo. Todos los cuerpos poseen la inteligencia precisa para saber qué cantidad se debe comer; la naturaleza nos dio la sensación de hambre para que nos indicara cuándo el cuerpo necesita comida y su opuesto, la sensación de saciedad, para saber cuándo el estómago está satisfecho. Quienes han perdido estos instintos han renunciado a un aspecto importante de la inteligencia del cuerpo. Comen maquinalmente, en respuesta a señales o impulsos determinados: el aspecto y el olor de la comida, o simplemente el pensar en ella. Si siguen estas sugerencias pueden recuperar la «conciencia del comer», guiados por la inteligencia interior del cuerpo.

CUÁNDO OJAS ES MENOS

Además de comer en exceso, otros abusos cometidos en la mesa pueden suprimir nuestros instintos saludables relativos a la comida. Si comemos estando enfadados, un médico ayurvédico nos diría que estamos produciendo ama mental a partir de los alimentos; un médico occidental, que una reacción al estrés está afectando al equilibrio endocrino. El resultado final es el mismo: un mensaje químico nocivo, que va directamente a las células.

Incluso antes de probar el primer bocado, las perturbaciones de los doshas pueden anular los intentos del cuerpo por producir ojas. Como de costumbre, es el dosha Vata el que entra en juego; todo lo que desequilibra el Vata daña también la ojas: preocupaciones, ruidos fuertes, noches en vela, dietas severas y ayunos. El lado positivo de esto es que todo lo que calma el Vata durante las comidas es bueno para la ojas.

En Estados Unidos son pocos los que siguen una dieta estrictamente sáttvica; por tanto, nos gustaría exponer algunos motivos más por los que adoptarla es beneficioso para la salud. El lector habrá advertido que la dieta sáttvica es vegetariana, y hoy en día es bien sabido que los vegetarianos gozan de una excelente tensión arterial (dieciocho por ciento inferior al promedio) y una tasa más baja de enfermedades cardíacas. Por añadidura, el gobierno lleva veinte años advirtiéndonos que los norteamericanos consumen demasiadas proteínas, grasas animales y sal, sustancias que en buena parte provienen de la carne (así como gran parte del exceso de sal procede de los alimentos procesados). Si comenzamos hoy a reducir nuestro consumo de carne y avanzamos gradualmente hacia una dieta vegetariana, disminuiremos, casi con total seguridad, las probabilidades de sufrir un ataque cardíaco en el futuro. Al incluir alimentos dulces en la lista, el Ayurveda no da su aprobación a las enormes cantidades de azúcar blanco refinado que la mayoría de la gente consume en la actualidad. Basta con el dulzor de la mantequilla, el arroz y el pan.

En la dieta, como en todo lo demás, hay dos extremos. Ciertos alimentos no se convierten en ojas con facilidad; entre ellos figuran los siguientes:

Dieta baja en ojas

- Carnes rojas, aves y pescado
- Alimentos pesados y grasos
- Queso
- Sobras y alimentos procesados
- Exceso de sabores agrios y salados
- Sobrealimentación

En aras de la economía y la comodidad, muchos cocineros prefieren guardar las sobras, pero el Ayurveda no aprueba esta práctica. La comida debe consumirse fresca, recién sacada del horno, ya que no de la huerta: cuanto más fresco sea el producto, más ojas producirá. La comida fría, que no está recién hecha, incluso recalentada, no produce ojas en la misma cantidad. También es preferible evitar, en general, los alimentos congelados. Beber alcohol y fumar destruye la ojas e impide que otros alimentos la produzcan. La contaminación del aire y el agua resulta igualmente perjudicial. Todas estas influencias se denominan tamásicas; esto significa que causan torpeza y apatía al facilitar la acumulación del ama. Los Kapha deberían ser especialmente cuidadosos, pues la lentitud de su digestión natural favorece la formación de ama.

Por último, he aquí unas pocas reglas, consagradas por el tiempo y trasmitidas por la tradición ayurvédica, sobre la dieta de la felicidad. Cada una apunta a aumentar al máximo la producción de la ojas:

- Coma alimentos frescos, adecuados para la estación y su zona geográfica. Los mejores son las frutas, las hortalizas y los productos lácteos propios del lugar donde usted vive, pues se han desarrollado con el mismo aire, la misma agua, los mismos nutrientes y el mismo sol que usted.
- La comida más abundante debe ser el almuerzo, pues al mediodía la digestión es más potente. La cena debería ser frugal, a fin de que la pueda digerir antes de acostarse; el desayuno es opcional y, en todo caso, debería ser la comida menos abundante del día.

- Coma todos los días a la misma hora. Además de no picar entre comidas, evite comer por la noche, pues esto altera los ritmos digestivos y facilita, mientras uno duerme, la producción de ama a partir de los alimentos no digeridos.

- Coma solo o con personas a quienes profese sincero afecto; lo mejor es comer en familia. Las emociones negativas (ya sean las suyas, las de la cocinera o las de quienes lo rodean) tienen un efecto nocivo sobre la digestión.

- Agradezca a la naturaleza los alimentos con que nos obsequia, y respétela como a sí mismo.

13

Ejercicios: el mito de «No hay gloria sin pena»

Desde el punto de vista ayurvédico, gran parte de los ejercicios que se recomiendan hoy distan mucho de ser ideales. ¿Por qué necesitamos la actividad física, para empezar? Charaka, autor de los principales textos ayurvédicos, dio esta respuesta: «El ejercicio físico nos proporciona agilidad, capacidad para trabajar, firmeza, resistencia ante las dificultades, eliminación de impurezas y estimulación de la digestión.» La gimnasia aeróbica para el corazón o el levantamiento de pesas para los músculos alcanzan algunas de estas metas, pero no son actividades lo bastante completas para ajustarse a la descripción de Charaka. Lo ideal es equilibrar todo el organismo, mente y cuerpo. También es vital que el ejercicio dé más energías de las que requiere, aspecto que la gente tiende a pasar por alto.

Un ejercicio muy sencillo, el caminar, se aproxima mucho al ideal, pues se trata de una actividad natural que satisface a los tres doshas. Los Vata descubren que los paseos largos los tranquilizan. Los Pitta reaccionan de modo muy diferente: les gusta descansar del ritmo frenético que con tanta frecuencia adoptan durante la jornada laboral. Los Kapha se sienten estimulados y más ligeros; una caminata enérgica despeja cualquier pequeña congestión que se haya formado y torna más eficaz su digestión, típicamente lenta. Por estos motivos, un paseo rápido de media hora, todos los días, es una de las principales recomendaciones que hacemos a los pacientes del Centro Chopra.

A cada paciente se le presenta un nuevo enfoque del ejercicio, en el que la meta no es sudar, extenuarse ni hacer músculos. Se le enseña que el objetivo del ejercicio es forjar un vínculo más estrecho entre uno y su cuerpo mecánico cuántico; así se convierte en una poderosa herramienta para lograr el equilibrio. Denominamos a este enfoque «ejercicio de los tres doshas». Se trata de un conjunto de rutinas breves y relacionadas entre sí:

- Saludo al sol (*Surya Namaskara*): ejercicio matinal que combina los estiramientos con el equilibrio y la calistenia (de 1 a 6 minutos).
- Integración neuromuscular: serie de posiciones suaves de yoga (de 10 a 15 minutos).
- Respiración equilibrada: una variante sencilla del *Pranayama*, ejercicio respiratorio tradicional yóguico (5 minutos).

La descripción de estos ejercicios se inicia en la página 401. Al realizarlos en combinación con la meditación, para la que son ideales, la integración mente-cuerpo se eleva a un nuevo plano. Para empezar, estos ejercicios son actividades naturales y cómodas que los doshas agradecen. Además, los pueden practicar personas de cualquier edad, y no es necesario que estén en forma.

Desde la primera sesión se descubre la intimidad que

la naturaleza ha establecido entre la conciencia y la fisiología. El cuerpo no es sólo una cápsula o un sistema de mantenimiento vital ambulante. Es nuestro propio ser, revestido de materia. Volver a ponerse en contacto con dicha intimidad es reconfortante y delicioso, sobre todo para quienes han dejado el ejercicio, con lo que su cuerpo se ha convertido virtualmente en un desconocido para ellos.

GLORIA SIN PENA

Antes de explicar mejor estos puntos, analicemos el ejercicio convencional. Puesto que la vida, en general, ha de ser cómoda y feliz, el Ayurveda considera que el ejercicio es un medio para lograr ese fin. Sostiene que debería dejarnos siempre listos para trabajar, en vez de ser un trabajo en sí. Sin embargo, muchos norteamericanos creen lo contrario. Piensan que si no mantienen una actitud ceñuda y empecinada, no se benefician demasiado del ejercicio. (Mañana, temprano por la mañana, vaya al parque y cuente los entrecejos fruncidos que vea entre los que se ejercitan corriendo.) Si no extrae más que una enseñanza del enfoque ayurvédico del ejercicio, ésta debe ser que lo de «sin pena no hay gloria» es un mito.

Un buen modo de analizar esto es en función del dosha Vata. Toda actividad física incrementa el Vata. Un aumento moderado hace que nos sintamos más vigorosos, alerta y despejados, con más potencia física. Así obtenemos a un tiempo beneficios mentales y físicos, en equilibrio natural. Pero un estímulo excesivo del Vata malogra todos esos beneficios. Nos hace sentir inquietos, fatigados y temblorosos.

¿Cuánto ejercicio es suficiente, pues? Como regla general, el Ayurveda quiere que nos ejercitemos hasta el cincuenta por ciento de nuestra capacidad máxima. Si podemos recorrer diez kilómetros en bicicleta, recorramos cinco. Si podemos nadar quinientos metros, nademos doscientos cincuenta. Estos límites bajos no perjudican el buen estado físico; por el contrario, hacen que el ejercicio sea más eficiente, pues el cuerpo no se ve obligado posteriormente a gastar demasiadas energías en la recuperación, y el sistema cardiovascular vuelve con mayor facilidad a la normalidad después de la sesión. Otra directriz simple está relacionada con el esfuerzo. En vez de esforzarnos hasta el punto de empezar a sudar profusamente y a resollar, lo haremos sólo hasta que presentemos una sudoración leve y empecemos a respirar por la boca. Éstas son señales naturales de que estamos en el límite correcto.

Si usted empieza a jadear o a transpirar mucho, si siente que el corazón le palpita con violencia o si le fallan las rodillas, es porque se ha extralimitado. Al primer síntoma de esfuerzo excesivo, interrumpa el ejercicio, camine algunos minutos para permitir que el organismo se enfríe por etapas y luego descanse durante unos minutos más, hasta que el pulso y la respiración vuelvan a la normalidad. Cuando participamos en deportes competitivos, como el tenis y el frontón, podemos realizar esfuerzos excesivos sin notarlo, a causa de la emoción del momento. Si el juego le estimula, continúe. Pero si se exige mucho sólo por ganar o por demostrar que puede seguirle el ritmo a otro, su actitud está castigando innecesariamente el cuerpo.

Los Vata, en especial, deberían procurar no excederse; en general, por su constitución, tienen menos aguante físico que los Pitta, que, a su vez, tienen menos aguante que los Kapha. Además, el esfuerzo debe ser adecuado a la edad; pasados los cuarenta y cinco o los cincuenta años, todos presentamos un incremento del Vata, que debe ser compensado reduciendo el esfuerzo al hacer ejercicio. Como en todo lo demás, conviene respetar los doshas. A cualquier edad, esforzarse mucho por llegar un poco más allá es sólo otro modo de arriesgarse a sufrir graves problemas de Vata. (Estudios recientes de medicina deportiva indican que el cincuenta por ciento de las mujeres que se toman muy en serio la práctica del deporte padece trastornos importantes de la menstruación, síntoma de un Vata muy exacerbado.)

EJERCICIOS PARA CADA TIPO FÍSICO

Cada vez que movemos el cuerpo hablamos a nuestros doshas. Puesto que cada dosha tiene sus particularidades, el ejercicio equilibrado nos brinda tres tipos de beneficios:

Vata: desenvoltura, agilidad, flexibilidad, coordinación y euforia interior
Pitta: calentamiento del cuerpo, una mejor circulación de la sangre en todo el cuerpo, aumento del rendimiento cardiovascular
Kapha: incremento de la fuerza y la estabilidad, estabilización de la energía

Si usted nunca se levanta del sillón para hacer ejercicio, obviamente no experimentará estos beneficios. Pero mucha gente activa, con músculos firmes y el corazón sano, tampoco los experimenta. Hoy en día, casi todos los programas de gimnasia están concebidos para aumentar el rendimiento del sistema cardiovascular, lo que hace hincapié en el dosha Pitta. A continuación enumeraremos algunas actividades equilibradas de efectos más amplios y más adecuadas para cada uno de los principales tipos físicos.

EJERCICIO PARA EL TIPO VATA

Tipo: Yoga   Intensidad: baja
       Danza aeróbica
       Paseos, excursiones
       breves
       Recorridos cortos
       en bicicleta

Los Vata tienen arranques de energía, pero se cansan enseguida. Destacan en los ejercicios de equilibrio y estiramiento. Por su naturaleza liviana y ágil, les gusta el yoga y caminar, siempre que no se fatiguen demasiado. Como consecuencia de su entusiasmo natural, los Vata también se sienten a gusto practicando la danza aeróbica al compás de la música. Cualquier ejercicio que se lleve a cabo en interiores es apropiado para el invierno, puesto que a los Vata les sienta mal el frío, ya que no tienen músculos ni grasa suficiente para protegerse de él.

Toda persona cuyo dosha dominante sea el Vata debe procurar no dejarse llevar por el entusiasmo hasta el punto de llegar al límite de sus fuerzas. Es la principal precaución que deben tener, pues el dosha Vata, por lo general, derrocha energía en un principio, pero no conoce sus límites, sobre todo cuando está desequilibrado. Media hora de ejercicio moderado al día es suficiente para él. Si se siente exhausto, débil, mareado o nota amagos de calambres, es señal de que se ha excedido. Todo esto es sintomático de un desequilibrio Vata.

EJERCICIO PARA EL TIPO PITTA

Tipo: Esquí   Intensidad: moderada
     Caminar a paso
     rápido; *footing*
     Excursiones largas
     y montañismo
     Natación

Los Pitta tienden a poseer más vigor que resistencia. Se les da bien cualquier ejercicio practicado con moderación. Como lo que más los estimula son los desafíos, a los Pitta les gusta esquiar, escalar montañas y practicar otros deportes que les infundan una sensación de logro al finalizar el día.

Los atletas dedicados a deportes de competición deben tener una buena cantidad de Pitta que potencie su espíritu de lucha, pero este dosha no es para las competiciones intensas. Los Pitta detestan perder; y esto los estimula más que la satisfacción de triunfar. (Ciertos estudios sobre el deporte han demostrado que esto es frecuente entre los tenistas profesionales, muchos de los cuales son célebres por sus enfados de tipo Pitta.) Se obligan a correr o levantar pesas con férrea determinación, pero obtienen muy poca satisfacción interior de esos esfuerzos.

Probablemente usted ya sepa si está cayendo o no en esta trampa. Si se encoleriza por un mal golpe en el campo de golf, o si le entran ganas de perforar a su adversario con la pelota de tenis, más vale que renuncie a estos deportes. Si cuando juega se pone furioso con usted mismo o con algún otro, aléjese del juego. Todo aquel que siente deseos de matar a alguien en el estadio padece un profundo desequilibrio del Pitta. Por otra parte, el ritmo intermitente de los deportes de competición no beneficia tanto a su cuerpo como media hora de movimiento continuo.

Caminar a paso enérgico media hora al día aplaca el vigor del organismo mejor que un deporte competitivo.

La natación es aún mejor: muchos Pitta, que se exigen mucho en el trabajo, descubren que una zambullida en la piscina a las cinco de la tarde los refresca y disuelve las tensiones del día. Los deportes invernales de todo tipo también atraen a los Pitta, más aficionados al frío que los Vata y los Kapha. Como la estimulación visual es muy importante para ellos, a los Pitta les hace mucho bien dar paseos tranquilos por los bosques, lo que les permite cambiar de aires y descansar de su febril actividad habitual. La belleza del paisaje cala más profundamente en ellos cuando se toman el tiempo necesario para apreciarla.

EJERCICIO PARA EL TIPO KAPHA

Tipo: Entrenamiento con pesas   Intensidad:
      Correr   moderadamente
      Aeróbic   intensa
      Remo
      Danza

Los Kapha suelen tener una energía fuerte y estable, pero con frecuencia les falta agilidad. En general, destacan en todos los ejercicios y, con el entrenamiento, adquieren equilibrio y flexibilidad. Gracias a su potencia física, son excelentes para los deportes de resistencia; tienen la constitución natural necesaria para correr o remar largas distancias. La combinación de Pitta y Kapha les confiere decisión y aguante. Este prakruti es común entre los futbolistas y los jugadores de béisbol profesionales.

Bombear la sangre con fuerza produce satisfacción en los Kapha; por eso son aficionados a hacer pesas en los gimnasios y centros de *fitness*. Es conveniente combinar estos ejercicios con otros que activen la circulación; sudar profusamente (sin llegar al agotamiento) despeja la congestión del Kapha. Muchas personas que pertenecen a este tipo tienen un exceso de grasa y agua que debe ser eliminado. Como el Kapha es un dosha frío, se resiente si uno sale al aire húmedo del invierno para correr o remar. Cuando hace frío, los Kapha deben permanecer bajo techo y limitarse a practicar aeróbic o calistenia.

Las clases de baile son una buena alternativa para los Kapha. Aunque no tengan el físico propio de un bailarín, una vez que adquieran el porte y el equilibrio que proporciona la práctica de la danza, se sentirán mucho más a gusto con su figura natural.

Algunas precauciones generales son válidas para todos los tipos físicos. No es bueno hacer ejercicio en las siguientes condiciones:

- *Justo antes o después de comer.* El ejercicio reduce el agni, que durante las comidas debe estar en su punto máximo. Haga ejercicio sólo si falta más de media hora para su próxima comida o si han pasado más de una o dos horas desde la última. Una excepción a esta norma es la de los paseos que conviene dar justo después de comer. Una caminata tranquila de quince minutos después del almuerzo y/o la cena estimula la digestión; ejercicios más largos o intensos competirían con ella. El Ayurveda no cree conveniente ejercitarse tras la puesta del sol; es mejor dejar que el cuerpo aminore la marcha al atardecer, preparándose para el descanso.
- *Con viento o frío.* Como hemos señalado ya, tanto el Vata como el Kapha se resienten con el frío. Si salimos a caminar en invierno, es necesario ir bien abrigados y no respirar con fuerza. Aspirar a fondo el aire húmedo y frío es malo para el aparato respiratorio. Además, los vientos fuertes alteran el dosha Vata y anulan el efecto sedante de una buena caminata.
- *Bajo un sol intenso.* Si, como dice el dicho en inglés, sólo los perros rabiosos y los británicos salen al sol

de mediodía, se debe a que la intensidad del sol inflama el dosha Pitta, con lo que aumenta la temperatura del cuerpo en un momento en que el ejercicio ya la está elevando bastante.

Además de la moderación, la clave para ejercitarse de modo equilibrado es la regularidad. Los doshas tienden siempre a reforzarse. Cuando descuidamos la actividad física durante un tiempo, el cuerpo se acostumbra a la inercia. Una vez que retomamos la actividad, aunque sea leve, se elevan a un nivel de mayor equilibrio y tienden a permanecer allí. Así pues, es conveniente que usted haga todo lo posible por iniciar un programa que pueda seguir durante años, preferiblemente para toda la vida.

EJERCICIOS PARA LOS TRES DOSHAS

Ahora me gustaría describir los ejercicios para los tres doshas que enseñamos en nuestras clínicas: el saludo al sol, la serie de posiciones suaves de yoga y la respiración equilibrada. Cada vez más personas en Occidente se familiarizan con estos ejercicios y descubren las ventajas que ya se conocen en el Este desde hace miles de años.

Los ejercicios siguientes son muy sencillos. Sólo el saludo al sol requiere cierta paciencia para dominarlo; los otros pueden realizarse sin necesidad de desarrollar ninguna habilidad en especial. Es un error obsesionarse con conseguir una ejecución perfecta. Estos ejercicios son para relacionarse con el cuerpo, y esto es algo que cualquiera puede hacer si permite simplemente que la mente se relaje en cada postura. No piense siquiera en el aspecto que pueda presentar ni en su aproximación o lejanía respecto de las posturas ideales: lo que consiga estará bien para usted. Este enfoque hace que cada ejercicio nos haga sentir bien mientras lo hacemos, y aún mejor después. Todo aquel que ejecuta una breve rutina ayurvédica experimenta una relajación agradable que le dura varias horas.

Las siguientes descripciones nos han sido proporcionadas por Bija Bennett, experta y talentosa terapeuta yóguica que ha impartido clases de yoga en muchos de nuestros seminarios a lo largo de los años.

SALUDO AL SOL (*Surya Namaskara*)

Tiempo: de 1 a 2 minutos por cada ciclo, moviéndose con lentitud.

Repeticiones: de 1 a 6 ciclos por la mañana, que aumentan a medida que se adquiere experiencia.

El saludo al sol (*Surya Namaskara*) es un ejercicio ayurvédico completo que integra simultáneamente todos los componentes de la fisiología: mente, cuerpo y aliento. Fortalece y estira los principales grupos musculares, lubrica las articulaciones, acondiciona la columna y masajea los órganos internos. La circulación sanguínea se activa en todo el cuerpo. Con la práctica regular se gana en agilidad, flexibilidad y gracia.

He aquí un ciclo de doce posturas. Ejecútelas en una secuencia fluida, una después de otra. Sincronice cada movimiento con la respiración. Muévase con suavidad al adoptar cada una, respirando con naturalidad y plenitud, de manera que cada ciclo le lleve más o menos un minuto.

Comience despacio, sin forzarse, y preste atención al cuerpo a medida que aumente gradualmente la cantidad de ciclos. Este avance paulatino elimina el riesgo de desgarro o fatiga muscular, precaución importante si usted no ha estado desarrollando una actividad física con regularidad. Si suda, jadea o se cansa mucho, interrumpa el ejercicio, recuéstese y descanse durante uno o dos minutos, hasta que la respiración vuelva a la normalidad. Con la práctica, su aguante aumentará fácil y naturalmente.

Para ejecutar el saludo al sol se recomienda una pauta de respiración específica. Inspire al erguir la columna o cuando extienda o estire el cuerpo. Espire al inclinar el cuerpo o flexionar la columna. Cada uno de sus movimientos debe ser una prolongación del aliento, a fin de que los movimientos le resulten más fáciles. Hay una postura de transición en la que el aliento se contiene por un momento antes de pasar a la postura siguiente. Por lo demás, la respiración debe ser fluida y constante a lo largo de todo el ejercicio.

CÓMO SE EJECUTA EL SALUDO AL SOL

Adopte las siguientes posturas, una tras otra, en una secuencia fluida e ininterrumpida. Recuerde utilizar la respiración para enlazar cada pose con la siguiente. Acentúe la expansión del pecho al inspirar y la contracción del abdomen o el vientre al espirar.

1. Postura de saludo (*Samasthiti*). Comience de pie, con la espalda erguida, los pies juntos y paralelos. Reparta el peso por igual sobre ambas piernas y alargue la columna hacia arriba. Junte las palmas de las manos frente al pecho. Levante el pecho y expanda la caja torácica, con la vista fija al frente.

2. Postura de brazos en alto (*Tadasana*). Mientras

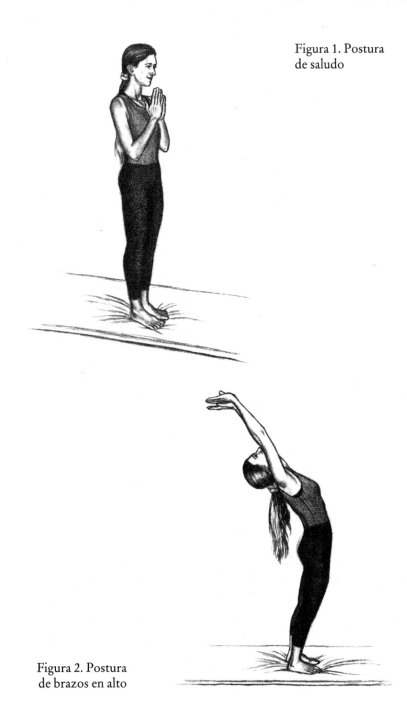

Figura 1. Postura de saludo

Figura 2. Postura de brazos en alto

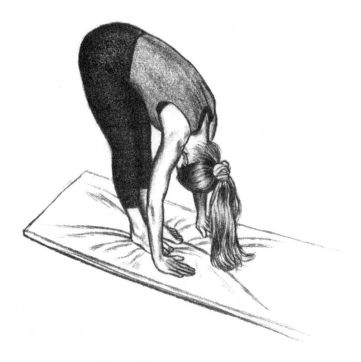

Figura 3. Postura de manos a pies

inspira, extienda lentamente los brazos por encima de la cabeza. Levante y expanda el pecho, al tiempo que continúa estirando la columna; deje que el rostro se vuelva hacia arriba. Siga respirando regularmente al enlazar con la pose siguiente.

3. Postura de manos a pies (*Uttanasana*). Mientras espira, incline el cuerpo hacia delante y hacia abajo, estirando columna, brazos y cuello. Afloje las rodillas y deje que se flexionen libremente mientras acerca las manos al suelo. No debe hundir el pecho ni arquear exageradamente la parte superior de la espalda. Mantenga codos y hombros relajados y procure que las rodillas no estén rígidas.

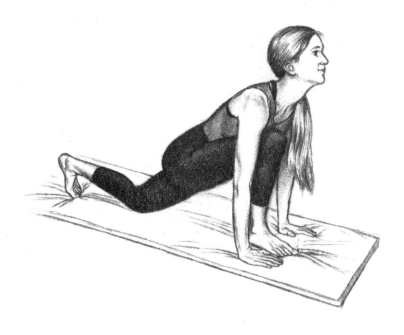

Figura 4. Postura ecuestre

4. Postura ecuestre (*Ashwa Sanchalanasana*). En la inspiración siguiente, estire la pierna izquierda hacia atrás y apoye esa rodilla en tierra. La rodilla derecha se flexiona mientras el pie permanece plano contra el suelo. Simultáneamente, extienda o eleve la columna y expanda el pecho. Yerga la cabeza y el cuello.

5. Postura de la montaña (*Adhomukha Svanasana*). Al espirar, adelante la pierna izquierda hasta que esté de nuevo a la altura de la derecha, ambas separadas por el ancho de la cadera. Levante las nalgas y la cadera, con las manos separadas por el ancho de los hombros y empujando hacia abajo, y deje que la columna se incline hacia arri-

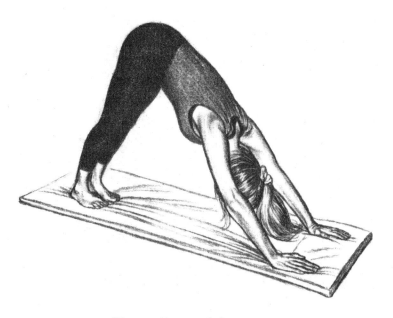

Figura 5. Postura de la montaña

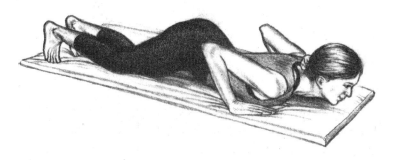

Figura 6. Postura de los ocho miembros

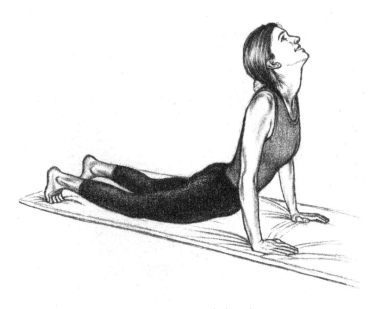

Figura 7. Postura de la cobra

ba y hacia atrás. Estire los talones hacia abajo, como para tocar el suelo, tensando la parte posterior de las piernas. Relájese y deje sueltas la cabeza y el cuello. El cuerpo debe formar una V invertida desde la pelvis hasta las manos y desde la pelvis hasta los talones.

6. Postura de los ocho miembros (*Ashtanga Namaskara*). Apoye suavemente las rodillas en el suelo y deslice poco a poco el cuerpo hacia abajo, en ángulo, acercando al suelo el pecho y el mentón. Los ocho puntos (los dedos de los pies, las rodillas, el pecho, las manos y el mentón) tocan el suelo. Mantenga esta pose muy brevemente antes de pasar a la siguiente.

7. Postura de la cobra (*Bhujangasana*). Mientras inspira, levante y expanda el pecho hacia delante y hacia arriba, presionando hacia abajo con las manos. Mantenga los

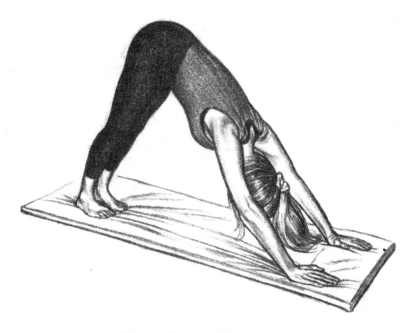

Figura 8. Postura de la montaña

codos cerca del cuerpo y continúe extendiendo la columna hacia arriba. Abra y ensanche el pecho, y baje los hombros, alejándolos de las orejas, para liberar la cabeza y el cuello. Deje que la parte alta de la espalda se ensanche y estire. No inicie este movimiento con la cabeza ni levante el cuerpo con el cuello.

8. Postura de la montaña (*Adhomukha Svanasana*). Repita la postura 5. Al espirar, levante las nalgas y caderas, empuje hacia abajo con las manos y permita que la espalda se incline hacia arriba y hacia atrás. Estire los talones hacia el suelo y tense la parte posterior de las piernas. Relaje y deje sueltos la cabeza y el cuello.

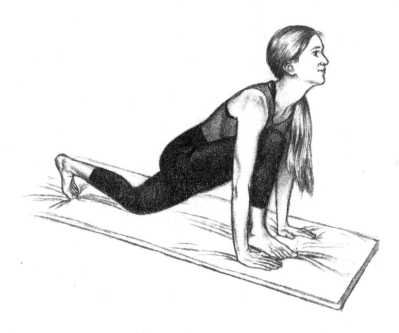

Figura 9. Postura ecuestre

9. Postura ecuestre (*Ashwa Sanchalanasana*). Repita
la postura 4. Inspire y adelante la pierna derecha, entre las
manos. La izquierda se mantiene extendida hacia atrás,
con la rodilla contra el suelo. La delantera debe estar
flexionada, con el pie plano contra el suelo. Estire la espalda, levantando el pecho hacia delante y hacia arriba.
Yerga la cabeza y el cuello.

10. Postura de manos a pies (*Uttanasana*). Repita la
postura 3. Mientras espira, dé un paso al frente con la pierna izquierda y continúe flexionando el cuerpo hacia delante y hacia abajo, estirando toda la columna. Los brazos y la cabeza deben prolongar la línea de la columna.

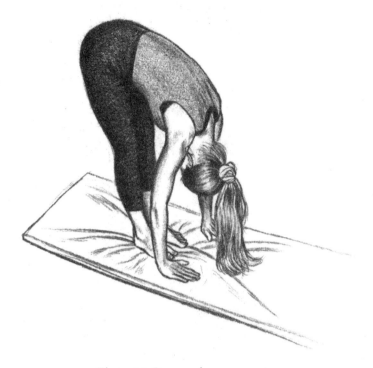

Figura 10. Postura de manos a pies

Ambas manos permanecen en el suelo. Afloje las rodillas y deje que se flexionen libremente. No se debe hundir el pecho ni arquear demasiado la parte superior de la espalda. Mantenga relajados codos y hombros.

11. Postura de brazos en alto (*Tadasana*). Repita la postura 2. Al inspirar, levante los brazos desde la parte superior de la espalda, mientras expande el pecho hacia delante y hacia arriba. No levante el cuerpo a partir de la cabeza o del cuello. Continúe levantando y expandiendo el pecho a medida que se yergue, extendiendo los brazos por encima de la cabeza. La respiración debe seguir siendo suave, profunda y constante.

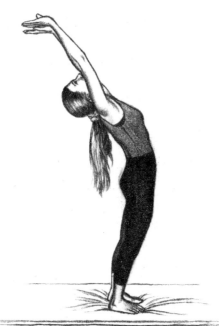

Figura 11. Postura
de brazos en alto

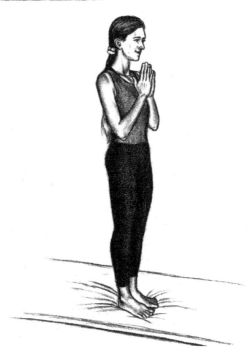

Figura 12. Postura
de saludo

12. Postura de saludo (*Samasthiti*). Repita la postura 1. Espire al bajar los brazos y levante las manos hasta unir las palmas frente al pecho. Ahora está de pie, con la espalda erguida y los pies paralelos, a la distancia que marca el ancho de la cadera. Levante el pecho y expanda la caja torácica, con la mirada fija al frente. Yerga la columna y el cuello.

Esto completa un ciclo de saludo al sol.

Mantenga la postura de saludo mientras continúa inspirando y espirando varias veces más. Luego proceda a realizar el segundo ciclo. Esta postura de saludo se convierte en la postura 1 de la segunda serie. En la próxima inspiración, pase a la posición 2 (brazos en alto) y repita los movimientos en una secuencia fluida.

En las repeticiones subsiguientes del saludo al sol, debe alternar el pie que se extiende hacia atrás y el que se flexiona hacia delante en las posturas 4 y 9 (ecuestre). En el primer ciclo es el pie izquierdo el que se estira hacia atrás, mientras el derecho permanece adelante. En el segundo, será el derecho el que se estire hacia atrás, y así sucesivamente con cada ciclo.

Una vez completada la secuencia del saludo al sol, tiéndase boca arriba, con la columna estirada, y deje que el cuerpo se relaje por completo. Cierre los ojos y descanse durante un par de minutos. Respire de forma libre y natural.

POSTURAS DE YOGA

Tiempo: de 10 a 15 minutos, moviéndose con lentitud.
Repeticiones: una serie por la mañana y otra por la tarde.

Las siguientes posturas sencillas, cuya ejecución requiere unos quince minutos, se consideran el ejercicio ayurvédico básico. Se puede practicar una serie antes de la meditación matutina y otra antes de meditar por la tarde, con o sin el saludo al sol. Estas posturas se enseñan como parte del programa de integración neuromuscular en nuestro centro; puede adoptarlas cómodamente todo aquel que goce de buena salud, cualquiera que sea su edad y su condición física previa.

Lo que sigue es una secuencia específica que se inicia con la tonificación y el calentamiento del cuerpo. Continúa con flexiones en posición sentada e inclinada hacia delante, posturas de pie, invertidas, flexiones de espalda, torsiones y una posición de reposo; concluye con un breve ejercicio respiratorio. Cada una de las posiciones de esta secuencia tiene un efecto terapéutico específico sobre la fisiología. Mencionaremos algunos de los beneficios conocidos de cada postura.

En general, los ejercicios de tonificación y calentamiento activan la circulación y mejoran el flujo sanguíneo en todo el cuerpo. Las posiciones sentadas ayudan a crear estabilidad, a enderezar debidamente la columna y a corregir la postura; las flexiones hacia delante estimulan la digestión, aumentan la flexibilidad de la espalda y calman la fisiología. Las flexiones hacia atrás incrementan la movilidad y la agilidad en la espalda, sobre todo en la parte superior, y resultan vigorizantes. Las posturas invertidas estimulan el sistema endocrino e incrementan la circulación; las torsiones ayudan a la digestión y la evacuación, además de acondicionar la columna vertebral. Todas estas posturas finalizan con la pose de reposo y los ejercicios respiratorios, que agudizan la atención y fomentan el orden y el equilibrio.

La secuencia de posturas es importante ya que prepara el cuerpo, sirviéndole de calentamiento para eliminar su rigidez. Luego pasa a vigorizar, fortalecer y estirar todo el cuerpo. Por eso es fundamental practicar cada pose en el orden señalado, puesto que cada una es la preparación de la siguiente o un contrapeso para la anterior.

Algunas sugerencias preliminares para el ejercicio:

Ejecute las posturas con lentitud, sin dejar de inspirar y espirar; no se debe contener el aliento ni controlarlo en modo alguno. La respiración debe ser natural, fluida y constante.

1. Sin pena, más gloria. Si no puede tocarse la punta de los pies sin realizar un esfuerzo doloroso, no se obligue. Afloje las rodillas y deje que se flexionen libremente; **en estos ejercicios nunca se debe forzar el cuerpo.** Mantenga las posturas por unos pocos segundos y luego relaje el cuerpo. Lleve a cabo los movimientos lenta y cómodamente. Nunca adopte o abandone las posturas con brusquedad. Use la respiración para facilitar los movimientos.

2. ¿Hasta dónde debe llegar? En cada postura, llegue hasta el punto en que sienta la tensión. Estírese hasta donde pueda sin necesidad de esforzarse. Permita que su conciencia se desplace de forma natural hasta la zona del cuerpo que está estirando. No se exceda, no fuerce, no tense demasiado. A veces, soltarse o interrumpir suavemente el estiramiento ayuda a iniciarlo otra vez con mayor facilidad. ¡No olvide respirar!

3. Tras unos meses de práctica, notará un aumento de la fuerza, la flexibilidad y la agilidad. Por eso no es necesario exigir demasiado al cuerpo para alcanzar una meta deseada. En realidad, estas posturas no han sido ideadas para imponer una estructura específica al cuerpo; tampoco existe una pose «ideal». Por el contrario, el progreso se debe al funcionamiento conjunto de conciencia, movimiento y aliento.

4. En todos los ejercicios ayurvédicos debe intervenir tanto la mente como el cuerpo. En cada ejercicio se estira una zona concreta. Permita que su conciencia se desplace naturalmente a esa zona. Permitir que la atención se fije en la zona de estiramiento, según se dice, ayuda a liberar la tensión acumulada.

Por este motivo, es necesario que los ejercicios acaparen toda nuestra atención. No conviene hacerlos mientras oímos el sonido de fondo de una radio o un televisor encendidos. Hay que dejar que la mente cobre conciencia del cuerpo sin esfuerzo.

5. Use ropa holgada y cómoda. Los ejercicios deben realizarse sobre una superficie plana y no deslizante, pero no conviene hacerlos sobre el suelo desnudo. Antes bien, utilice una manta de lana plegada, una alfombra, una colchoneta de gimnasia o cualquier otra superficie semiblanda.

6. *Nota*: es importante mencionar que todas las posturas se deben ajustar a las necesidades del individuo. En caso de enfermedad aguda, embarazo, menstruación o problemas estructurales específicos, la postura se puede adaptar o cambiar a fin de que sea más eficaz y cumpla nuestros requisitos particulares. Si usted se encuentra en cualquiera de estas situaciones especiales, consulte a un instructor de yoga bien capacitado.

I. EJERCICIOS DE TONIFICACIÓN (de 1 a 2 minutos)

Empezaremos por unos ejercicios que vigorizan y tonifican el cuerpo. El primero consiste en masajear progresivamente el cuerpo con manos y dedos, avanzando hacia el corazón.

1. Adopte una posición sentada cómoda. Con las palmas y los dedos de ambas manos, apriétese la coronilla y, sin dejar de aumentar y aflojar la presión, mueva las manos gradualmente por la cara, el cuello y el pecho. Vuelva a empezar por la coronilla y presione la cabeza con las palmas y los dedos, para descender ahora por la parte posterior del cuello y dar la vuelta hasta llegar al pecho.

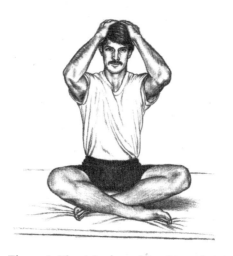

Figura 1. Ejercicio de tonificación, cabeza

2. Para tonificar las manos y los brazos, comience por masajearse primero el lado derecho. Agárrese los dedos de la mano derecha con la mano izquierda, y aumente y aflo-

je la presión, una y otra vez, mientras desliza la mano por la parte superior del brazo derecho, hasta llegar al hombro y cruzar el pecho. La presión debe ser firme, y el masaje, gradual y continuo. Repita el ejercicio en el lado izquierdo, asegurándose de masajearse tanto la parte superior del brazo como la inferior.

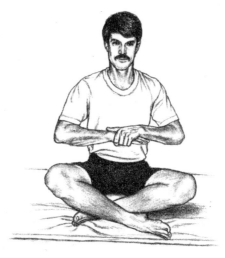

Figura 2. Ejercicio de tonificación, manos

3. Lleve la punta de los dedos al ombligo y, con ambas manos en el vientre, empiece a apretar y aflojar la zona que rodea el abdomen, trasladando gradualmente la presión hacia el corazón.

4. Apretando y aflojando, masajee la parte baja de la espalda, la zona de los riñones y las costillas, subiendo hacia el corazón.

5. Comenzando por el pie derecho, apriete y afloje repetidamente la punta de los pies, planta y empeine, y suba por las pantorrillas, los muslos, las caderas y el vientre, siempre hacia el corazón. Repita con la pierna izquierda, suba hasta las caderas y continúe hacia el corazón.

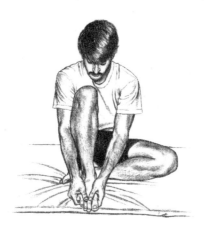

Figura 3. Ejercicio de tonificación, pies

6. Tiéndase boca arriba con la columna estirada, manteniendo la cabeza y el cuello rectos y sueltos. Doble las rodillas sobre el pecho y enlace las manos sobre las rodillas. En esa posición, ruede lenta y suavemente primero hacia un lado, luego hacia el otro. El cuello debe estar relajado y suelto. Respire normalmente.

7. Ruede cinco veces hacia cada lado; luego descruce las manos y extienda lentamente las piernas desde las caderas. Deje que su cuerpo se relaje por completo.

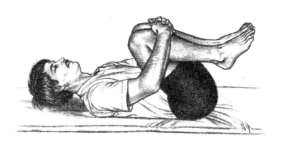

Figura 4. Ejercicio de tonificación, rotación lateral

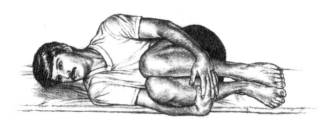

Figura 5. Ejercicio de tonificación, rotación lateral

II. POSTURA SENTADA REAFIRMANTE

Vajrasana (de 30 a 60 segundos)

1. Comience arrodillado, con las nalgas apoyadas en los talones. Los pies deben estar algo separados y con los dedos gordos cruzados. Estire la espalda, ensanche la caja torácica y levante ligeramente el pecho. La cabeza debe estar suelta, y el cuello extendido. Con la vista fija al frente, respire con tranquilidad. Apoye las manos en el regazo, con la mano derecha sobre la izquierda, y las palmas hacia arriba.

2. Mientras inspira, levante las nalgas e incorpórese hasta apoyar el peso del cuerpo en las rodillas. Mantenga la espalda erguida y el pecho elevado. Relaje los hombros. Al espirar, baje poco a poco el cuerpo hasta volver a sentarse sobre los talones. Repita el ciclo con suavidad, respirando regularmente.

3. Muévase despacio. Respire hondo, manteniendo las partes delantera y posterior del cuerpo llenas de energía, estiradas y sueltas.

Beneficios: esta asana fortalece la región pélvica, relaja la tensión de rodillas y tobillos y refuerza la base de la espalda.

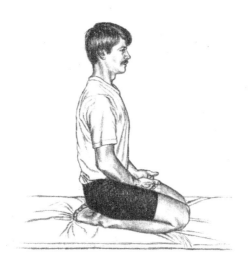

Figura 6. Postura sentada reafirmante, posición inicial

III. POSTURA DE CABEZA SOBRE RODILLAS

Janu Sirsasana (1 minuto aproximadamente)

1. Siéntese y extienda las piernas hacia delante. Tense bien los músculos posteriores de las piernas y los talones, apuntando con los dedos de los pies hacia la cabeza.

2. Flexione la rodilla izquierda hasta colocar la planta del pie contra el interior del muslo derecho.

3. Mientras inspira, estire los brazos hacia arriba, por encima de la cabeza, a partir de la parte superior de la espalda. Al espirar, flexione el cuerpo hacia delante y hacia abajo, estirando la espalda. Continúe estirando columna, brazos y cuello al inclinarse al frente. No hunda el pecho ni arquee en exceso la parte superior de la espalda. Puede aflojar un poco la rodilla de la pierna extendida para dejar más suelta la parte inferior de la espalda.

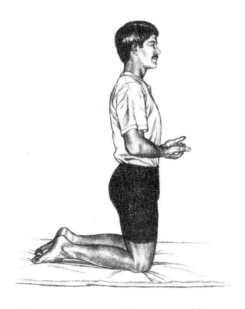

Figura 7. Postura sentada reafirmante, posición erguida

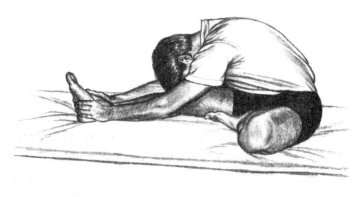

Figura 8. Postura de cabeza sobre rodillas

4. Mantenga la postura mientras respira unas cuantas veces. Luego inspire, suelte los brazos desde la parte superior de la espalda y expanda el pecho hacia delante y hacia arriba, mientras levanta poco a poco los brazos por encima de la cabeza. Repita el ejercicio del mismo lado, moviéndose con lentitud y comodidad. Inspire al levantar el cuerpo y espire al bajar los brazos hacia los costados.

5. Repita la postura del otro lado. Extienda por completo la pierna izquierda hacia delante. Flexione la rodilla derecha y coloque la planta del pie contra la cara interior del muslo izquierdo.

6. Respire y adopte lentamente la postura. Espire al inclinar el cuerpo hacia delante e inspire al enderezarlo. Luego repita la postura del mismo lado. Respire con normalidad y mantenga la posición por algunos segundos sin forzarse. Después de incorporarse, espire y baje los brazos a los costados.

Beneficios: esta postura fortalece y relaja la columna, tonifica el abdomen, el hígado y el bazo y ayuda a la digestión.

IV. VERTICAL DE HOMBROS

Sarvangasana (para empezar, mantenga la postura durante 30 segundos; aumente gradualmente hasta 2 minutos si se siente cómodo)

Advertencia: si es usted principiante, tiene los músculos rígidos o sufre algún trastorno en la parte superior de la espalda y el cuello, practique esta postura con una o dos mantas bajo los hombros, a fin de proteger el cuello; también puede hacer media vertical en vez de estirar completamente el cuerpo en la postura completa. Realícela con lentitud. Si padece hipertensión arterial o un problema de espalda crónico, no deje de consultar a su médico antes de ejecutar esta pose. (El Ayurveda aconseja no apoyarse en la cabeza, pues si la postura se adopta de forma incorrecta puede dañar el cerebro, el cuello y la columna.)

1. Acuéstese boca arriba y presione contra el suelo los brazos y la palma de las manos. Relaje los hombros y estire la columna.

2. Mientras espira, flexione las rodillas y levante lentamente las piernas por encima de la cintura. Apriete las palmas contra el suelo y eleve las piernas rectas, por encima de la cabeza. Flexione los brazos, manteniendo los codos alineados con los hombros, y, con las manos sobre las caderas, sosténgase la espalda. Codos y hombros deben formar una base sobre la que se asiente el cuerpo.

3. Estire las piernas, elevando tanto los talones como la punta de los pies. Deje que su columna se estire hacia el techo. El cuerpo debe formar una línea recta desde los tobillos hasta los hombros. Extienda la columna hacia arriba.

4. Si prefiere hacer la media vertical, no extienda el cuerpo por completo. Apoye el peso del cuerpo sobre las manos y deje que las piernas formen un ángulo. Los pies deben apuntar hacia la cabeza. (*Nota:* se trata de una vertical de hombros, no de cuello. El cuello y la garganta no deben tensarse. Esto es muy importante.) Respire con suavidad y relaje el rostro. Mantenga la postura durante algunos segundos, y aumente el tiempo a medida que se sienta más cómodo en ella.

Beneficios: esta asana vivifica todo el sistema endocrino, favorece la circulación hacia la glándula tiroides, ali-

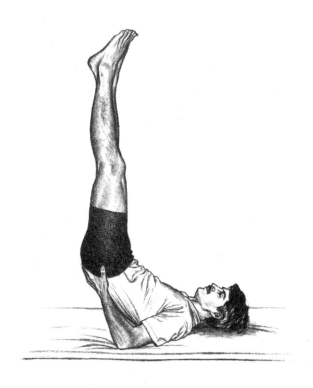

Figura 9. Postura vertical de hombros

via la fatiga mental, da flexibilidad a la columna y tiene un efecto sedante en el cuerpo.

V. POSTURA DEL ARADO
Halasana (de 15 a 60 segundos)

1. Pase a esta siguiente postura mientras espira y flexiona el cuerpo desde la pelvis, bajando ambas piernas

hacia la cabeza. Mantenga las piernas rectas hasta los tobillos, para que formen ángulo recto con el torso. Deje que la columna se estire para no curvar demasiado la parte superior de la espalda. Mantenga la respiración serena y constante.

2. Lleve las piernas hacia atrás sólo hasta donde se sienta cómodo, sin que se le hunda el pecho o la columna. Procure no tensar demasiado el cuello. (Si siente dolor, afloje el cuerpo lentamente y abandone la pose.)

3. Ahora extienda los brazos en dirección opuesta a la de las piernas y la cabeza. El torso debe descansar sobre los hombros, mientras las caderas forman una línea vertical con la articulación de los hombros. Estire la columna.

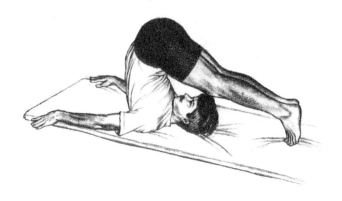

Figura 10. Postura del arado, brazos extendidos

4. Cruce los brazos sobre la cabeza y mantenga la pose durante algunos segundos.

5. Para bajar, estire, flexione las rodillas y sosténgase la parte baja de la espalda con las manos. Despacio, sin forzarse, estire la columna con las rodillas dobladas hasta quedar completamente tendido en el suelo. Descanse cómodamente durante algunos segundos.

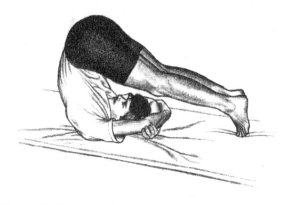

Figura 11. Postura del arado, brazos detrás de la cabeza

6. Procure respirar con suavidad en todo momento, sobre todo al ejecutar la vertical de hombros y el arado. La fuerza de su respiración será indicativa de cualquier esfuerzo excesivo.

VI. POSTURA DE LA COBRA

Bhujangasana (de 30 a 60 segundos)

1. Tiéndase boca abajo, con los pies juntos y las manos bajo los hombros, con los dedos apuntando hacia delante. Estire levemente la columna para proteger la parte inferior de la espalda.

2. Mientras inspire, levante y expanda el pecho hacia delante y hacia arriba, presionando hacia abajo con las manos. Mantenga los codos cerca del cuerpo y continúe alargando la columna hacia arriba. Ensanche el pecho, con los hombros hacia abajo, para soltar el cuello y la cabeza. Deje que la parte alta de la espalda se extienda y se alargue.

3. Mantenga la postura durante algunas respiraciones, luego espire y descienda lentamente.

4. Repita la pose hasta tres veces, comenzando con la inhalación y la elevación del pecho. Tenga cuidado de no iniciar este movimiento desde la cabeza ni de levantar el cuerpo con el cuello. Mantenga la columna estirada y respire normalmente, con fluidez. Espire y descienda despacio. Deje que el cuerpo se relaje por completo.

Beneficios: esta postura fortalece la espalda, estira los músculos abdominales y es útil para tratar los trastornos uterinos y ováricos.

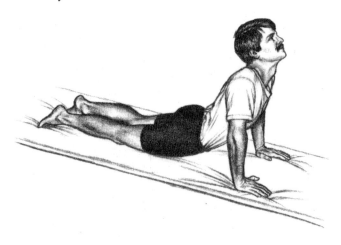

Figura 12. Postura de la cobra

VII. POSTURA DE LA LANGOSTA
Salabhasana (de 30 a 60 segundos)

1. Siempre boca abajo, estire los brazos hacia atrás, a los costados, bien junto a las caderas, bien bajo los mus-

los, con las palmas hacia el techo. Junte los pies y estire toda la espalda. Apoye suavemente el mentón en el suelo.

2. Al inspirar, levante ambas piernas, estirándolas desde las caderas. Alargue toda la columna mientras extiende las piernas hacia arriba y hacia atrás. Estire los muslos, siempre conservando las piernas totalmente rectas. Sin dejar de respirar normalmente, mantenga la postura durante algunos segundos; luego, baje las piernas poco a poco.

3. Repita la postura hasta tres veces. Procure no contener el aliento en esta pose. Aproveche la inhalación para levantar las piernas. No deje de estirar la columna para evitar que se distienda o hiperextienda la parte inferior de la espalda.

4. No fuerce el cuerpo intentando alcanzar una postura perfecta. Quizá prefiera levantar una pierna por vez, estirándola desde las caderas, para pasar luego a levantar ambas al mismo tiempo.

Beneficios: esta postura fortalece la parte inferior de la espalda, facilita la digestión y beneficia la vejiga, la próstata, el útero y los ovarios.

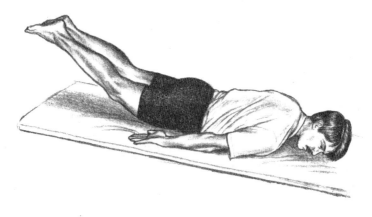

Figura 13. Postura de la langosta

VIII. POSTURA SENTADA DE TORSIÓN

Marichyasana (1 minuto aproximadamente)

1. Siéntese con las piernas extendidas hacia delante. Mantenga la columna estirada, y la cabeza y el cuello, sueltos.

2. Flexione la rodilla izquierda, manteniendo la planta del pie contra el suelo. Acerque el talón hacia las nalgas hasta que quede justo por encima de la parte interior de la rodilla derecha. El lado interior del pie izquierdo debe tocar la cara interior del muslo derecho extendido. Estire activamente la pierna derecha hacia delante, tensando la parte posterior de la pierna y el talón.

3. Apoye la mano izquierda en el suelo, detrás de usted, y el brazo derecho en la parte exterior de la rodilla flexionada. Si esto le resulta difícil, puede sujetarse la otra rodilla con la mano. Inspire, levante la caja torácica, yerga la espalda y, al exhalar, tuerza el tronco desde la base de la columna hacia la izquierda.

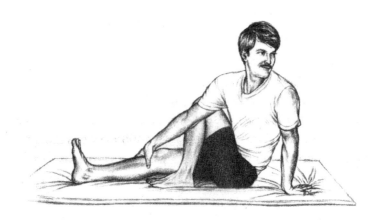

Figura 14. Postura sentada de torsión

4. Mientras gira, mantenga el pecho ensanchado hacia la izquierda y deje que la cabeza siga el movimiento de la columna, volviéndose en el sentido de la torsión. Continúe estirando la columna y ensanchando el pecho al respirar. Evite que se le hunda la parte delantera del cuerpo. Si puede mantener la columna cómodamente estirada en esta posición, siga llevando su brazo izquierdo alrededor de la espalda hasta el muslo derecho. Llegue únicamente hasta donde pueda sin hacer esfuerzo.

5. Continúe respirando normalmente y mantenga la pose por algunos segundos. Relaje el cuerpo lentamente. Luego repita el ejercicio del otro lado. En esta postura es muy importante respirar debidamente; la torsión debe coincidir con la espiración. Gire siempre con la columna estirada, no comprimida.

Beneficios: esta postura activa la circulación en los órganos abdominales, alivia la tensión de los hombros y la parte superior de la espalda, estira el cuello y estimula las glándulas suprarrenales, el hígado y los riñones.

IX. FLEXIÓN HACIA DELANTE

Uttanasana (hasta 1 minuto)

1. De pie, ponga los pies paralelos, separados por el ancho de las caderas. Distribuya su peso por igual sobre ambas piernas y estire la espalda, levantando y ensanchando el pecho. Mantenga la cabeza y el cuello sueltos y estirados. La mirada debe estar fija al frente; respire con normalidad.

2. Deje los brazos laxos a los costados y mantenga los hombros relajados.

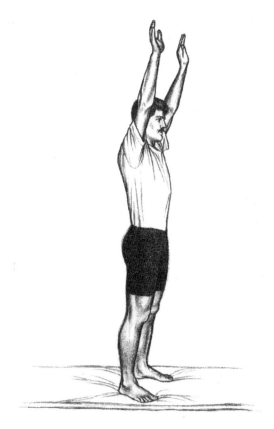

Figura 15. Flexión hacia delante

3. Al inspirar, extienda lentamente los brazos por encima de la cabeza, al tiempo que levanta y expande el pecho. Al espirar, flexione el cuerpo hacia delante y hacia abajo, estirando toda la columna. Los brazos y la cabeza deben prolongar la línea de la espalda. Afloje las rodillas o deje que se doblen libremente, y acerque las manos al suelo. Mantenga los codos y los hombros relajados. Procure que las rodillas no estén rígidas.

4. Siga respirando normalmente. Mantenga la postura durante algunos segundos. Al inspirar, levante los brazos desde la parte superior de la espalda, mientras expande el pecho hacia delante y hacia arriba. Vuelva lentamente a la posición vertical, con los brazos por encima de la cabeza. Exhale y baje los brazos a los costados.

Beneficios: esta postura tonifica el hígado, el estómago, el bazo, los riñones y la columna; serena y refresca la mente.

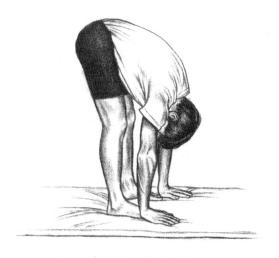

Figura 16. Flexión hacia delante

X. POSTURA DE LA CONCIENCIA

Chitasana (Mínimo: 1 minuto)

1. Acuéstese boca arriba de manera que ambos lados de la espalda se apoyen parejos en el suelo.
2. Estire las piernas desde la pelvis y déjelas caer, separadas. Suelte la cabeza, el cuello, los hombros y las ca-

deras. Deje reposar los brazos junto al cuerpo. Vuelva las palmas de las manos hacia arriba.

3. Ahora deje que su cuerpo se relaje por completo. Cierre los ojos y descanse por lo menos durante un minuto. La respiración debe ser normal y tranquila.

Beneficios: esta postura vigoriza y refresca tanto el cuerpo como la mente, elimina la fatiga y es sedante para todo el organismo.

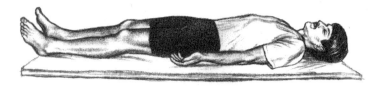

Figura 17. Postura de la conciencia

RESPIRACIÓN EQUILIBRADA (*Pranayama*)

Tiempo: 5 minutos
Repeticiones: un ciclo por la mañana y otro por la tarde

En el Ayurveda, los ejercicios respiratorios constituyen un modo suave de equilibrar la respiración, utilizando las fosas nasales alternadamente; esta técnica se denomina Pranayama. Su finalidad es regularizar el ritmo respiratorio, lo que, a su vez, produce un efecto tranquilizante en todo el sistema nervioso (por eso lo llamamos en nuestro centro «ejercicio neurorrespiratorio»). Unos pocos minutos de respiración equilibrada, tranquilamente sentados y con los ojos cerrados, resultan muy relajantes; muchas personas sienten después una agradable liviandad en la cabeza y un cálido fulgor interno. El Pranayama es el mejor preludio para la meditación, pues atrae sin esfuerzo la atención hacia dentro, reduciendo los pensamientos dispersos y el «ruido» que suele agolparse en la mente.

La medicina moderna ha descubierto que las funciones cerebrales se dividen entre el hemisferio derecho y el izquierdo, cada uno de los cuales posee su propio carácter. La actividad del hemisferio derecho es intuitiva y sensible; la actividad del hemisferio izquierdo es racional y organizada. Utilizando la técnica del Pranayama, el Ayurveda ha descubierto un modo de «hablar» a ambos hemisferios, dotándolos de equilibrio. Cuando la respiración se vuelve más equilibrada, ocurren varias cosas: pasamos de utilizar la fosa derecha a usar la izquierda a intervalos regulares, la mente se despeja y se pone alerta, y no hay un lado del cuerpo notablemente más débil que el otro.

Recomendamos cinco minutos de Pranayama por la mañana y por la tarde, diariamente, como parte de la rutina cotidiana ayurvédica ideal.

Unas cuantas sugerencias antes de comenzar:

- Es preciso evitar cualquier esfuerzo excesivo; si se siente mareado o empieza a respirar con dificultad, interrumpa por un momento el ejercicio y permanezca sentado, quieto y con los ojos cerrados hasta volver a la normalidad. No resople para despejar una fosa tapada. No es aconsejable utilizar antihistamínicos para descongestionar la nariz antes de comenzar. Si tiene los senos paranasales obstruidos por una alergia o un resfriado, suspenda el Pranayama hasta que se despejen solos.

- Es normal que las membranas mucosas se contraigan cuando se practica este ejercicio por primera vez. Deje que se relajen. En pocos días se adaptarán normalmente a la nueva rutina.
- Practique el Pranayama en una habitación tranquila, sin radio, música ni televisión. Mantenga los ojos cerrados. Si se pone nervioso en cualquier momento, interrumpa el ejercicio durante un minuto, pero no se levante de golpe. Permanezca sentado y con los párpados cerrados hasta que se relaje. Si la sensación de incomodidad persiste, acuéstese durante algunos minutos hasta que se le pase.
- No contenga el aliento ni cuente los segundos al inspirar o espirar. Algunos libros o instructores de yoga dan estas instrucciones, pero dichas prácticas son contrarias a la finalidad de este ejercicio, que es dotar al cuerpo de la capacidad de equilibrar la respiración por sí solo. El ritmo respiratorio correcto para usted es el natural.

CÓMO SE PRACTICA LA RESPIRACIÓN EQUILIBRADA (*Pranayama*)

Busque una silla cómoda, que le permita sentarse con la espalda recta y ambos pies en el suelo; es preferible no reclinarse hacia atrás mientras se practica el Pranayama. Cierre los ojos, deje que la mente descanse y coloque la mano derecha en la posición que muestra la figura: con el pulgar junto a la fosa derecha, y el dedo medio y el anular, junto a la izquierda.

Para ejecutar el ejercicio, tápese con suavidad una fosa y luego la otra, respirando normalmente. Si mantiene el

codo derecho pegado a las costillas evitará que se le can-
se, pero no lo apoye en la silla ni sobre una mesa.

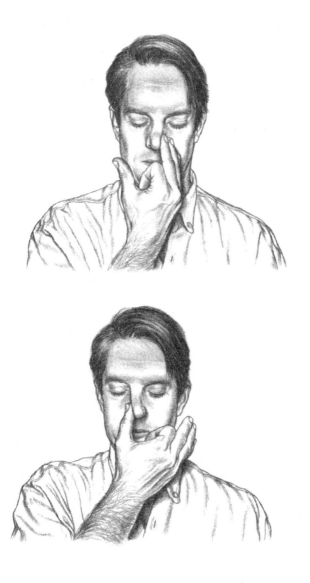

En el Pranayama, la mano cambia de posición con cada espiración.

El ritmo básico del Pranayama es el siguiente:

1. Tape suavemente la fosa derecha con el pulgar y espire poco a poco por la fosa izquierda. Inspire normalmente por la misma fosa.
2. Tape la fosa izquierda con los dedos medio y anular y espire por la fosa derecha. Inspire normalmente por la misma fosa.
3. Alterne de ese modo las fosas durante cinco minutos. Luego baje el brazo y permanezca reclinado confortablemente, con los ojos cerrados, durante uno o dos minutos. Puede proceder inmediatamente a la meditación, si ésta es su actividad siguiente.

Observe que se inicia cada respiración con la espiración y se termina con la inspiración. Esto difiere de casi todos los ejercicios respiratorios occidentales, que comienzan con una inspiración profunda. En el Pranayama no es necesario aspirar a fondo. La respiración debe ser natural, aunque algo más lenta y más profunda que de costumbre. Si en cualquier momento usted siente la necesidad de respirar por la boca, hágalo y reanude el ejercicio en cuanto se encuentre a gusto otra vez. Muchas personas cambian la pauta de respiración en ocasiones; esto es normal, además de una buena señal: indica que empiezan a respirar de un modo más equilibrado.

14

Rutina estacional: para equilibrar todo el año

Una de las lecciones del cuerpo mecánico cuántico es que los límites exteriores de una persona no están en su piel. Su existencia se extiende hacia fuera, hacia toda la naturaleza. El Vata, el Pitta y el Kapha están por doquier alrededor de nosotros, comunicando nuestra fisiología con el mundo en general. Por eso nuestro cuerpo cambia con las condiciones del tiempo, presiente la lluvia en los huesos o se torna perezoso en los primeros días primaverales. Los doshas poseen su propio observatorio meteorológico que detecta el calor, el frío, el viento, la humedad y todas las otras variaciones que traen consigo las estaciones.

Cuando empieza a soplar un viento frío y seco, el Vata que llevamos dentro reacciona, porque él también es frío, seco y móvil. Percibe que algo similar a sí mismo ha comenzado a dominar el ambiente. Cada dosha reconoce las condiciones meteorológicas específicas que lo hacen aflorar, de acuerdo con el principio de que los elementos semejantes influyen unos en otros.

El tiempo frío y seco, así como el viento, causa una acumulación de Vata.

El tiempo caluroso causa una acumulación de Pitta, sobre todo si es húmedo.

El tiempo frío y húmedo o nevoso causa una acumulación de Kapha.

La palabra «acumulación» significa que el dosha aumenta en respuesta a las influencias que recibe del entorno; si aumenta demasiado, la acumulación lleva al exacerbamiento, una etapa de desequilibrio grave. Si un dosha puede afectarnos fuera de la estación que corresponde, como cuando pillamos un resfriado en verano, es por causa de un efecto retardado o indirecto. Se requiere tiempo para que un dosha se acumule hasta tal punto que empiece a alterar el funcionamiento del cuerpo. Durante las primeras semanas del otoño podemos sentirnos perfectamente a gusto, hasta que de pronto nos ponemos nerviosos sin motivo alguno o experimentamos una punzada en las articulaciones, señales de un Vata exacerbado.

El principio que subyace en todo esto es el mismo que rige la resaca matinal: el cuerpo tarda un rato en procesar un error y expulsarlo en forma de síntoma. El Vata es el dosha más rápido, seguido por el Pitta, que puede tardar un mes en causar molestias perceptibles; por último, el Kapha se mantiene característicamente «pegado» como melaza fría durante todo el invierno, sólo para «fundirse» y fluir en la primavera: la mucosidad abundante y los problemas sinusales en las primeras semanas de primavera nos indican que deberíamos haber cuidado mejor del Kapha en pleno invierno.

LOS DOSHAS Y SUS ESTACIONES

Como en el caso de los ritmos del día, existen ciclos maestros correspondientes a los doshas que duran todo el año. El cuerpo se deja llevar automáticamente por estos cambios, siempre que no interfiramos. El Ayurveda divide el año en tres estaciones, en vez de las cuatro habituales.

La estación **Kapha** coincide con la primavera.
La estación **Pitta** abarca los dos últimos meses del verano y el principio del otoño.
La estación **Vata** comprende los dos últimos meses del otoño y el invierno.

Un ciclo anual completo nos lleva a través del Kapha, el Pitta y el Vata, en ese orden, lo que refleja el ciclo diario. El otoño queda dividido entre dos doshas. Se lo considera Pitta mientras prevalece el calor, y Vata en cuanto el tiempo se torna frío, seco y ventoso. Las personas en las que predomina el Vata salen al aire libre, en uno de esos días secos y fríos que caracterizan el segundo mes de otoño, y sienten que el tiempo armoniza mucho con ellos..., quizá demasiado. El carácter vivificante y estimulante del otoño está sólo a un paso de la fatiga y la depresión que se adueñan de muchos en esta época del año. El viento Vata parece avivar su chispa interior, para luego apagarla. Por eso hay que estar atento a fin de mantener el equilibrio durante todo el año, sobre todo cuando nuestro tipo físico se acerca a su período vulnerable.

Las tres estaciones que establece el Ayurveda son sólo una aproximación, por lo que debemos adaptarlas a las condiciones de cada zona. En India, por ejemplo, existen seis estaciones, relacionadas con la llegada del monzón y otros cambios climáticos que no se producen en otras partes del mundo. En cambio, en muchas zonas del Caribe reinan prácticamente durante todo el año condiciones Pitta que dan paso a un breve invierno Vata o Kapha.

En realidad no es el calendario, sino la propia naturaleza la que anuncia cuándo habrá cambios que influyan sobre los doshas. Cualquier día húmedo, frío y encapotado provoca un incremento del Kapha, ya sea en otoño, invierno o primavera. Los doshas son muy sensibles a las condiciones del tiempo. Incluso en el Caribe se adaptan a los pequeños cambios que prevalecen en el clima, permitiéndonos vivir un ciclo completo de Kapha, Pitta y Vata a lo largo del año.

LA RUTINA ESTACIONAL

Tradicionalmente, el Ayurveda aconseja que todos sigamos una rutina estacional (*ritucharya*), para conservar el equilibrio pese a los cambios de estación. Esta rutina no requiere grandes alteraciones en nuestro estilo de vida: sólo un cambio en nuestras prioridades. Es preciso mantener siempre la rutina diaria ayurvédica, que sigue siendo de vital importancia, y ajustarse a la dieta que apacigua el dosha principal (o el que haya especificado un médico ayurvédico), con ciertas variantes acordes con la estación.

ESTACIÓN KAPHA (*Primavera y principios de verano*)

Opte por una dieta más ligera, más seca y menos grasa que en las otras estaciones. Reduzca el consumo de productos lácteos pesados (queso, yogur y helado), pues tienden a exacerbar el Kapha. Son preferibles los alimentos y las bebidas calientes. Consuma más alimentos en los que predominen los sabores picante, amargo y astringente, y menos en los que predominen los sabores dulce, ácido o salado.

ESTACIÓN PITTA (*Pleno verano y principios de otoño*)

El agni arde con poca intensidad durante las temporadas de calor; por eso el apetito suele disminuir en el verano. Respete este cambio y no coma demasiado. Consuma preferentemente alimentos y bebidas frescos, pero no helados. Durante las épocas calurosas, el cuerpo requiere más líquidos, pero es importante no apagar el fuego digestivo tomando bebidas frías después de comer. Los sabores dulce, amargo y astringente son los más aconsejables para usted; el ácido, el salado y el picante, los más desaconsejables.

ESTACIÓN VATA (*Pleno otoño e invierno*)

Opte por los alimentos y las bebidas calientes, platos más pesados y una dieta más grasa que la que sigue durante el resto del año. Asegúrese de que la comida esté bien cocida y sea fácil de digerir; acompáñela con una bebida caliente y abundante, ya sea agua o alguna infusión para el Vata. Aumente el consumo de platos en los que predominen los sabores dulce, agrio y salado, y reduzca el de comidas amargas, astringentes y picantes. Evite los alimentos secos o sin cocer (sobre todo las ensaladas, las frutas y las hortalizas crudas). No se preocupe si su apetito aumenta: es una tendencia natural en el invierno que ayuda a moderar el dosha Vata; sin embargo, debemos procurar no comer más de lo que podamos digerir cómodamente.

Cabe añadir otros dos consejos de índole general:

- Coma productos frescos durante todo el año, sobre todo los que se cultivan en su zona.
- Evite los alimentos que estén fuera de temporada. Por ejemplo, reduzca el consumo de tomates y lechuga en invierno y el de cereales en verano; no coma frutas poco maduras traídas de otras zonas, etcétera.

Como ya habrá advertido, la rutina estacional consiste principalmente en los ajustes alimenticios que nos dicta el sentido común. Pero si observamos a los clientes de un restaurante en un glacial día de invierno, veremos que muchos de los comensales piden ensaladas frías y helados. Casi todos beben agua helada, cerveza o vino blanco frío, todo lo cual perjudica el Vata durante la estación más importante para él.

En general, la temporada en que debemos estar más alerta es la que corresponde a nuestro tipo físico: el verano para los Pitta, el invierno para los Vata y la primavera para los Kapha. Son épocas en las que nos conviene observar con especial rigor el régimen adecuado para nosotros. Por otra parte, en cada cambio de estación el dosha Vata tiende a tornarse más vulnerable; por eso es conveniente cuidar del Vata cuando el invierno cede el paso a la primavera, la primavera al verano, etcétera, pues es entonces cuando suelen atacar los resfriados y las gripes estacionales.

Si en su prakruti predominan dos doshas, como en el de la gran mayoría de las personas, puede equilibrar cada uno de ellos al comenzar la estación que le corresponde. Veamos un ejemplo práctico. Si usted es Vata-Pitta, siga una dieta apaciguadora del Vata en pleno otoño y a principios de invierno (estación Vata) y una dieta apaciguadora del Pitta en verano (estación Pitta). La única estación restante es Kapha, que coincide con la primavera. Entonces mezcle la dieta Vata, que se ajusta a su dosha principal, con una dieta Kapha, que es la que coincide con la estación. Mezclar dos dietas significa que la mitad de lo que comamos debe proceder de la lista de alimentos «aconsejables» de la dieta Vata y la otra mitad de la lista de alimentos «aconsejables» de la dieta Kapha.

Si nos obsesionamos con alterar la dieta para adecuarla al tiempo, la vida se vuelve demasiado complicada. La rutina estacional ayurvédica debe ser sólo un instrumento más para alentar nuestros instintos naturales a emerger.

Epílogo

Flores en un campo cuántico

La mayoría de la gente da por sentado que su cuerpo tuvo un principio definido y avanza inexorablemente hacia un final determinado. Cada uno de nosotros inicia la vida en la forma de una única célula en el útero, y cada uno de nosotros «en polvo se convertirá». Sin embargo, éstas son creencias culturales, no hechos objetivos. El cuerpo humano no tiene un principio ni un fin definidos. Se crea a sí mismo constantemente, una y otra vez, todos los días. Esto significa que cada momento es una especie de génesis y, al mismo tiempo, un final en el que una parte de nosotros se convierte en polvo. Si nos creamos constantemente, nunca es demasiado tarde para empezar a formar el cuerpo que deseamos, en vez del que creemos, equivocadamente, que estamos obligados a soportar.

Cada aliento que tomamos es un acto creativo. Las moléculas del aire se mueven de forma caótica y fortuita, pero cuando entran en el cuerpo adquieren mágicamente un propósito y una identidad. ¿Existe acaso un acto más creativo? Pensemos en lo que ocurre con un simple átomo de oxígeno cuando lo aspiramos. En unas pocas milésimas de segundo atraviesa las membranas húmedas, casi transparentes, de los pulmones. Acto seguido se adhiere a la hemoglobina que contiene uno de los glóbulos rojos. En un instante se produce una transformación notable. El glóbulo rojo cambia de color: del morado oscuro de la hemoglobina carente de oxígeno pasa al rojo intenso de la hemoglobina rica en oxígeno, y ese átomo de aire, aspirado al azar, se convierte súbitamente en «nosotros». Ha cruzado el límite invisible que separa lo inanimado de lo viviente.

En otros sesenta segundos, ese mismo átomo de oxígeno efectuará un recorrido completo del organismo por medio del torrente sanguíneo (el viaje sólo requiere quince segundos si uno está realizando un ejercicio vigoroso). En ese tiempo, aproximadamente la mitad del oxígeno nuevo abandonará la sangre para convertirse en una célula del riñón o del bíceps, en una neurona o en parte de cualquier otro tejido. El átomo se alojará en ese tejido, esté donde esté, durante unos pocos minutos o un año entero, realizando todas las funciones que somos capaces de realizar. Un átomo de oxígeno puede transformarse en parte de un pensamiento feliz, si se asocia con un neurotransmisor. O puede enviar un escalofrío de miedo a través de nuestro cuerpo al incorporarse a una molécula de adrenalina. Podría alimentar una célula cerebral con glucosa o sacrificarse en el frente de batalla tras convertirse en parte de una célula blanca enviada a combatir una bacteria invasora.

Así discurre el río de la vida, el río del cuerpo: con fluidez, inteligencia y creatividad. Ahora que hemos estudiado los principios del Ayurveda, queda claro que nuestra responsabilidad para con nosotros mismos es también creativa. Hemos sido puestos en este mundo para llevar a cabo un proyecto equivalente a la construcción de un universo nuevo todos los días. Crearnos a nosotros mismos no es simplemente un trabajo de tiempo completo: es una tarea abrumadora. Cada vez que inspiramos exponemos al aire cinco billones de glóbulos rojos. Cada glóbulo contiene doscientos ochenta millones de moléculas de hemoglobina. Cada molécula de hemoglobina puede recoger y transportar ocho átomos de oxígeno.

Si nos imaginamos que los átomos de oxígeno son ladrillos, con cada bocanada de aire añadimos a nuestro organismo 11×10^{21} (11.000.000.000.000.000.000.000) nuevos «ladrillos», que serán distribuidos a las diversas obras que se están realizando en nuestro cuerpo. Todos encajarán perfectamente en el sitio que les corresponda dentro de nosotros, sin que un solo ladrillo altere la posición del anterior. Lo viejo da paso a lo nuevo con la serena naturalidad con que discurre el río.

La única razón de que no todos gocemos hoy de una salud perfecta es que nos pasamos la vida colocando esos infinitos ladrillos nuevos en los viejos huecos de siempre. ¿Por qué lo hacemos? En última instancia, todo es cuestión de conciencia, de la imagen que tiene cada uno de sí mismo. Si analizamos con atención nuestra propia vida, veremos que enviamos al cuerpo señales que reviven las viejas creencias, los viejos miedos, los viejos deseos y hábitos de ayer y de anteayer. Por eso estamos obligados a soportar el viejo cuerpo de siempre.

MANEJAR LA VIDA COMO UN TODO

Los ladrillos nuevos que entran en el cuerpo no caen sin más en su lugar: son colocados por una parte de la inteligencia interior que sabe cómo construir el corazón, los riñones, la piel, las enzimas, las hormonas, el ADN y todo lo demás. Esta inteligencia es literalmente infinita, y toda ella está a nuestra disposición. Sin embargo, lo que hacemos en general es bombardear la ilimitada creatividad del campo cuántico con estrechos rayos de atención. Cualquier pensamiento que tengamos es sólo un rayo de atención focalizada que despide nuestro ser cuántico. Se requieren sólo unos cuantos de estos rayos estrechos o pensamientos para hacer la vida algo más larga o un poco mejor. Podemos prolongar nuestra vida un promedio de cinco años si decidimos dejar de fumar. Podemos agregar algunos años más si nos desprendemos de un exceso de grasa, comemos lo que nos conviene o hacemos ejercicio con regularidad. Pero estos estrechos rayos de atención focalizada son limitados. No nos otorgarán una salud perfecta. No harán que nuestra vida dure el doble o diez veces más, si tal cosa fuera posible; tampoco mejorarán significativamente nuestra calidad de vida.

Para lograr todo ello, hace falta un pensamiento revolucionario, como apuntamos al principio. ¿Cómo desarrollar el pleno potencial de nuestro cuerpo mecánico cuántico? La respuesta es asombrosamente sencilla: la enorme complejidad del proyecto de nuestra propia creación puede dividirse en unos cuantos procesos que están bajo nuestro control todos los días:

- *La alimentación*: comer es el acto creativo que selecciona la materia prima del mundo que se convertirá en parte de nosotros. Para asegurarnos de que este proceso se lleve a cabo correctamente, basta con conocer nuestro tipo físico y seguir la dieta que se ajuste a él. Repase la sección dedicada a las dietas para cada tipo físico; relea la informa-

ción hasta asimilar bien los principios fundamentales. En adelante, coma según esos principios, natural y cómodamente.

- *La digestión y la asimilación*: digerir y asimilar son
actos creativos que convierten los «ladrillos» de
materia en tejido vivo. El fuego digestivo del cuerpo, su agni, se ocupa de ambos procesos, coordi-
nándolos a la perfección. Revise usted la sección
dedicada al agni, averigüe cómo funciona el que
corresponde a su tipo físico y empiece a respetar el
fuego digestivo, regulándolo periódicamente.

- *La eliminación*: eliminar es el acto creativo que purifica el cuerpo, excretando los restos de alimentos
no digeridos y librando las células de toxinas y «ladrillos viejos». Se puede mejorar la eliminación si
establecemos una rutina diaria ordenada y si aprovechamos las terapias ayurvédicas de purificación.
En la sección referente al agni hablamos de hierbas
purificadoras; también ayuda mucho la dieta sáttvica, pues reduce a un mínimo absoluto la ingestión de impurezas. Si es posible, incorpore el panchakarma estacional a su rutina anual, aunque sólo
sea una vez al año, puesto que lo ideal son tres veces. Es la terapia más potente para favorecer la eliminación.

- *La respiración*: como ritmo fundamental de la vida
que sustenta los demás ritmos, la respiración puede considerarse el acto más creativo de todos los
que realizamos con el cuerpo. La respiración correcta ajusta nuestras células a los ritmos de la naturaleza; cuanto más natural y refinada sea nuestra
respiración, más a tono estaremos. Son muchas las
rutinas ayurvédicas que ayudan a devolver el equi-

librio a la respiración; todos los tipos de ejercicios para los tres doshas son convenientes, al igual que el suave Pranayama (respiración equilibrada) que podemos practicar durante algunos minutos todos los días.

Por último, podemos reunir todos estos procesos separados bajo un mismo encabezamiento:

Vivir en armonía con el cuerpo mecánico cuántico. Éste es el acto creativo global de la vida. Si mantenemos una relación armoniosa con el cuerpo mecánico cuántico, nuestras actividades diarias en conjunto se desarrollarán tan fluidamente como cada una de ellas por separado: respirar, comer, digerir, asimilar y eliminar. La más importante de las rutinas en este caso es la trascendencia, el acto de ponerse en contacto con el nivel cuántico propio. Repase la sección dedicada a la meditación y añada unos cuantos minutos de trascendencia a sus actividades diarias, por la mañana y al atardecer.

Según el Ayurveda, ésta es la mejor manera de elevar la existencia común a un nivel superior. Si manejamos correctamente algunos procesos, la tendencia del propio cuerpo a mantener el equilibrio se hará cargo del resto. En el nivel cuántico todos somos expertos constructores; sólo tenemos que dejarnos guiar por la inteligencia de nuestra naturaleza (nuestro prakruti); entonces, la vasta complejidad del cuerpo funcionará con la misma perfección que las estaciones, las mareas y las estrellas que nos rodean.

ONDAS EN EL OCÉANO DE LA CONCIENCIA

En el fondo, la «ciencia de la vida» es un tipo de conocimiento muy personal y reconfortante. Nos devuelve a nuestro propio ser. Ahora estamos a punto de despedirnos del lector para dejar que ponga en práctica el conocimiento por su cuenta. Cuando usted abrió este libro y leyó la frase «salud perfecta», quizá se sintió algo escandalizado. Todo el mundo está resignado a enfermar alguna vez en la vida; esperar otra cosa parece casi absurdo. Sin embargo, los sabios ayurvédicos contemplaban la vida con otros ojos. Un célebre versículo védico reza: «Es nuestro deber para con el resto de la humanidad conservar una salud perfecta, porque somos ondas en el océano de la conciencia, y cuando estamos enfermos, aunque sólo sea un poco, alteramos la armonía cósmica.»

Ahora usted está en condiciones de comprender la verdad profunda de estas palabras extraordinarias. Es un error considerarnos organismos aislados en el tiempo y en el espacio, que ocupan 0,17 metros cúbicos de volumen y duran siete u ocho décadas. Por el contrario, cada uno es una célula en el cuerpo cósmico, con derecho a todos los privilegios que conlleva esa posición, incluida la salud perfecta. La naturaleza nos hizo pensantes para que pudiéramos comprender esta verdad. Otro versículo védico afirma que: «La inteligencia interior del cuerpo es el genio último y supremo de la naturaleza. Refleja la sabiduría del cosmos.» Ese genio está dentro de nosotros; forma parte del programa interior que no se puede borrar.

En el nivel cuántico no existen límites nítidos que nos separen del resto del universo. Cada uno de nosotros está en equilibrio entre lo infinito y lo infinitesimal. Dentro de nosotros se han instalado los mismos protones que se encuentran en el corazón de las estrellas, que existen desde hace por lo menos cinco mil millones de años. Los neutrinos que atraviesan la Tierra en unas pocas millonésimas de segundo también forman parte de nosotros, por un breve instante. Somos, cada uno de nosotros, un río por el que fluyen átomos y moléculas procedentes de todos los rincones del cosmos. Somos un afloramiento de energía, cuyas ondas se extienden hasta los límites del campo unificado. Somos un depósito de inteligencia que no se puede agotar, porque la naturaleza es un todo inagotable.

El Ayurveda ha entrado en escena en el momento preciso, justo cuando se está produciendo «el reencantamiento de la naturaleza» en la vanguardia de la física. La idea de que el universo es un organismo vivo, que respira y piensa, habría sido ridiculizada una generación atrás, pero bien puede ser el principio en el que se base una ciencia nueva. En ese caso, el Ayurveda cobrará notoriedad rápidamente, como la medicina cuántica de nuestra época.

Para el hombre moderno, la enfermedad no es una necesidad, sino una opción: la naturaleza no nos impuso una bacteria o un virus que causen ataques cardíacos, diabetes, cáncer, artritis u osteoporosis. Estas dolencias son, más que nada, nefastas creaciones del hombre. Pero lo que el hombre ha creado, puede ser destruido por él mismo. Si con la ayuda de este libro la mente del lector ha emprendido el viaje hacia el conocimiento del ser, él jamás volverá a sentirse atrapado entre los viejos límites de siempre. Si el cuerpo, pese a su aspecto sólido y obstinado, inicia también ese viaje, el logro será aún mayor. Ya no nos limitaremos a soñar con vernos libres de las enfermedades que la carne hereda; seremos libres de verdad, revestidos de una carne que se habrá transformado en algo tan perfecto como nuestros ideales.

Apéndice A

Fuentes del Ayurveda

No se necesitan elementos especiales ni el asesoramiento de un experto para equilibrar los doshas y vivir de acuerdo con los principios ayurvédicos. Sin embargo, hay momentos en la vida de la mayoría de la gente en que una ayuda adicional no viene mal para restablecer la salud óptima. Los alimentos, especias y hierbas especiales desempeñan un papel importante en el Ayurveda desde hace miles de años. Muchos de aquellos productos tradicionales se pueden adquirir ahora en Occidente.

Alimentos: cualquier alimento saludable, cultivado de forma natural y libre de aditivos, se puede considerar ayurvédico, pero también hay algunos productos especiales que constituyen un agradable complemento de la dieta:

La mermelada de pétalos de rosa es estupenda para apaciguar el Pitta y se considera sumamente sáttvica, o pura.

La pasta de almendras endulzada y con hierbas es, según la tradición, excelente para la vitalidad y la agudeza mental.

Si el lector no quiere dedicar tiempo a preparar el *ghee* (mantequilla clarificada), puede adquirirlo ya preparado.

Hierbas y complementos: es conveniente comprar bolsitas de hierbas para infusiones especiales para apaciguar el Vata, el Pitta o el Kapha, a fin de alternarlas cuando cambien las estaciones. También existen mezclas de especias, llamadas *churnas*, que se pueden esparcir sobre los alimentos para darles un efecto apaciguador del Vata, el Pitta o el Kapha. Más complejas y difíciles de preparar en casa son las tradicionales rasayanas (suplementos de hierbas), que con frecuencia contienen decenas de mezclas diferentes y varios ingredientes exóticos.

Aceites aromáticos y para masajes: estos aceites se utilizan para el abhyanga y la aromaterapia, y están especialmente preparados para equilibrar los doshas.

Artículos diversos: los guantes de seda cruda especiales utilizados para el garshana (masaje en seco) y los utensilios para raspar la lengua son una gran ayuda para seguir una rutina diaria.

Una línea completa de productos ayurvédicos, que incluye complementos equilibrados desde el punto de vista del Ayurveda, está disponible en Internet en **MyPotential.com**. Muchos de estos artículos, alimentos o complementos se pueden adquirir también en las tiendas de alimentos naturales o en las de productos de India.

Visite el Centro Chopra para el Bienestar: algunas de las terapias especializadas que describimos en este libro requieren la supervisión de un médico capacitado en Ayurveda. Entre ellas están el panchakarma, la rutina estacional de purificación, y la terapia marma. Los cursos para promover el bienestar y para dar apoyo a quienes luchan contra una enfermedad se imparten durante todo el año en el Centro Chopra para el Bienestar, sito en la bella localidad de La Jolla, California. Si desea más información sobre los programas y servicios que ofrece el centro, llame al 1-888-424-6772 o visite nuestra página web: *www.chopra.com*.

Cursos de meditación, Ayurveda y medicina mente-cuerpo. Hemos capacitado a cientos de instructores de todo el mundo para que impartan cursos diseñados en el Centro Chopra para el Bienestar.

Si desea informarse sobre uno de los siguientes cursos, llame al Centro Chopra al 1-888-424-6772 o visite nuestra web: *www.chopra.com*.

> *Meditación del Sonido Primordial.* Aprenda una eficaz técnica de meditación mántrica para serenar la mente, reducir el estrés y acceder a su reserva de energía y creatividad.
>
> *Crear Salud.* Aprenda a poner en práctica los principios del Ayurveda para llevar una vida más sana y feliz.
>
> *Comienzos Mágicos, Vidas Encantadas.* Este curso para futuros padres proporciona los instrumentos esenciales para un embarazo y un parto conscientes.
>
> *Retorno a la Entereza.* Este programa guía a las personas con cáncer hacia su centro curativo interior.

MyPotential.com. Visite nuestra nueva web, diseñada para ayudarle a alcanzar su máximo potencial. En **MyPotential.com** puede desarrollar su propio programa para triunfar en la vida diaria y trazar un camino personalizado hacia la consecución de sus sueños y deseos.

Apéndice B

Glosario

abhyanga: masaje diario con aceite.

agni: fuego digestivo.

ama: impurezas residuales depositadas en las células como resultado de una digestión incorrecta. También «ama mental», pensamientos y estados de ánimo impuros o negativos, fruto de experiencias emocionales metabolizadas de forma incompleta.

ananda: felicidad, sinónimo de «gozo puro».

asana: una postura de yoga.

dhatu: uno de los siete elementos básicos del cuerpo, sinónimo de «tejido» en la medicina occidental.

dinacharya: la rutina diaria ayurvédica.

dosha: uno de los tres principios metabólicos básicos que conectan la mente con el cuerpo.

Gandharva: antigua tradición védica de música (también llamada *Gandharva Veda*).

ghee: mantequilla clarificada.

guna: cualquier cualidad fundamental natural (como por ejemplo sequedad, humedad, calor, frío, etcétera). También se refiere al *sattva*, el *rajas* y el *tamas*, «las tres gunas».

Kapha: el dosha responsable de la estructura corporal.

marma: punto en que confluyen la conciencia y la materia (se puede acceder a los 107 marmas de la piel por medio del tacto).

ojas: la expresión más pura del metabolismo; el producto final de una digestión y asimilación correctas de la comida.

panchakarma: tratamientos de purificación (literalmente, «las cinco acciones»).

Pitta: el dosha responsable del metabolismo.

pragya aparadh: error del intelecto (por ejemplo, identificarse con la parte y perder de vista el conjunto).

prakruti: naturaleza, en referencia ya sea a nuestra naturaleza individual o a la naturaleza como un todo.

Pranayama: ejercicios respiratorios ayurvédicos.

rajas: el impulso innato de actuar.

rasa: uno de los seis sabores; también, la primera capa de tejido (dhatu).

rasayana: preparado tradicional ayurvédico de hierbas con propiedades rejuvenecedoras.

Rishi: un profeta védico.

ritucharya: rutina estacional ayurvédica.

sattva: pureza; el impulso innato de evolucionar.

Surya Namaskar: el «saludo al sol», ejercicio físico ayurvédico que consta de doce posturas.

tamas: inercia; el impulso innato de permanecer inmutable.

Vata: el dosha responsable de todos los movimientos del cuerpo.

Veda: literalmente, «ciencia» o «conocimiento». El Ayurveda (la «ciencia de la vida» o «el conocimiento del tiempo de la vida») es una rama del Veda.

vipak: el efecto posdigestivo de la comida en el cuerpo.

yoga: Conocimiento védico de la forma de conectar con los dominios de la conciencia pura. La rama del yoga relacionada con ejercicios físicos se llama *Hatha Yoga.*

Bibliografía

La siguiente es una biografía selecta que profundiza en algunas de las ideas expresadas en este libro.

CHOPRA, Deepak, *Creating Health*, Houghton Mifflin Company, Boston, 1987.
—, *Quantum Healing: Exploring the Frontiers of Mind/Body Medicine*, Bantam Books, Nueva York, 1989. [Versión castellana: *Curación cuántica*, trad. de Luis García Nombela, Plaza & Janés, Barcelona, 1997.]
—, *Ageless Body, Timeless Mind*, Harmony Books, Nueva York, 1993. [Versión castellana: *Cuerpos sin edad, mentes sin tiempo*, trad. de Edith Zilli Nunciati, Vergara, Barcelona, 2005.]
DASH, Bhagwan, *Fundamentals of Ayurvedic Medicine*, Bansal & Company, Delhi, India, 1978.
FRAWLEY, David, *Ayurvedic Healing (A Comprehensive Guide*, Passage Press, Salt Lake City, Utah, 1989.
LAD, Vasant, *Ayurveda-The Science of Self-Healing*, Lotus Press, Santa Fe, Nuevo México, 1984.
RANADE, Subash, *Natural Healing Through Ayurveda*, Passage Press, Salt Lake City, Utah, 1993.

SIMON, David, *The Wisdom of Healing*, Harmony Books, Nueva York, 1997.

—, *Vital Energy*, John Wiley & Sons, Nueva York, 2000.

SIMON, David, y Deepak Chopra, *The Chopra Center Herbal Guide: Natural Prescriptions for Perfect Health*, Three Rivers Press, Nueva York, 2000. [Versión castellana: *Manual de plantas medicinales «Centro Chopra»: cuarenta recetas naturales para alcanzar una salud perfecta*, trad. de Irene Saslavsky Niedermann, Ediciones Paidós Ibérica, Barcelona, 2001.]

SVOBODA, Robert, *Ayurveda-Life, Health and Longevity*, Arkana Penguin Books, Londres, 1992.